髓内钉内固定 第3版

Intramedullary Nail Fixation

主　审　邱贵兴　梁国穗
主　编　罗先正　张保中　王宝军
副主编　李亚东　赵　亮　高　鹏　杨华清
主编助理　刘振宇　常　晓
编　者（以姓氏笔画为序）

王永清（天津市第四中心医院）　　　　　　张殿英（北京大学人民医院）

王志刚（滨州医学院附属医院）　　　　　　陈文韬（首都医科大学附属北京友谊医院）

王宝军（首都医科大学附属北京友谊医院）　罗先正（首都医科大学附属北京友谊医院）

王晓宁（中国人民解放军总医院第四医学中心）赵　亮（首都医科大学附属北京友谊医院）

付中国（北京大学人民医院）　　　　　　　施鸿飞（香港中文大学矫形外科及创伤学系）

白晓冬（首都医科大学附属北京友谊医院）　夏和桃（首都医科大学附属北京康复医院）

刘长贵（首都医科大学附属北京友谊医院）　高　化（首都医科大学附属北京友谊医院）

刘振宇（首都医科大学附属北京友谊医院）　高　鹏（中国医学科学院北京协和医院）

李亚东（首都医科大学附属北京友谊医院）　高家义（首都医科大学附属北京潞河医院）

杨华清（首都医科大学附属北京康复医院）　常　晓（中国医学科学院北京协和医院）

吴克俭（中国人民解放军总医院第四医学中心）梁国穗（香港中文大学矫形外科及创伤学系）

张英泽（河北医科大学第三医院）　　　　　彭爱民（首都医科大学附属北京康复医院）

张保中（中国医学科学院北京协和医院）

人民卫生出版社
·北　京·

图书在版编目（CIP）数据

髓内钉内固定 / 罗先正，张保中，王宝军主编 . ——
3 版 . —北京：人民卫生出版社，2023.1
ISBN 978-7-117-33925-4

Ⅰ.①髓…　Ⅱ.①罗…②张…③王…　Ⅲ.①骨折固
定—研究　Ⅳ.①R687.3

中国版本图书馆 CIP 数据核字（2022）第 201990 号

人卫智网	www.ipmph.com	医学教育、学术、考试、健康，购书智慧智能综合服务平台
人卫官网	www.pmph.com	人卫官方资讯发布平台

髓内钉内固定
Suineiding Neiguding
第 3 版

主　　编：罗先正　张保中　王宝军
出版发行：人民卫生出版社（中继线 010-59780011）
地　　址：北京市朝阳区潘家园南里 19 号
邮　　编：100021
E - mail：pmph @ pmph.com
购书热线：010-59787592　010-59787584　010-65264830
印　　刷：北京盛通印刷股份有限公司
经　　销：新华书店
开　　本：889×1194　1/16　印张：20
字　　数：619 千字
版　　次：1997 年 10 月第 1 版　　2023 年 1 月第 3 版
印　　次：2023 年 2 月第 1 次印刷
标准书号：ISBN 978-7-117-33925-4
定　　价：218.00 元

打击盗版举报电话：010-59787491　E-mail：WQ @ pmph.com
质量问题联系电话：010-59787234　E-mail：zhiliang @ pmph.com
数字融合服务电话：4001118166　E-mail：zengzhi @ pmph.com

主编简介

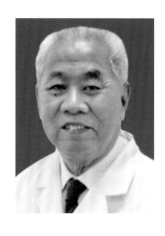

罗先正，主任医师，教授，硕士研究生导师，享受国务院政府特殊津贴。曾任首都医科大学附属北京友谊医院骨科主任、关节重建中心主任，首都医科大学生物力学中心副主任。曾任中华医学会骨科学分会第三、四、五届委员会常务委员兼秘书；中华医学会骨科学分会骨质疏松学组创建者并担任学组组长；中华医学会骨质疏松和骨矿盐疾病学分会第一届委员会副主任委员。任《中华骨科杂志》常务编委、《中国骨肿瘤骨病》副主编。

罗先正教授长期从事骨科医疗、科研和教学工作，在人工关节、创伤和骨质疏松等方面有较深的造诣，是国内髓内钉内固定、人工关节及骨质疏松领域的开拓者和发展者之一。率先将髓内钉技术引入国内并积极推广，使其在全国范围内得到广泛应用，对推动国内创伤骨科发展作出了创造性的贡献。曾先后获得北京市级和北京市卫生局级相关奖项共九项，全国学科成就奖一项。主编《髓内钉内固定》《人工髋关节学》《骨质疏松基础与临床》等专著。发表学术论文百余篇。主办全国性人工关节、带锁髓内钉、骨质疏松性骨折学习班及研讨会等学术会议数十余次，是国内公认的德艺双馨的著名骨科前辈。

罗先正教授医德高尚、医术精湛、作风严谨，在培养医学人才方面成绩卓著，先后培养了多名研究生，其中已有多位成为骨科领域著名专家。

罗先正教授是中国骨科界公认的有突出贡献、学术上有很深造诣的骨科专家，在国际上也享有一定的知名度，重视同国际骨科知名专家进行学术交流，推动了我国骨科事业的发展。

主编简介

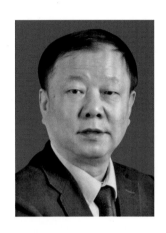

张保中,医学博士,主任医师,教授,博士研究生导师。中国医学科学院北京协和医院骨科副主任,创伤骨科学术带头人。担任国际矫形与创伤外科学会(société internationale de chirurgie orthopédique et de traumatologie,SICOT)中国部创伤学会常务委员、国际内固定协会(AO)Trauma国际讲师团讲师、中华医学会骨科学分会创伤学组及关节外科学组委员、北京医学会手外科学分会副主任委员、北京医学会创伤学分会常务委员、北京大学交通医学中心专家委员会委员等,担任《中华骨科杂志》《中华创伤杂志》《中华创伤骨科杂志》《中华外科杂志》《中华骨与关节外科》《中华肩肘外科电子杂志》等杂志编委、通讯编委或审稿人。

擅长各部位骨干和关节内复杂骨折的手术治疗,包括复杂髋臼和骨盆骨折、髋部骨折、复杂肱骨髁间骨折、复杂胫骨平台骨折等内固定治疗,四肢严重开放骨折的外固定治疗。在国内较早开展了四肢长骨干骨折的髓内钉手术治疗、开放骨折和邻近关节复杂骨折的外固定架治疗、应用全环式外固定架进行残疾肢体的延长术。

主编简介

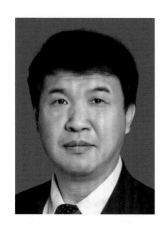

　　王宝军,主任医师,副教授,首都医科大学附属北京友谊医院创伤骨科副主任。中华医学会创伤学分会委员、中华医学会骨科学分会创伤学组委员。《中华骨科杂志》《中华创伤骨科杂志》《中华肩肘外科电子杂志》编委。主要从事骨科创伤的修复与重建,擅长四肢骨折、骨折不愈合、畸形愈合、骨质疏松及骨缺损的手术治疗,具备丰富的临床经验。致力于发展并推广髓内钉技术,主持、举办过多届国家级髓内钉内固定学习班。承担国家级、市级多项科研课题,在国内外发表多篇论文、出版多部专著。

第3版前言

《髓内钉内固定》第1版于1997年发行以来，为推动国内髓内钉内固定技术的普及和发展作出了重要贡献，得到了国内同行的好评。随着髓内钉技术的发展，根据推广过程中的经验教训，于2008年进行了修订并发行了第2版。近10年来，髓内钉技术和器械、设备较前有了更加迅猛的发展，相关理论知识及其使用也有了较大变化，为了反映技术的进步，顺应基础理论发展的需要，有必要再次更新内容，对第2版进行修订和补充。

第3版保留了前两版的总体结构，扩充了最新的基础理论和技术，着力反映国内外相关新进展及髓内钉应用技术的重大变化，包括肱骨近端骨折的髓内钉使用、股骨近端新型髓内钉固定、远端锁定的新方法、计算机辅助导航的应用、髓内钉使用的辅助技术、髓内钉技术在肢体矫形中的应用及其各类并发症的总结等。为了突出实用性，各章节从临床实践出发，在相关基础理论的基础上，增加了典型病例，旨在更好地指导临床工作。

作者均为在髓内钉技术方面具有丰富理论和临床经验的医师。本书结构清晰、文字简洁，便于指导临床实践。由于髓内钉技术发展较快，如何正确理解新技术、新理论是大家必须面对的一个实际问题。本书难免有不足之处，恳请广大读者给予批评、指正，以便再版时进一步改进。

本版增加了张保中、王宝军教授作为主编，并邀请了多位国内此领域的知名专家撰写相关章节。在此，对为本书的出版作出贡献的各位作者致以衷心的感谢！

罗先正　张保中　王宝军

2022年12月

第 2 版序

《髓内钉内固定》第 1 版面世已逾十载,基于当时国内尚缺乏此类专著的情况,作者在第 1 版中着力于介绍髓内钉治疗骨折的基本理论和应用技术,以利于青年医师学习及国内同道参考。

10 年来,髓内钉内固定技术的发展与时俱进,不仅在基本理论方面更加深化了相关生物学和生物力学的依据,对内固定与骨折愈合的相关性有了更深层次的理解,而且在实际应用上也显现了更为合理化的趋势。根据各部位解剖学的特点、根据力学作用的特殊需要、根据提升手术精确度的要求,若干新型器械、器材的设计和应用显示了其各自的价值。编著第 2 版的专家们尽力将这些年的进展提供给读者,以利辨别思考。在一些章节中所展示的讨论,例如髓内钉技术在骨质疏松患者中、在儿童骨折中、在股骨不同部位骨折中的应用,并非简单的手术指南,而是更加理性地为临床应用提供思路。有关骨科矫形方面的介绍,则注意到了髓内钉技术在治疗骨折以外若干方面的开拓延展,显示其发展的前景。

21 世纪科学技术的发展,已日渐进入由生物学、信息学、物理学相互融合的智能时代(bio-intelligence age),外科的发展趋势终将经过微创而逐渐达到接近无创的境界。这一发展显然不可能一蹴而就,首先需要建立的是微创意识,即以尽可能小的手术创伤,换取尽可能大的治疗效果。从现有的理解看,髓内钉技术本身即具有一定的微创性质,闭合穿针相对于开放穿针而言,自有其优越之处;但必须充分分析清楚病例的创伤解剖和创伤病理,一味强调小切口,难免适得其反。涉及微创的若干问题尚有待于探讨澄清,例如扩髓的利弊等。愿读者在学习参照此专著的同时,多从实践中分析总结,有所发现,有所提高。

王亦璁
2008 年夏

第 2 版前言

《髓内钉内固定》一书于 1997 年 10 月出版发行以来，深受骨科同道好评，为推动带锁髓内钉固定方法在中国的普及和发展作出了贡献。本书基础理论和临床应用相结合，图文并茂，便于学习，对于促进我国内固定技术和基础理论的发展起到了积极的作用。

第 1 版问世已经 10 年有余，随着科学技术的迅猛发展，以及多学科相互融合渗透，促使骨外科，尤其是髓内钉技术在基础理论、材料选择、产品设计、制造工艺等方面有了日新月异的发展。为此，有必要对第 1 版发行以来髓内钉技术的进展进行系统总结和分析。为此，应广大读者的要求，我们对第 1 版的内容进行了修订，完成了再版的编写工作。

第 2 版分总论和各论两部分。总论共十一章，介绍了 10 年来髓内钉技术的最新进展，并在总结国内临床应用的基础上，对髓内钉的生物力学、骨折愈合的生物学以及髓内钉的手术适应证和禁忌证进行了修订和补充，增添了 X 线导航技术在髓内钉内固定中的应用等章节。各论共十章，为了便于年轻医师学习和参考，多数章节增加了解剖内容，并增加了对每个部位髓内钉种类的介绍，包括髓内钉的更新换代，如 Gamma 钉的第一代到第三代的内容。本书的编写人员都是具有丰富临床经验的临床一线工作者，他们除了实践经验丰富外，更有勤奋好学的精神，对学科最新发展有深刻的分析能力和了解。深切期望本书能对读者的临床工作有所帮助。

由于骨科的发展实在太快，如何正确理解新技术、新理论是大家必须面对的一个实际问题。因此，本书难免存在许多不足之处，衷心欢迎广大读者给予批评、指正，以便进一步改进。

最后，借此机会，对本书的编者为本书再版所付出的辛勤劳动表示衷心的感谢。

邱贵兴　罗先正
2008 年 8 月 8 日

第1版前言

近年来,随着交通运输业的发展,各类骨折的发生率明显增高,作为古老而又新颖的髓内钉内固定治疗手段,显示了其强大的生命力。最新资料表明,在欧美等发达国家,治疗长管骨骨折的髓内钉应用率达 90% 以上。20 世纪 80 年代以来的带锁髓内钉是目前国内外应用的主流,它能有效地防止骨折处的旋转及短缩,可早期负重,进行关节功能练习及肌肉康复训练,尤其是闭合穿钉不暴露骨折断端,不破坏骨折周围软组织及骨外膜血运,使骨折愈合速度增快。对复杂骨折及用其他固定方法失败者,优点更为突出,越来越受到我国骨科医师的重视。目前,国内尚无介绍髓内钉的专著,本书编写的目的在于着重介绍髓内钉治疗骨折的基本理论及应用技术,便于青年医师学习及国内同道们参考。

本书共九章,第一章介绍了髓内钉的历史及有关基本理论,以后重点叙述了胫骨、股骨及肱骨各类髓内钉的操作,术中插有较多的线条图,同时附有我院 10 余年来大量典型 X 线片,使读者易于理解和掌握。髓内钉在骨折治疗方面有明显的优势,但需要骨科牵引床及影像增强设备的帮助。相信随着经济的快速发展和科学技术的进步,髓内钉在下个世纪将显示出更强的活力。

由于时间仓促,书中难免有不足之处。另外,髓内钉种类繁多,规格各异,各有优、缺点,不能一一收入本书,尚待今后补充。不足之处,望同道们批评指正。

特邀美国、德国等国家及中国香港地区著名骨科专家参加本书编写,表示衷心感谢。

罗先正

1997 年 3 月

目　录

上篇　总　论

第一章　髓内钉及其材料的发展史 ………………………………………………… 2

第一节　髓内钉的发展史 ……………………………………………………………… 2

第二节　髓内钉材料的发展史 ………………………………………………………… 6

第二章　髓内钉的生物力学 ……………………………………………………………… 8

第一节　生物力学的基本概念 ………………………………………………………… 8

第二节　骨的力学性能与骨折的发生 ………………………………………………… 10

　　一、皮质骨的力学性能 …………………………………………………………… 10

　　二、松质骨的力学性能 …………………………………………………………… 10

　　三、骨折的发生 …………………………………………………………………… 11

第三节　骨折治疗的生物力学 ………………………………………………………… 12

第四节　髓内钉的生物力学 …………………………………………………………… 12

　　一、髓内钉的材料力学 …………………………………………………………… 12

　　二、髓内钉的基本生物力学设计特点 …………………………………………… 14

　　三、骨对髓内钉设计的影响 ……………………………………………………… 16

　　四、髓内钉手术与生物力学 ……………………………………………………… 16

第五节　几种典型的髓内钉系统的力学性能 ………………………………………… 18

　　一、单钉系统 ……………………………………………………………………… 18

　　二、多钉系统 ……………………………………………………………………… 19

　　三、带锁髓内钉 …………………………………………………………………… 19

第六节　髓内钉的材料 ………………………………………………………………… 21

　　一、选择材料 ……………………………………………………………………… 21

　　二、材料分类 ……………………………………………………………………… 21

　　三、髓内钉的力学失败 …………………………………………………………… 22

第七节　股骨、胫骨的解剖特点及其带锁髓内钉的生物力学特性 ………………… 22

　　一、股骨解剖特点 ………………………………………………………………… 22

　　二、股骨带锁髓内钉的生物力学特性 …………………………………………… 23

　　三、胫骨解剖特点 ………………………………………………………………… 23

　　四、胫骨带锁髓内钉的生物力学特性 …………………………………………… 24

第三章　髓内钉对骨折愈合的影响 ··· 25

第一节　骨折愈合 ··· 25

　一、骨折愈合的方式 ··· 25

　二、影响骨折愈合的因素 ··· 26

第二节　长骨的血供 ·· 28

　一、传入血管系统 ·· 28

　二、中间血管系统 ·· 29

　三、传出血管系统 ·· 29

第三节　髓内钉对骨折愈合的影响 ·· 29

　一、髓内钉对骨折部位血供的影响 ··· 29

　二、髓内钉对骨折部位的生物学作用 ·· 30

　三、髓内钉置入后的骨折愈合 ··· 31

第四章　髓内钉的类型 ·· 33

　一、髓内钉的特点 ·· 33

　二、髓内钉的类型 ·· 33

第五章　髓内钉治疗的相关器械 ·· 39

第一节　髓内钉治疗的基本器械 ··· 39

第二节　锁钉定位设备和器械 ·· 42

第六章　髓内钉治疗的适应证和禁忌证 ·· 44

第一节　髓内钉的治疗原则 ·· 44

第二节　髓内钉治疗的一般指征 ··· 44

　一、髓内钉治疗的一般适应证 ··· 45

　二、髓内钉治疗的一般禁忌证 ··· 45

第三节　闭合骨折髓内钉治疗的适应证和禁忌证 ·· 45

　一、股骨闭合骨折 ·· 45

　二、胫骨闭合骨折 ·· 46

　三、肱骨闭合骨折 ·· 46

　四、前臂闭合骨折 ·· 47

　五、锁骨闭合骨折 ·· 47

　六、腓骨闭合骨折 ·· 47

第四节　特殊骨折髓内钉治疗的适应证和禁忌证 ·· 47

　一、开放性骨折 ··· 47

　二、病理性骨折 ··· 48

　三、儿童及青少年骨折 ·· 48

　四、感染性骨折不愈合 ·· 49

第七章　带锁髓内钉与骨延长器在肢体延长中的联合应用 ···································· 50

第一节　概述 ··· 50

　一、适应证和禁忌证 ··· 50

　二、器械介绍 ………………………………………………………………………………… 50
第二节　带锁髓内钉与骨延长器在不同部位肢体延长中的应用 ……………………………… 51
　一、股骨延长 ……………………………………………………………………………… 51
　二、胫骨延长 ……………………………………………………………………………… 56
　三、肱骨延长 ……………………………………………………………………………… 61
　四、尺、桡骨延长 ………………………………………………………………………… 65
　五、跖骨延长 ……………………………………………………………………………… 68
第三节　髓内钉应用于肢体延长中的并发症防治 ……………………………………………… 71
　一、针孔感染 ……………………………………………………………………………… 72
　二、压迫性皮肤坏死 ……………………………………………………………………… 72
　三、神经与血管损伤 ……………………………………………………………………… 72
　四、骨延迟愈合与不愈合 ………………………………………………………………… 72
　五、钢针折断 ……………………………………………………………………………… 72
　六、针道骨折 ……………………………………………………………………………… 72
　七、延长新生骨骨折 ……………………………………………………………………… 72
　八、关节功能障碍 ………………………………………………………………………… 73
第四节　带锁髓内钉在肢体延长中的优缺点 …………………………………………………… 73
第五节　髓内延长式髓内钉 ……………………………………………………………………… 73
　一、ALBIZZIA 髓内钉 …………………………………………………………………… 73
　二、BLISKUNOV 髓内钉 ………………………………………………………………… 74
　三、ISKD 髓内钉 ………………………………………………………………………… 75
　四、FITBONE 健长（Zhang）技术 ……………………………………………………… 76
第六节　带锁髓内钉结合外固定器在复杂病例中的应用 ……………………………………… 79
　一、无菌性骨缺损骨不连 ………………………………………………………………… 79
　二、感染性骨缺损 ………………………………………………………………………… 83
　三、四肢良性肿瘤 ………………………………………………………………………… 86
　四、骨骼畸形矫正 ………………………………………………………………………… 87

第八章　髓内钉治疗的并发症 ………………………………………………………………… 97

第一节　围手术期并发症 ………………………………………………………………………… 97
　一、感染 …………………………………………………………………………………… 97
　二、脂肪栓塞 ……………………………………………………………………………… 100
　三、深静脉血栓形成和肺栓塞 …………………………………………………………… 101
　四、成人呼吸窘迫综合征 ………………………………………………………………… 103
　五、筋膜间隔室综合征 …………………………………………………………………… 104
　六、神经麻痹 ……………………………………………………………………………… 104
第二节　术后远期并发症 ………………………………………………………………………… 105
　一、畸形愈合 ……………………………………………………………………………… 105
　二、骨折延迟愈合及不愈合 ……………………………………………………………… 108
　三、术后关节功能障碍 …………………………………………………………………… 109
　四、慢性疼痛 ……………………………………………………………………………… 110
　五、再骨折 ………………………………………………………………………………… 110
第三节　技术相关并发症 ………………………………………………………………………… 111

一、医源性骨折 ……………………………………………………………………………… 111
二、内固定断裂 ……………………………………………………………………………… 112
三、锁钉失败 ………………………………………………………………………………… 112
四、内固定移位 ……………………………………………………………………………… 113
五、其他技术相关并发症 …………………………………………………………………… 114

第九章　X 线透视导航技术在长骨骨折髓内固定中的应用 ………………………… 115
第一节　导航技术简介和原理 …………………………………………………………… 115
一、技术简介 ………………………………………………………………………………… 115
二、原理 ……………………………………………………………………………………… 116
第二节　导航技术的应用 ………………………………………………………………… 118
一、应用范围 ………………………………………………………………………………… 118
二、手术流程 ………………………………………………………………………………… 120
第三节　前景与挑战 ……………………………………………………………………… 123

第十章　撑开辅助装置在下肢骨折髓内钉内固定中的应用 …………………………… 126
第一节　下肢轴向牵引器复位下肢骨折髓内钉内固定技术 …………………………… 126
一、下肢轴向牵引器复位的基本原理 ……………………………………………………… 126
二、下肢轴向牵引器在股骨骨折髓内钉内固定术中的应用 ……………………………… 128
三、下肢轴向牵引器在胫骨骨折髓内钉内固定术中的应用 ……………………………… 135
第二节　张氏牵引复位器在下肢骨折髓内钉内固定中的应用 ………………………… 136

下篇　各　论

第十一章　锁骨骨折的髓内钉治疗 …………………………………………………… 142
第一节　概述 ……………………………………………………………………………… 142
第二节　锁骨弹性螺纹髓内钉 …………………………………………………………… 142
一、概述 ……………………………………………………………………………………… 142
二、手术操作 ………………………………………………………………………………… 143

第十二章　肱骨近端骨折的髓内钉治疗 ……………………………………………… 146
一、术前评估 ………………………………………………………………………………… 146
二、手术方法 ………………………………………………………………………………… 146
三、术后康复 ………………………………………………………………………………… 151
四、术后并发症 ……………………………………………………………………………… 152
五、总结 ……………………………………………………………………………………… 152

第十三章　肱骨干骨折的髓内钉治疗 ………………………………………………… 154
第一节　概述 ……………………………………………………………………………… 154
一、应用解剖 ………………………………………………………………………………… 154

　　二、临床分型 ··· 155

　　三、治疗方法 ··· 156

　　四、肱骨髓内钉的种类 ·· 157

第二节　逆行弹性髓内钉 ·· 157

　　一、手术方法 ··· 157

　　二、术后处理、康复和临床疗效 ··· 159

第三节　带锁髓内钉 ·· 159

　　一、手术方法(以顺行带锁髓内钉为例) ··· 159

　　二、顺行和逆行穿钉法的比较 ·· 161

第四节　并发症 ··· 161

　　一、肩痛及肩关节活动受限 ·· 161

　　二、医源性骨折 ··· 162

　　三、三角肌异位骨化 ·· 162

　　四、感染 ··· 162

　　五、骨折不愈合 ··· 162

　　六、畸形愈合 ··· 163

第十四章　尺、桡骨骨折的髓内钉治疗 ··· 164

第一节　尺、桡骨的解剖及功能特点 ·· 164

第二节　尺、桡骨骨干骨折的髓内钉治疗 ··· 165

　　一、历史回顾 ··· 165

　　二、髓内钉设计类型 ·· 165

　　三、适应证和禁忌证 ·· 166

　　四、手术方法 ··· 166

　　五、并发症 ·· 169

第三节　特殊类型尺、桡骨骨折的髓内钉治疗 ·· 171

　　一、尺、桡骨开放性骨折的髓内钉治疗 ··· 171

　　二、孟氏骨折及盖氏骨折 ··· 171

第十五章　股骨转子周围骨折的髓内钉治疗 ·· 175

第一节　骨折机制及分型 ·· 175

　　一、股骨转子周围骨折分型 ··· 176

　　二、其他分型 ··· 177

第二节　治疗股骨转子周围骨折的髓内钉类型 ·· 178

　　一、Gamma 钉 ·· 178

　　二、股骨近端髓内钉系统 ··· 180

　　三、防旋股骨近端髓内钉 ··· 181

　　四、联合加压交锁髓内钉系统 ··· 182

　　五、可膨胀髓内钉系统 ·· 182

第三节　髓内钉内固定手术操作和技术要点 ··· 183

　　一、手术操作 ··· 183

　　二、技术要点 ··· 191

第四节　股骨重建钉和长柄髓内钉治疗转子下骨折 ··· 192

一、转子下骨折的分类·····193
二、手术操作·····193
三、术后康复·····194
第五节 围手术期管理·····195
一、术前评估·····195
二、术中操作·····196
三、术后治疗·····196

第十六章 股骨干骨折的髓内钉治疗·····197

第一节 股骨的解剖特点及骨折分型·····197
一、解剖特点·····197
二、骨折分型·····198
第二节 股骨髓内钉简史·····198
一、Küntscher 钉·····198
二、带锁髓内钉·····199
三、现代髓内钉的发展及应用·····200
第三节 手术适应证、术前准备及手术时机·····200
一、手术适应证·····200
二、术前准备·····201
三、手术时机·····201
四、扩髓与不扩髓·····201
第四节 股骨髓内钉的规范化操作技术·····202
一、麻醉·····202
二、体位·····202
三、切口及进钉点·····203
四、骨折复位·····205
五、放置导针及扩髓·····205
六、髓内钉的置入·····206
七、锁钉的置入·····206
八、术后处理·····210
第五节 股骨带锁髓内钉的并发症及其防治·····210
一、适应证选择不当的并发症·····210
二、与操作技术有关的并发症·····211
三、术后并发症·····212
第六节 股骨干骨折髓内钉内固定术后骨折不愈合的处理策略·····214
一、股骨干骨折髓内钉内固定术后骨折不愈合的原因及分型·····215
二、股骨干骨折不愈合的外科治疗·····215
第七节 芯钻髓内钉治疗股骨干骨折·····216
一、适应证·····217
二、禁忌证·····217
三、手术方法·····217
第八节 膨胀自锁式髓内钉治疗股骨干骨折·····220
一、组成·····220

二、手术适应证 ·· 220

三、手术禁忌证 ·· 221

四、手术操作 ·· 221

五、术后处理 ·· 221

六、手术并发症 ·· 221

七、术中注意事项 ·· 221

八、临床应用 ·· 222

第九节　带锁髓内钉治疗股骨干骨折典型病例 ·· 222

一、近端骨折 ·· 222

二、中段骨折 ·· 222

三、远端骨折 ·· 223

四、粉碎性骨折 ·· 224

五、多段骨折 ·· 225

第十七章　股骨远端骨折的髓内钉治疗 ·· 227

第一节　解剖学特点 ·· 227

第二节　股骨远端髓内钉(逆行髓内钉) ··· 228

第三节　股骨远端髓内钉的临床应用 ·· 229

一、适应证 ··· 229

二、手术操作 ·· 230

三、注意事项 ·· 233

四、术后处理 ·· 233

五、临床评价 ·· 234

六、临床应用 ·· 234

七、典型病例 ·· 234

第四节　膝关节假体周围骨折的髓内钉治疗 ·· 236

第五节　并发症 ·· 237

第十八章　胫骨骨折的髓内钉治疗 ·· 239

第一节　胫骨的解剖分区与适应证 ·· 239

一、胫骨的解剖分区 ··· 239

二、胫骨骨折髓内钉内固定术的适应证 ·· 239

第二节　胫骨骨折髓内钉内固定术的术前计划 ·· 240

一、手术时间 ·· 240

二、髓内钉的选择 ·· 240

三、软组织条件 ·· 242

四、腓骨骨折的固定 ··· 242

第三节　胫骨髓内钉的操作技术 ·· 243

一、麻醉 ·· 243

二、体位 ·· 243

三、手术操作 ·· 244

第四节　胫骨髓内钉内固定术的术后处理 ·· 249

一、负重 ·· 249

二、关节活动 ……………………………………………………………………………………250
三、髓内钉的调整 ………………………………………………………………………………250
第五节　开放性胫骨骨折的髓内钉治疗 …………………………………………………………251
一、开放性骨折分型 ……………………………………………………………………………251
二、开放性胫骨骨折的髓内钉内固定 …………………………………………………………251
第六节　胫骨各部位骨折的髓内钉治疗 …………………………………………………………252
一、近端骨折 ……………………………………………………………………………………252
二、中段骨折 ……………………………………………………………………………………252
三、远端骨折 ……………………………………………………………………………………252
四、粉碎性骨折 …………………………………………………………………………………255
第七节　胫骨骨折髓内钉治疗的并发症 …………………………………………………………257
一、感染 …………………………………………………………………………………………257
二、骨筋膜间隔室综合征 ………………………………………………………………………257
三、骨折延迟愈合或不愈合 ……………………………………………………………………257
四、畸形愈合 ……………………………………………………………………………………258

第十九章　髓内钉在儿童骨折中的应用 ………………………………………………………259
第一节　弹性髓内钉的发展及其特性 ……………………………………………………………259
一、弹性髓内钉的特性 …………………………………………………………………………259
二、弹性髓内钉的稳定 …………………………………………………………………………259
三、弹性髓内钉的材料 …………………………………………………………………………260
第二节　手术适应证及禁忌证 ……………………………………………………………………261
一、儿童骨骼的特点 ……………………………………………………………………………261
二、适应证 ………………………………………………………………………………………261
三、禁忌证 ………………………………………………………………………………………262
第三节　弹性髓内钉的术前准备 …………………………………………………………………262
一、手术时间 ……………………………………………………………………………………262
二、测量弹性髓内钉直径 ………………………………………………………………………263
三、患儿手术体位及麻醉选择 …………………………………………………………………263
四、骨折复位 ……………………………………………………………………………………263
五、弹性髓内钉预弯 ……………………………………………………………………………263
六、弹性髓内钉的基本器械 ……………………………………………………………………264
第四节　手术并发症的预防和处理 ………………………………………………………………264
一、生物力学性失误 ……………………………………………………………………………264
二、髓内钉直径选择失误 ………………………………………………………………………265
三、进钉点选择失误 ……………………………………………………………………………265
四、"螺丝起子"现象 ……………………………………………………………………………265
第五节　术后护理及康复 …………………………………………………………………………266
一、一般护理 ……………………………………………………………………………………266
二、血液循环的观察 ……………………………………………………………………………266
三、感染的预防及护理 …………………………………………………………………………266
四、内固定物取出 ………………………………………………………………………………266
第六节　股骨干骨折 ………………………………………………………………………………267

一、逆行插入技术 ………………………………………………………………… 267

二、顺行插入技术 ………………………………………………………………… 270

三、股骨钉的失误 ………………………………………………………………… 271

四、青少年股骨髓内钉的应用 …………………………………………………… 272

第七节　胫骨骨折 …………………………………………………………………… 274

一、概述 …………………………………………………………………………… 274

二、胫骨弹性髓内钉治疗的失误 ………………………………………………… 274

第八节　肱骨干骨折 ………………………………………………………………… 275

一、由远至近的固定技术 ………………………………………………………… 275

二、肱骨由近至远插入技术 ……………………………………………………… 276

三、肱骨弹性髓内钉治疗的失误 ………………………………………………… 276

第九节　尺、桡骨骨折 ……………………………………………………………… 276

一、弹性髓内钉治疗尺、桡骨骨折的操作技术 ………………………………… 276

二、前臂弹性髓内钉治疗的失误 ………………………………………………… 278

第十节　桡骨颈骨折 ………………………………………………………………… 278

一、弹性髓内钉治疗桡骨颈骨折的操作技术 …………………………………… 278

二、弹性髓内钉治疗桡骨颈骨折的失误 ………………………………………… 279

第二十章　带锁髓内钉在其他病例中的应用 ………………………………… 281

第一节　带锁髓内钉治疗骨折不愈合 ……………………………………………… 281

第二节　带锁髓内钉治疗病理性骨折 ……………………………………………… 283

一、良性病变导致的病理性骨折 ………………………………………………… 283

二、恶性肿瘤导致的病理性骨折 ………………………………………………… 283

第三节　髓内钉在足踝疾病中的应用 ……………………………………………… 287

一、髓内钉在足踝疾病中的适应证和禁忌证 …………………………………… 287

二、手术方法 ……………………………………………………………………… 288

三、常见并发症 …………………………………………………………………… 288

四、典型病例 ……………………………………………………………………… 289

推荐阅读 ……………………………………………………………………………… 293

上篇
总论

第一章 髓内钉及其材料的发展史

第一节 髓内钉的发展史

在骨远端或近端的髓腔内置入一生物相容性好、具有一定强度的内置物，以达到骨折断端固定的方法，称为髓内固定。在 Küntscher 医师以前就有很多医师采用不同材料进行了多次动物实验和临床应用，故很难确定第一个髓内固定的使用者。髓内固定应用于骨折内固定治疗已有 100 多年的历史。髓内固定不仅可应用于直形骨的骨折，亦可用于轻度弧形骨的骨折，达到三点固定的目的，而且能早期进行功能锻炼，在临床应用中显示着很强的生命力。

回顾历史，骨折的治疗原则始终包括复位、固定、功能锻炼。早在公元前 300 年，古埃及人就开始应用此原则，采用木夹板治疗股骨干骨折及前臂骨折。1517 年，Gersdorf 描述了环扎捆绑木夹板的技术。我国治疗骨折有着悠久的历史，方先之和尚天裕教授等经过多年的实践和整理，于 1964 年正式发表中西医结合治疗骨折的论文和著作，对整理我国骨折治疗的发展作出了贡献。19 世纪，石膏绷带技术、牵引、功能支架等技术相继应用于骨折的治疗。随着无菌、抗菌观念及相关技术的发展，镇痛和麻醉知识及技术的实施，骨折的手术切开复位，内置物材料的改进及内固定技术等也日益完善。18 世纪，Pasteur、Koch、Lister 等在细菌、无菌、抗菌等方面作出了杰出的贡献，促进了外科学科的发展，其中也包括创伤骨科。创伤性骨折的治疗是启动和应用该项技术的先行者。18 世纪 70 年代，Lcart 首先描述用钢丝捆扎骨折的治疗方法。1850 年，法国 Cucuel 和 Rigaud 采用螺钉固定骨折。1886 年，Hansmann 采用接骨板作为内固定治疗骨折。Albin Lambotte 对接骨板、螺钉及其技术进行了很多改进及创新，在临床实践中开展了大量工作；1908 年，他报道了对 35 例股骨干骨折施行切开复位及接骨板螺钉内固定治疗，骨折全部愈合；1913 年，他的骨折外科治疗学著作发表，故有"现代内固定之父"之称。随后 Müller 在 Danis 发明加压接骨板固定的基础上，发展了其理论和技术，1958 年他和一些骨科医师在瑞士成立 AO 学会（Arbeifsgemeinschaft für Osteosynthesefragen），或称 ASIF 国际内固定研究会（Association Study of Internal Fixation）。确立骨折治疗的四项原则：①骨折的解剖复位；②骨折块间加压内固定；③坚强内固定；④早期肌肉和关节无痛性自主活动。数十年来这个原则成为西方创伤骨折的主要方法，20 世纪 70 至 80 年代在我国亦获得推广和应用。

切开复位及内固定治疗骨折有髓外固定及髓内固定两种，接骨板螺钉内固定治疗骨折的技术属于髓外固定。在髓外固定的同时，髓内固定的观念早已形成，最初 Roux 提出的"骨端嵌插术（enclavement）"，即在骨折断端修整后，将骨折一端插入骨折的另一端，达到骨折的稳定性增强的目的。1841 年，普鲁士外科医师 Dieffenbach 采用于骨折部位钻孔并置入象牙钉的方法治疗骨折。1875 年，德国医师 Hein 用象牙做成髓内钉进行了大量实验性研究。1875—1886 年，Socin 和 Bruns 用象牙钉治疗长骨干假关节。1886 年，Bircher 用同样方法治疗早期新鲜骨折。1880 年，美国的 Senn 在动物实验性股骨颈骨折中，采用象牙及钻孔的牛骨作为髓内钉进行髓内固定（图 1-1），1889 年应用于临床获得成功，并推广应用于肱骨干骨折及假关节的治疗。Senn 是一名军医，也是一名热情的教育学者和不断创新的科学研究者，1891 年他担任芝加哥 Rush 医院骨科教授，被选为美国骨科学会主席，继续从事髓内钉的研究及临床实践，髓内钉的构想逐渐形成，代表了髓内固定术的观念最初在临床的实施和应用。但动物骨和象牙等材料脆性大,强度不够,具有排异性等缺点,人们逐步探索新的替代材料。随着金属材料在工业和日常生活中的应用,骨科先行者开始考虑其在创伤骨科中的应用。经过大量的动物实验研究及临床应用之后,金属材料的引进开创了髓内钉应用的新篇章。1910 年,北美骨科医师 Lilienthal 采用铝制髓内钉治疗股骨干骨折;1913 年,Schone 用银制髓内钉治疗前臂骨折。Burghard 借鉴木工的原理,采用头端尖、尾端宽的编织针(knitting needle),尖端锤入股骨颈骨折的近端,远端置于皮下。英国的 Groves 是一名工程师,后从事外科医师工作,1916 年,他借助曾经从事工程师的优势,设计了带孔钢管、十字形钢棒及实心圆钢棒等不同型号的髓内钉。Groves 在从事的战伤研究中,将金属髓内钉应用于枪伤骨折并改进了手术方法,经过对不同材料的研究发现金属是髓内钉的最佳材料。1937 年,美国的 Leslie V Rush 和 H Lowry Rush 兄弟二人对一严重开放的粉碎性孟氏骨折(Monteggia fracture,)脱位采用斯氏钢钉固定,手术获得成功(图 1-2)。

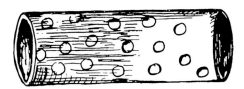 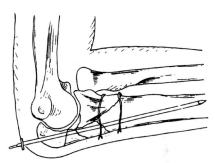

图 1-1　萌芽期髓内钉材料——钻孔的牛骨　　　　图 1-2　孟氏骨折脱位采用斯氏钢钉固定

　　Rush 兄弟的原理是髓内钉和髓腔内壁形成三点或多点接触而获得固定。随后他们改进钢钉的形状并应用于股骨近端骨折,为可屈性弹性髓内钉的发展奠定了基础。从股骨髁部进钉,弯曲经对侧髓内侧皮质,弯曲折回到同侧髓内皮质并通过骨折部分,实现三点固定(图 1-3)。1970 年,金属材料性能进一步改进,既具有一定强度,同时还具有适度的弹性,增加了金属材料的可屈性。在 Rush 兄弟的基础上,Ender 等报道其设计的可屈性弹性针。这种针由多根可屈钉组成,钉的直径较细,可屈性大,对组织损伤减小;多根钉的组成为多平面、多点接触系统,从而增加了其固定强度,应用于股骨转子间骨折及转子下骨折的治疗,获得良好的效果。随后推广应用于胫骨、股骨及肱骨等骨折的治疗。20 世纪 70 至 80 年代,国内亦广泛推广,并有甚多文章报道。

　　对生物学及生物力学理论的进一步研究,使中期阶段髓内钉的发展日臻完善。著名德国骨科医师 Küntscher(1900—1972)对髓内钉内固定作出了巨大贡献。1930 年,他对髋部骨折的治疗曾倾向于用多根钉进行髓内固定,后来受 Smith 采用三翼钉治疗股骨颈骨折收到良好效果的启发,在大量生物力学研究的基础上,首先设计了用 V2A 抗腐蚀钢材生产的截面为 V 形的髓内钉,将其用于髋部骨折及股骨干骨折的治疗,并取得良好效果(图 1-4)。随后,他把这一髓内固定技术进一步推广应用,在 1940 年第 64 届德国外科学会上报告了他的论文,并展示了他设计的用于治疗股骨骨折、髋骨骨折、肱骨骨折及胫骨骨折的各种类型的髓内钉及器械,在创伤骨科界引起了极大的震动。

　　Küntscher 在欧洲创立的这一较完善的髓内钉内固定方法,成为后来的骨折治疗原则之一。其主要表现为两点:①较长的直径与髓腔适应的髓内钉,对骨折有良好的固定作用,可以获得更大的稳定性,同时又不影响周围软组织及关节,术后不需要石膏固定及牵引等辅助治疗手段,康复过程相对简单,尤其在战伤治疗中有重要价值;②切口及进钉点远离骨折部位,即采用闭合穿钉法,可以减少骨折部位软组织及骨血供的破坏,从而降低感染及骨折不愈合的发生率。这一观点在当时因与公认的 Danis 切开解剖复位的观点不同而遭到反对,但因其治疗效果良好,还是逐渐被人们所接受。第二次世界大战爆发后,这一技术很快推广至德国、奥地利、法国和意大利等国。

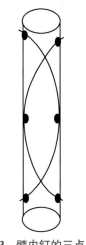

图 1-3 髓内钉的三点固定

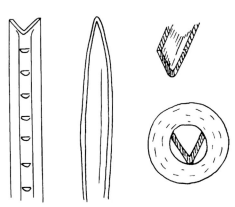

图 1-4 截面为 V 形的髓内钉

1957 年,Küntscher 在美国骨外科协会上首先介绍了可屈性导向髓腔锉,是他对髓内钉的又一重大贡献。扩大后的髓腔可使较大的髓内钉顺利通过骨干的狭窄部位进入骨折远端。这样不仅可以选用强度较大、直径较粗的髓内钉,而且也扩大了钉在髓内与皮质骨的接触面积,从而得到更好的固定稳定性。1972年,Küntscher 在撰写髓内钉的新著时,因心脏病发作去世。他的一生是和髓内钉的发展紧密相连的,在他逝世后,他的朋友、学生和同事们组织了一个以他的名字命名的学会,以推广他的技术并继承他的精神。

20 世纪 40 年代出现的各种类型的髓内钉,基本是在 Küntscher 髓内钉的基础上改进的。Soeur 钉、Westerborn 钉及 Lottes 钉在外形、长度、直径方面各有不同特点,但均带有利于安装和拔出的装置,并且扩大了手术适应证,可应用于陈旧骨折及假关节的治疗。1945 年,苏联仿制了钉杆上带有鳍状结构的髓内钉,具有加压作用。Modny 和 Banbara 设计的带有栓钉的髓内钉,可以防止髓内钉脱出,同时通过肌肉收缩作用可以起到骨折断端加压的作用。1946 年,Street、Hansen 和 Breuer 又设计了一种四棱空心不锈钢髓内钉(Hansen-Street 钉),用于股骨骨折及肱骨骨折的治疗,此钉不仅具有拔出装置,而且具有防止骨折断端旋转移位的作用。此后出现的横截面为三叶草形的髓内钉,则具有更大的金属强度,并且有利于沿导针安放。

随后的几年间,人们就骨的血供、髓内钉对骨折愈合的影响等问题进行了大量的实验及临床研究,重点改进髓内钉的设计、材料的生物相容性及机械强度。新设计的髓内钉具有良好的金属弹性和生物相容性,并且在 20 世纪 60 至 70 年代新型髓内钉设计时,开始注意对骨折断端的加压作用。1966 年,Kaessman 设计的髓内钉,是在 Küntscher 钉内加入一根头端有孔的金属棒,经过骨折远端在孔内横上一枚锁钉,然后通过髓内钉近端的弹性装置达到骨折断端加压作用。1967 年,Street 直接在 Hansen-Street 钉的远端安放两枚锁钉,用外部的钉架装置连接于髓内钉的近端,然后通过近端螺帽的旋转达到骨折断端加压作用(图 1-5)。1972 年,Huckstep 报道的髓内钉与前者类似,1979 年比利时 Dewe-duren 设计了一种有加压作用的胫骨髓内钉。

闭合穿钉是 Küntscher 的重要观点之一,恢复髓腔的连续完整性有利于闭合穿钉,因此闭合复位对髓内钉内固定非常重要。因此,20 世纪 40 年代初期相继出现了 Linsmager、Wittmoser 和 Küntscher 复位装置。1941—1948 年,在欧洲很有影响力、也是最早使用髓内钉的创伤外科医师 Boehler,在他治疗的 61 例股骨干骨折患者中,有 50 例采用了闭合穿钉技术。他认为,脂肪栓塞、早期创伤性休克和严重外部损伤是致死的重要原因,主张应在患者

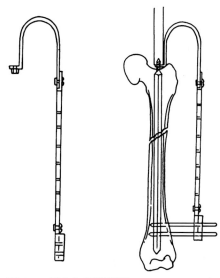

图 1-5 具有加压装置的 Hansen-Street 钉

一般状况良好的早期非急诊情况下，采用闭合复位穿钉法，以降低手术并发症的发生率。

由于过多的 X 线暴露对人体有放射性损伤，20 世纪 40 至 50 年代闭合穿钉技术在美国并没有被广泛采用。到了 20 世纪 60 年代，随着影像增强技术设备的发展，对骨折的髓内钉治疗才重新开始采用闭合穿钉技术。20 世纪 70 年代中期，加压接骨板治疗股骨干骨折不断出现并发症，髓内钉技术再次成为人们关注的焦点。

对转子间及转子下骨折具有良好治疗效果的"头颈型"髓内钉，是在 20 世纪 60 年代后半期发展起来的。1967 年，Zicle 设计的"头颈型"髓内钉包括两部分：①放于股骨髓腔内的近端膨大且带有一孔道的髓内钉；②可穿过该孔道的三翼钉。Küntscher 设计的 γ 形钉，是在一枚较粗的股骨头颈钉内穿过一枚横截面为三叶草形髓内钉，形成 γ 形结构，在负重时头颈钉与股骨髓内钉之间靠摩擦力而交锁成为一体。以上两种方法，对治疗股骨近段骨折有良好效果。

在其他学科迅速发展的基础上，髓内钉的发展也达到了一个新的水平，即现代髓内钉阶段。20 世纪50 年代后期出现了类似于 Livingston 棒及 Modny 钉等的早期的带锁髓内钉（图 1-6）。

在 20 世纪 70 年代以后，不同类型的新型带锁髓内钉得到进一步发展。1972 年，Klemm 报道了他的带锁髓内钉系列，Grosse 和 Kempf 将 Klemm 股骨头颈方向的 60° 锁钉改为 45°，并将远端锁钉移到接近股骨远端的部位，不仅扩大了治疗范围，也提高了固定稳定性。20 世纪 80 年代中期，Brooker-Wills 设计的内锁髓内钉，其近端设计和上述带锁髓内钉相似，其远端有两个小槽，具有可撑开的翼状固定片，当锁钉到达远端时，其翼撑开后，和髓腔内壁接触而达到锁定，而不需通过皮质的螺钉；但防旋、防短缩的强度不如前者。

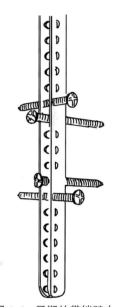

图 1-6　早期的带锁髓内钉

1989 年，Grosse 等设计出 Gamma 钉治疗转子间及转子下骨折，近几年设计生产的长柄 Gamma 钉及 PFN 钉，是利用锁钉和指向股骨头方向的拉力螺钉的设计，使股骨干中上段粉碎性骨折合并股骨颈或转子间骨折的髓内钉内固定手术一次完成。香港中文大学梁国穗教授通过实验及临床研究，研制了适合亚洲人应用的亚洲型 Gamma 钉。1990 年，Smith & Nephew 公司介绍了治疗股骨髁上骨折的 GSH 髓内钉，由 Green、Seligson 和 Henry 等设计。20 世纪 80 年代后期，带锁髓内钉逐渐取代了其他类型的髓内钉，其技术要求更加精确，其手术定位系统的机械装置的精确性同样重要，可以提高手术的准确性，缩短手术时间，减少放射线对患者和医护人员的伤害。尤其是远端锁钉的安放，20 世纪 90 年代远端锁钉的安放装置有了进一步的发展，激光定位器导视下闭合穿钉的准确率可达 97%，同时超声波及磁性引导也成为定位的一种新手段，用这些方法替代 X 线影像增强设备，闭合穿钉技术将变得更加完善及安全。

随着髓内钉种类的不断增多，大致可归纳为以下三种类型：①标准髓内钉：根据髓腔的直径选用适合髓腔直径的钉，以充填髓腔，它具有牢固固定、抗成角及旋转的能力。一般髓腔至少应扩大至 12mm，以 Küntscher、AO、Schneider 及 Samples 等为代表。②弹性髓内钉：起三点固定作用，达到保持骨折的对位，如 Rush 及 Ender 钉。③带锁髓内钉（intramedullary nail with locking capabilities）：亦称交锁髓内钉（interlocking nail）（作者考虑前者命名其含义更为完善）。在标准髓内钉的基础上，由其近端及远端斜行或横行穿入螺钉，增加抗扭力，从而扩大了手术适应证的范围。如股骨远端骨折、粉碎性骨折等均可使用，以 Grosse-Kempf 及 Russell-Taylor 等为代表。

20 世纪 50 年代初期，我国即引进了髓内钉技术，上海屠开元教授等老一辈骨科先行者从英国进口一批 Küntscher 钉使用，先后于天津和上海用不锈钢生产了 V 形钉及梅花形钉，在全国范围内进行了推广和使用。刘润田、方先之等于 1962 年发表了他们的论文："髓内钉固定术在治疗长骨骨折上的应用及髓内钉固定术对治疗长骨骨折的远期疗效观察"。关沧江等于 1956 年发表了国人股骨干的长度、弯曲度及髓腔宽度测量的结果：成人股骨长度为 21~45cm，髓腔最狭窄部位为 0.7~1.1cm，股骨中段向前弯的曲度为

5°~10°。

20 世纪 80 年代，上海马元璋等用加压髓内钉进行动物实验；并在临床上用于治疗四肢骨干骨折、鹰嘴骨折，取得了满意的效果。国内学者昝少汀设计了组合式髓内钉，吴岳嵩设计了全锁髓内钉，吴乃庆设计了鱼口形髓内钉。带锁髓内钉的突出优点是扩大了原髓内钉的手术指征，不仅可应用于股骨中上 1/3 横形或短斜形骨折及粗隆下骨折，而且可用于中下段任何类型骨折，提高了骨折的愈合率，降低了感染率。

1988 年，法国 Grosse 医师应邀来北京友谊医院讲学并对 2 例股骨干骨折患者应用带锁髓内钉进行手术治疗，效果良好。随即引进了该技术及 GK 型髓内钉（Grosse-Kempf 钉，美国 Howmedica 公司）。于 1991 年北京友谊医院骨科创伤组联合国内工程师及厂家成功完成了国产带锁髓内钉产品的设计及生产，产品的质量日益提高，接近或达到国际同类产品的水平，满足国内临床的需要。临床应用后取得了良好效果。1997 年，作为股骨髁上骨折的 GSH 髓内钉设计者之一，Stephen L. Henry 医师访问北京友谊医院，进行了学术交流，进一步推动了我国髓内钉内固定的发展。

随着社会老龄化的发展，骨质疏松问题日益突出，髋部骨折患者迅速增加，股骨近端髓内钉内固定成为髋部骨折的主要内固定物。在锁定髓内钉基本设计的基础上，髓内钉头颈钉的设计不断发展，从最早的 Gamma 钉、PFN 钉，到 Gamma3、PFNA、InterTan 钉，围绕着增强抗旋、抗骨质疏松性能不断发展，体现了髓内钉内固定的优势。

髓内钉内固定术是一种古老的治疗方法，由于生物力学及材料力学的发展、X 线影像增强导航设备的改进和推广、手术器械及骨科手术床的更新，为这一方法注入了新的活力，使得髓内钉内固定符合骨折治疗的生物学原则，更加突出了这一治疗方法的优势，备受人们的再次关注。

第二节　髓内钉材料的发展史

久远的时代，人们曾设想在骨的远端和近端髓腔内置入一棒形材料达到骨折断端的连接及固定目的，但受当时工业发展水平的制约，只能采用自然材料，如象牙和动物骨作为材料。随着冶金技术的发展，金属材料替代了自然材料。对金属材料的选择，不仅要求强度，而且要求其生物相容性，置入人体后不引起组织的排异反应。金属的耐腐蚀性能也很重要，置入体内的金属较长时期内不受体液中酸、碱和各种酶的腐蚀而改变其力学性能。生物学和生物工程学的出现及生物材料学的发展促进了髓内钉技术的改革。

对于生物学、生物力学及生物材料特性的进一步研究，使中期阶段髓内钉的发展日臻完善。金属材料除具有抗弯、抗压及低弹性模量的物理性能外，还要有良好的生物相容性，即化学性能稳定，无毒、无致癌性，材料和生物体相容作用的生物行为。生物相容性取决于材料和生物体两个方面。材料方面的影响有材料的成分、加工后的形状及表面特性。生物体方面，髓内钉植入骨髓内，骨髓内有多种组织成分结构。其成分和 pH 值可以溶解和腐蚀置入的材料，局部组织还可以出现与材料质量相关的不同反应。1937 年，Venable、Stuck 和 Beach 等分别报道了某些金属在软组织的盐水溶液环境中形成电位差，造成局部组织坏死、金属材料被腐蚀等现象，导致内固定失败。因此髓内钉的材料必须具有良好的上述各种性能。目前髓内钉常用的材料为不锈钢、钛和钛基合金。不锈钢为铁基合金，根据其微结构可分为四类，其中第三类适于髓内钉的材料，分别为 316 和 316L，为奥氏体不锈钢，其成分中铁占 60%~70%、铬占 16%~20%、镍占 8%~17%、钼占 2%~4%，其他碳、锰和硅等小于 0.03%，它能被腐蚀而发生钉的断裂，特别是质量不纯，更易导致电偶腐蚀。其他不锈钢还有 317L 及其他合金钢、钛和钛基合金钢，这些都具有极好的生物相容性和抗腐蚀能力，应力遮挡小而有利于骨折的愈合。目前生物材料仍有待进一步发展，如高分子材料可望成为今后髓内钉制造材料之一。高分子材料的机械性能决定于分子量、化学成分、晶粒度等多种因素。分子量增加，其抗拉力强度及抗裂变能力亦增加。高分子材料可分为天然及人工合成两种。人工合成材料中聚乳酸（polyacticacid，PLA）为美国食品药品监督管理局（food and drug administration，FDA）认可的生物降解材料之一,具有良好的生物相容性,可被体内酶分解、代谢,最终形成二氧化碳和水,中间产物乳酸也是体内正常糖代谢产物。PLA 种类虽多,但常用的有三种,分别为聚 -L 乳酸(PLLA)、聚 D- 乳酸(PDLA)和聚 DL- 乳酸(PDLLA)。目前,用 PLA 等材料制造的骨钉已应用于临床,在骨折愈合后不需要再取出,避免了再次取钉手术。若能控制其降解速度,随着材料的降解,髓内钉的强度和弹性模量亦随之下降,增加骨折断端力的负荷将有利于刺激骨的生长。虽有学者试验 PLA 等用作髓内钉材料,但应用于临床尚需时日。碳纤维增强聚醚醚酮复合材料作为新型合成材料已开始应用于临床,与传统的金属材料相比,其组织相容性更好,弹性模量更接近于骨骼,且不影响术后局部磁共振检查,但其广泛应用还需进一步评价。展望未来,随着生物材料的不断更新,带锁髓内钉将呈现其新的生命活力。

现代再生医学(regenerative medicine)的发展最早起源于创伤骨折的修复,基本上都是应用生物性的方法,依靠体内组织细胞的再生潜力进行修复。骨组织是唯一具有再生能力的组织。20 世纪 80 年代,工程学的理论和技术被引入再生医学中,形成了组织工程学。髓内钉等其他内固定只是维持骨折的理想复位等待骨组织的再生,而不能因为手术的操作而影响其再生的环境、使再生条件受到破坏。1958 年成立的 AO 骨折内固定研究会在 30 年的临床经验中始终坚持骨折块间的解剖复位、坚强的内固定及早期功能康复的原则,但却忽视了保护组织的再生是最重要的条件,即保护骨折部位的血供。20 世纪 90 年代演化为骨折生物性固定概念,即 BO 概念(biological osteosynthesis)。微创外科(minimally invasive surgery)的发展经历了较长时期,其概念于 1983 年由英国 Wickham 首次提出。1987 年,法国 PhilipeMouret 首次在腹腔镜下完成胆囊切除术。1985 年,Watanabe 将关节镜应用于临床,同年 Ilizarov 将外固定系统化,不仅应用于创伤,而且扩展至骨科矫形手术领域内,上述两项技术均具有微创性质。骨折的微创治疗和再生医学的发展并进,即以最小的创伤和最少的生理干扰达到最佳的骨折修复和最完善的功能恢复。髓内钉技术即在骨牵引状态采用闭合复位或最小切口协助复位,于远离骨折部插入导钉在 C 臂引导下置入导针通过骨折线达到骨折的远端,导针必须在髓腔的中心,然后穿钉及安装锁钉。手术是在 C 臂及器械的协助下完成骨折的连接,较少干扰骨折断端的生理状态,这一概念也带动了 AO 原则的改变及接骨板螺钉的设计和改革。AO 向 BO 的转化也是一种观念的转变。其理论依据由“以生物力学”为主转化为“以生物学为主兼顾生物力学”。不顾对于局部血供的保护,而只强调内固定物的置入,则有失 BO 的精神,失去微创的含义。微创不是单纯追求小切口。王亦璁提出:“微创外科不应该只视为技术的革新,而是以人为本的人文主义的具体体现。”早在公元前 4 世纪,希波克拉底曾明确指出:“医师的责任在于促进疾病的自然康复过程,而非阻拦其过程。”医师应尽的责任在于为患者创造或提供有利于康复的条件。保护其生命及健康的组织或器官是第一位的,这是微创概念的真实含义。计算机辅助技术在临床广泛应用的时代已经来临,即由生物学、信息学、物理学相互融合的生物智能时代(bio-intelligence age)的到来,特别在创伤骨折的首先应用获得了较好效果。计算机辅助导航技术已促进了微创技术的发展,提高了髓内钉安置的精确性,减少了手术中 X 线对患者及医护人员的伤害。今后两者结合,建立完善的智能化微创的导航手术系统已指日可待。

本章总结了百余年来髓内钉的发展。髓内钉的发展和其他医学学科一样,是和生物学、生物力学、生物材料力学、冶金学、再生医学、微创概念和计算机辅助技术等先进科学的进步和发展相伴随的。学习髓内钉的发展历史,其目的是更好地推进这门学科的发展,既享受先行者们创造革新的成果,同时也发现有待于继续创新的前景。展望今后的前景将更加美好。从事创伤专业的骨科医师除熟悉本专业的基本理论、基本知识和技能,还需学习其他专业的发展,创造性地引进到本专业的发展中,这是我们书写本章的目的。

(罗先正　李亚东)

第二章　髓内钉的生物力学

骨科医师和工程人员在生物力学的基础上,对髓内钉的结构、形状和材料进行力学分析,在设计方面不断改进,使之在今天能被广泛应用。骨组织亦属于材料之一,和其他材料的共性如下:①材料的质、量取决于构成材料元素的性能。②在一定范围内,材料的强度与材料的质量和数量呈正相关。③材料相同,数量相等,几何分布相异,其强度呈明显差异。质量相同的圆柱形和圆筒形,材料分布不同,横截面惯量矩和弯曲强度均有差别,材料的分布直径越大,其强度也越大。④材料微结构的完整影响骨的强度。骨组织是由骨胶原及骨细胞组合而成,在组合过程中是根据力学需求而构建其形态、长度、宽度、硬度、质和量、结构和微结构,且其具有生命力。生命的活力使骨组织不断自我调整以适应动态力学环境的需求。由于骨组织具有自我更新的能力,可以不断修复受损的内部结构,故称之为生物材料。其与非生物材料相比,使用寿命更长。髓内钉内固定的设置是非生物材料的,应用于管状骨折的治疗是暂时的,为骨折后的修复提供时间条件。骨骼系统的首要功能是满足人体的生物力学需要,骨组织的生物力学特点反映为高度坚硬,是其他组织所不具备的特有性质。由于其坚硬性,保护人体的内脏和器官免受外力的伤害。骨骼保持人体的高度,组合成人体的各个关节,通过肌肉的收缩进行简单或复杂的运动;具有提供骨髓组织的生存环境,参加钙、磷等矿物质的代谢及储存功能。在骨折愈合过程中,力学环境是不可缺少的重要因素,概括为四个方面:①骨的质、量及其结构,影响骨的强度及抗骨折的能力;②骨折发生的力学环境;③影响骨折愈合的力学机制;④治疗骨折方法的力学原理。

第一节　生物力学的基本概念

1. **应力(stress)** 是指材料某截面单位面积的负荷及作用力,是材料结构对外来载荷的反应。应力亦由于力的方向不同而产生复合应力。应力是一种内力,是在外力作用下材料内部分子之间的作用力。

2. **主应力方向(principal direction of stress)** 在二维空间有三种主应力方向,一是最大张应力;二是最大压应力(或称最小张应力),它们的方向是相向的,两者都是垂直于截面的;三是垂直于上述两种主应力方向与截面平行的力,亦称为最大切应力。

3. **应变(strain)** 应变是指适应由外部施加的负荷而产生的结构形变。外部负荷分为压力、张力、剪切力三种。由于压力与张力为同一轴线,其产生的应变为线应变(即长度的改变,图2-1),剪切力产生的应变为剪切应变(即结构角度的应变)。

应变测量(measurement of strain)的方法:①长度变形测量器(extensometer):只用来测量线应变;②应变器(strain gage):用于测量物体表面一点的线应变及应变状态;③光测弹性方法(photoelastic method):用来测量主应变量差;④脆性涂层(brittle coating):一种漆料,涂层于物体表面,测量加力后的表面应变,只能提供定性测量。测量单位为 psi(pound per square inch)或 N/m^2(newton per meter square 或 Pascal 简写为 Pa)。1MPa(megapascal)=1×10^6Pa=$1N/mm^2$=145psi。

4. **梁(beam)** 长形物体,其长度与截面高度比值>5时称为梁,区分为简支梁(两个固定点)及悬臂梁(一个固定点)。梁的三点及四点弯曲受力,只应用于简支梁,当简支梁的支点间只有一个外加作用力时,则称为三点着力。最大的力矩及应力位于作用力负载点。如果在两支点间有两个外加作用力,此梁则称为四点着力。

　　5. **应力 - 应变曲线(stress-strain curve)**　通过简单的张力、拉力或剪切力实验所得的数据可用图解表示其关系。纵坐标上表示应力,横坐标上表示应变(图 2-2)。

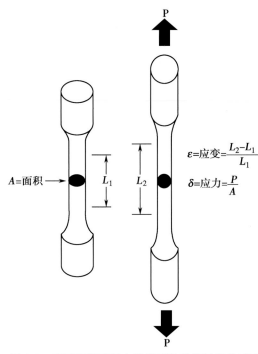

图 2-1　应用哑铃形标本进行简单的单轴拉伸试验
P 为作用的载荷,[(L$_2$–L$_1$)/L$_1$]为沿着标本轴
向两点间的应变。

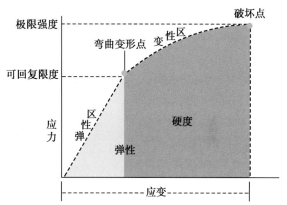

图 2-2　张应力下测试的皮质骨应力 - 应变曲线

　　6. **弹性模量(modulus of elasticity)**　在材料弹性比例极限范围内的应力与应变的比率,在张力或拉力的条件下检测应力应变率,亦称杨氏模量;在剪切力条件下,应力应变率称为剪切模量(shear modulus)。弹性模量,即材料应力和应变的比率,其单位与应力相同,为 psi 式 Pa。弹性模量越高,材料的刚度越大。

　　7. **泊松比(Poisson's ratio,ν)**　在材料的弹性比例极限下,横向应变与轴向应力的比率为 ν,一般材料泊松比率值<0.5。

　　8. **弹性极限(elastic limit)**　亦可称为屈服点(yield point),应力超过弹性范围,应力移开后,物体不能恢复其原有形状及大小。这个值以下,则为非弹性范围。弹性极限随材料不同而异。

　　9. **弹性变形及塑性变形(elastic deformation and plastic deformation)**　当外力作用于物体,产生形变,外力移去后,物体恢复原有形态,称弹性变形。如果外力移去后,物体产生永久变形,则称塑性变形。

　　10. **疲劳(fatigue)**　在循环应力作用下,产生局部破坏,如疲劳应力延续,破坏可延续造成整个物体的损坏。疲劳是应力远远低于材料在静态下的强度极限而产生的。是局部破坏或缺陷基础上,在一定数值的交变应力作用下产生初始疲劳裂纹,最后积累形成突起或凹陷,并由于应力集中而造成的材料破坏。

　　11. **应力集中(stress concentration)**　材料的破损,如孔、凹口、缺口及材料特性的突然改变,在上述部位的周围,可产生极大的局部应力,称为应力集中。这个部位称为应力集中源(stress raiser)。

　　12. **应力遮挡(stress shielding)**　不同弹性模量的材料组合的系统中,当承受载荷时,应力 - 应变重新分配,较高弹性模量的材料承担较多载荷,称为对较低弹性模量材料的应力遮挡。骨折后采用坚强内固定时,接骨板弹性模量大于骨,接骨板承担过多载荷,由于接骨板对骨骼的应力遮挡作用,骨折部位出现骨质吸收。

　　13. **黏弹性(viscous)材料**　兼有弹性材料和黏性材料的力学性能,其特点为应力松弛(stress relaxation),即当材料发生应变时,应变保持不变,则相应的应力将随时间的增加而减少。

14. **蠕变(creep)**　在持续应力的作用下,虽应力大小不变,但材料应变会随时间而增加。

15. **滞后现象(hysteresis)**　在材料的弹性范围内,周期性的加载与卸载,其应力 - 应变曲线不重复,这种不重复曲线称为滞后现象。。

16. **虎克体(Hookean body)**　又称弹性体,是一种弹性物质模型,它的应变与外加应力成正比。

17. **牛顿体(Newtonian body)**　又称黏性体,是一种黏性物质模型。

18. **骨刚度(bone stiffness)**　指骨组织抗变形的能力,与骨组织材料的特性、骨量及骨的几何形状有关。

19. **骨强度(bone strength)**　指骨组织抗外力破坏的能力,与骨组织材料的特性、骨量、骨几何结构及骨微损伤有关。

20. **力的速率**　外力的速度和作用持续的时间。

21. **Wolff 定律**　骨形状和功能的每一个变化,都会引起骨内部结构的某些确定性变化,同样也会引起其外部轮廓的继发变化,而这些变化的出现都是符合(数学)上述定律的,就是说,骨组织具有再塑造的能力,以适应载荷的需要,即骨的增加或减少是适应于施加于骨组织上的应力反应的。

第二节　骨的力学性能与骨折的发生

骨为黏弹性材料,符合黏弹性材料结构性质的负载、变形曲线。骨一次承受超过其承受能力的极限载荷可发生骨折。多次承受非极限载荷,可产生微小裂隙,虽不立即产生骨折,但裂隙产生率超过骨的修复或重建率,裂隙达到足够的数量或长度时,亦可产生应力骨折或称疲劳骨折。骨折产生的类型取决于外力的大小、方向、速率及骨的强度。典型骨折类型有横形、斜形、螺旋形及蝶形等。不同损伤机制、多种复合应力的作用,使得骨折的类型不限于典型骨折类型,而是多种多样。因此骨科医师必须具备生物力学的基本知识,才能更好地作出诊断和制定治疗策略。

一、皮质骨的力学性能

皮质骨的力学性能取决于载荷的方向,这种材料称为各向异性材料。在纵轴方向(骨的主要定向)比在横轴方向上更加刚硬。骨的各向异性和黏弹性表明骨是一种复杂的材料(表 2-1)。当描述骨材料时,必须标明其应变速率和载荷方向。

表 2-1　人类皮质骨各向异性力学性能

载荷方向	模量 /GPa
纵向	17.0
横向	11.5
剪切	3.3

注:为了便于比较,常用骨科置入物各向异性材料的模量为:不锈钢 207GPa;钛合金 127GPa;骨水泥 2.8GPa;超高分子聚乙烯 1.4GPa。

二、松质骨的力学性能

松质骨和皮质骨的主要力学差异是其为多孔结构,这一点可以通过骨密度测定验证,松质骨的骨密度约为 0.1~1.0g/cm³,而皮质骨的为 1.85g/cm³。如松质骨的骨密度为 0.2g/cm³,则其孔隙率将高达 90%。

松质骨的多孔结构具有吸收能量的作用,这一点和其他工程材料抗压性能相似。松质骨内骨小梁结构根据不同部位的功能要求,构建为纵向、横向、斜行及拱形多种结构,符合工程力学的基本原理。其压缩应力 - 应变曲线,起始为弹性区间,随后为屈服区间(图 2-3)。松质骨的抗压强度和压应力模量均明显受到松质骨密度的影响,其抗压强度与密度的平方成正比,其模量与密度的立方成正比。松质骨也具有各向异性。

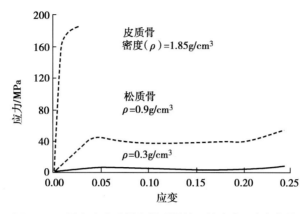

图 2-3　不同密度皮质骨和松质骨的压缩应力 - 应变曲线

三、骨折的发生

当骨遭受外力创伤时,骨骼某一部分将承受极限载荷,局部应力或应变超过极限强度或极限应变时,骨折将会发生(表 2-2)。

表 2-2　人类股骨皮质骨的极限强度

载荷模式		极限强度 /MPa
纵向	拉伸	135(15.6)
	压缩	205(17.3)
	剪切	71(2.6)
横向	拉伸	53(10.7)
	压缩	131(20.7)

注:括号内数据为标准差。

骨的载荷强度与骨骼的密度密切相关(非正常骨骼还要考虑骨小梁排列和纤维排列),骨密度的细微改变,骨组织的模量和强度均将发生较大变化。除此之外,骨横截面的几何形态在结构性能中亦起重要作用。工字梁的横截面具有很强的抗折弯能力。骨干骨的横截面大多呈管状结构,应力分布在周边,与工字梁原理相同,在节省材料、减轻重量的同时都具有较大的截面惯性矩。

骨折发生时,由于不同的载荷模式,会产生不同类型的骨折。张力侧载荷时,由于拉伸力的作用,骨干骨折发生的平面与载荷力方向基本垂直;当载荷为压缩力时,骨折线与骨干长轴约呈 45° 夹角。当骨骼承受弯曲负荷时,在骨骼的两侧分别产生张应力和压应力,横形骨折多发生于张力侧,斜形骨折发生于压力侧,并可产生一楔形骨块,称为蝶形骨折。如发生扭转力时,则骨折类型更为复杂,可产生螺旋形骨折。然而,在临床上所观察到的,除上述典型类型骨折可采用理想化载荷力进行分解外,在复杂创伤载荷下,骨骼常受到轴向、弯曲和扭转诸多载荷组合,以及载荷力的速度和大小也各不相同,由此产生更为复杂的骨折类型。有限元分析将提供有价值的帮助。常见的单一载荷模式下的骨折类型见图 2-4。

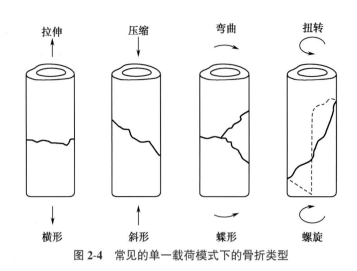

图 2-4　常见的单一载荷模式下的骨折类型

第三节　骨折治疗的生物力学

骨折的治疗包括骨折复位、固定、愈合、功能康复。其中,选择最佳固定是最重要的。骨折的愈合必须提供足够的时间,同时保持稳定,骨折的愈合和治疗装置是一个力学系统,该力学系统的生物力学会因组织性能的改变(如接骨板下的骨吸收)、骨折治疗装置的改变(如固定系统的动态化)或装置与组织之间力学连接的改变(如螺钉的松动)而发生变化。骨折连接后,骨和固定装置仍承受各种载荷力,除考虑固定装置的稳定性能外,还应考虑某些力对骨折愈合的影响。髓内钉属于髓内固定装置,其优势在于骨折的对线和对位的恢复,使患者可以早期活动,带锁髓内钉还具有抗扭转力。闭合复位及穿钉技术或微创小切口下复位及穿钉技术,可以避免或减少对外骨膜的二次损伤,提高了骨折的愈合率。

第四节　髓内钉的生物力学

一、髓内钉的材料力学

影响髓内钉内固定的因素有多种,这里主要介绍髓内钉的几个基本生物力学设计参数,即髓内钉的强度、惯性矩、刚度、扭转、疲劳特性等,从而对髓内钉的设计与制造的基本要求有初步了解。

（一）髓内钉的强度

强度是指在载荷作用下物体抵抗破坏的最大能力。一种材料的强度可以用极限张力强度、弯曲强度或扭转强度来表示。髓内钉的强度是由材料和载荷沿髓内钉长度、截面的分布情况共同决定的。设计上带有应力集中区域的髓内钉会降低强度,因为在这些点上只需要较小的力即可超过材料的最大屈服应力。在髓内钉的设计上所需要的强度与所加的载荷直接成正比。对于复位和内固定后没有明显移位的简单骨折,髓内钉承受的载荷较小,而骨承受了大部分的载荷;对有明显移位的骨折,骨承担的载荷较小,更多的载荷加到了髓内钉上,这就需要髓内钉有更高的强度。

（二）髓内钉的惯性矩

惯性矩反映的是物体承受弯曲载荷时的结构强度。一般用公式 $W=I/Z_{max}$ 来分析一个物体的弯曲强度。W 是截面模量,它与物体的弯曲强度成正比。I 是惯性矩,Z_{max} 是点应力到中性轴的最大距离。

Z_{max} 相同时,惯性矩越大,W 越大,物体的抗弯强度也越大。对于实心圆截面的髓内钉,惯性矩(I_2)= $\pi/64 \times D_0^4$,D_0 为截面外直径,惯性矩的单位是 mm^4。对于截面为圆环形管状物(例如长管骨或髓内钉),惯性矩(I_2)=$\pi/64 \times (d_2^4-d_1^4)$(图 2-5),$d_2$、$d_1$ 分别是物体截面的外径和内径。由于惯性矩和物体的直径是 4 次方的关系,因此物体的内外径对于惯性矩的影响最大,即对物体的结构强度影响最大,所以,扩髓对于骨的强度影响较大。相同外直径的空心髓内钉,Z_{max} 相同,壁越厚惯性矩越大,截面模量越大,髓内钉的强度也越大。实心髓内钉的惯性矩比空心髓内钉惯性矩大,强度也大;反之,若要求髓内钉的强度相同,$I_1=I_2$,则 $D_0^4=d_2^4-d_1^4$,实心钉的直径略小于空心钉,也可达到同样的强度。由于胫骨承受的载荷比股骨小,胫骨髓内钉通常是实心的,比股骨髓内钉要细,这样既保留了相同的强度,又不必因扩髓造成胫骨血运的破坏,是比较合理的设计。

(三)髓内钉的硬度

硬度是力学实验中负载 - 变形或扭矩 - 旋转位移曲线的斜率(图 2-6),它表达作用力与其造成的变形大小的关系,由此曲线图可以看出,硬度越大,变形越小。髓内钉的硬度取决于它的材料性质及其几何设计。一般来说,髓内钉刚度可以近似表达它的硬度的大小。

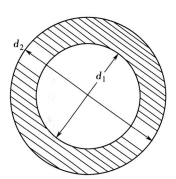

图 2-5 管状物圆环截面的惯性矩计算

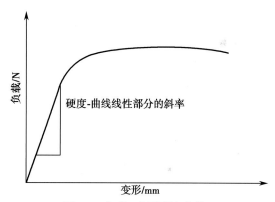

图 2-6 负载 - 变形硬度曲线

(四)髓内钉的弯曲刚度

刚度指的是物体在外力作用下抵抗变形的能力。弯曲刚度一般用弯曲刚性系数表示,即惯性矩与材料的弹性模量的乘积(EI)。股骨干的弯曲刚性系数是惯性矩(I)乘以骨皮质的弹性模量(E)。髓内钉的弯曲刚性系数是惯性矩乘以不锈钢或钛材料的弹性模量,弯曲刚性系数的单位是 Nmm。可见,髓内钉的弯曲刚度取决于其材料的弹性模量和髓内钉的几何形状,而几何形状的改变比材料特性的改变更重要。当材料的弹性模量相同时,髓内钉壁越厚,惯性矩越大,弯曲刚度也越大。

髓内钉和骨必须构成一个坚固的系统,足以将骨折块维系在一起,促进骨折的愈合。如果髓内钉的刚度太低,则无法承受生理载荷,会导致骨折的延迟愈合或不愈合。关于髓内钉的最适刚度仍有一些争议,因为对于治愈骨折有两种观点:一种观点认为,必须加压,无缝隙的固定才可以导致骨的"一期愈合",中间没有软骨和大量新骨的形成,如坚强的接骨板固定;另一种观点认为,微动的固定可以促进骨痂的形成,从而促进骨折愈合,髓内钉及外固定属于后者。

(五)髓内钉的扭转

当一个杆件两端的横截面上作用着一对大小相等、方向相反的力偶时,这个杆件就要发生扭转。扭转后杆件两个横截面会发生绕杆件轴线的相对运动,这种形式的变形就是扭转变形。一般常用公式 $\theta=TL/JG$ 来计算它扭转变形的大小,θ 是髓内钉沿截面半径方向的扭转角,T 是所施加的扭矩,L 是髓内钉的工作长度,J 是极惯性矩,G 是剪切模量,JG 是扭转系数。设计人员能够较好控制的变量是髓内钉的工作长度 L 和它的极惯性矩 J。由公式可见,极惯性矩 J 越大,扭转角 θ 越小。极惯性矩是扭转时髓内钉横截面相对于中性轴的惯性矩,只与横截面的形状和面积有关。对于空心圆环形截面的髓内钉,旋转的主轴几乎就是钉子的纵轴,截面的极惯性矩是 $J=(\pi/32)(d_2^4-d_1^4)$,d_2、d_1 分别为髓内钉截面的外径和内径。和惯性矩相似,髓内钉越粗,其材料分布离主轴越远,极惯性矩越大,髓内钉的抗扭转性能越好,固定在骨上就越坚固。

(六)髓内钉的疲劳特性

作为固定骨折的植入物,髓内钉必须能够承受大量的循环载荷而在力学性质上没有明显改变。髓内钉的疲劳特性与它的极限强度密切相关。应力集中也对髓内钉的疲劳特性影响较大,应力集中越明显,髓内钉的疲劳寿命越短,越容易发生疲劳断裂。其疲劳强度与材料的质量(均匀性、纯洁度)和循环载荷的次数有关。

二、髓内钉的基本生物力学设计特点

若要维持骨折骨的承重功能,髓内钉的选择范围是有限的。因此,髓内钉的设计原则是,在达到必要的强度和避免不必要的刚度之间达到平衡。

能够有效治疗骨折的理想内固定装置应具备几个设计特征:首先,植入物应有充分的静态强度和疲劳强度,以承受康复过程中所施加的载荷,加载条件可以从肢体被动运动到主动运动;其次,结构应当相当坚固以保证复位后的稳定,但对骨的应力遮挡应当最小。因此,设计髓内钉除了考虑它的基本力学性质外,还应从它的形状结构上加以分析,使之更符合理想的生物力学设计要求。

(一)髓内钉的截面

髓内钉的截面可以通过它的形状、直径和面积加以分析。这些因素极大地影响髓内钉的惯性矩和极惯性矩,因而决定了整个系统的弯曲和扭转性能。

1. **形状** 图 2-7 列出了髓内钉的几种常见截面,如闭合三叶草形、开放三叶草形、闭合带槽、实心带槽、开放带槽及实心不带槽等。截面形状决定了它的惯性矢量。一个空心圆环形截面髓内钉的惯性矩和极惯性矩与其截面径的 4 次方成正比:$I_x=(\pi/64)(d_2^4-d_1^4)$,$J=(\pi/32)(d_2^4-d_1^4)$。$d_2$ 和 d_1 分别为钉子截面的外径和内径。对于一个正方形实心截面的髓内钉也有一个类似的面积惯性矩和极惯性矩,它们与正方形边长的 4 次方成正比:$I_x=(1/12)a^4$,$J=(1/6)a^4$,a 是正方形的边长。

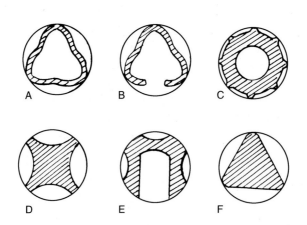

图 2-7 髓内钉常见截面形状
A.闭合三叶草形截面;B.开放三叶草形截面;C.闭合带槽截面;
D.实心带槽截面;E.开放带槽截面;F.实心不带槽截面。

髓内钉的截面形状越复杂,惯性矩也越复杂。但惯性矩的变化遵循一个基本原理,即材料分布离主轴越远、惯性矩越大,抗扭转性能就越好。以 Küntscher 钉的三叶草形状截面为例,三叶草形状的目的是避免髓内钉完全占据髓腔,并提供血管再修复的渠道。不同的三叶草设计可以有深浅不同的渠道和不同的壁厚,这种外缘有凸出的髓内钉可比截面为圆环形的髓内钉产生更大的局部应力,更能承受钉-骨接触面的扭转载荷。临床上常用的髓内钉的截面形状是表面带凹槽的开放截面,将在后面详细叙述。

2. **截面直径** 髓内钉的截面大小或其直径大小影响髓内钉惯性矩的大小。由于惯性矩与直径是 4 次方的关系,直径每增加 1mm,惯性矩都会增大很多。因此,对于截面形状相同的髓内钉,直径愈大则愈坚固。在设计时,一些髓内钉的刚度并不随直径增大而显著增加,或者说不同大小的钉都有几乎相同的刚度。以 Russell-Taylor 钉为例,直径为 12mm 的髓内钉,壁厚从 1.0mm 增加到 1.2mm,惯性矩增大,刚度增加,而直径为 13~16mm 的髓内钉,壁厚则保持在 1.0mm,但这两种直径的髓内钉的实际刚度是相近的。

表 2-3 列出的是直径 10~17mm、壁厚 1mm、带槽三叶草形状髓内钉的弯曲刚度变化。它的材料分别是不锈钢和钛合金,其中钛合金的弯曲刚度是不锈钢的 50%。

表 2-3 带槽三叶草形髓内钉的弯曲刚度

钉直径 /mm	弯曲刚度		钉直径 /mm	弯曲刚度	
	不锈钢 /Nmm	钛合金 /Nmm		不锈钢 /Nmm	钛合金 /Nmm
10	40.0	20.0	14	112.1	56.6
11	52.0	26.0	15	139.1	69.6
12	69.0	34.5	16	170.1	75.1
13	88.8	44.4	17	241.4	120.7

由于惯性矩与髓内钉直径的 4 次方成正比,当髓内钉的直径每增加 1mm,其弯曲刚度便以指数形式递增。如不锈钢髓内钉的直径从 10mm 增大到 11mm,髓内钉的弯曲刚度只从 40Nmm 增加到 52Nmm;而当髓内钉直径从 16mm 增加到 17mm 时,其弯曲刚度从 170.1Nmm 增加到 241.4Nmm。

不同厂家制造的直径相同的髓内钉,其弯曲刚度和扭转刚度可以有很大差别。此外,即使是同一厂家,相同直径的髓内钉,扩髓以后并不一定有相同的效果。因为髓腔扩大器的钻头使用一定时间后会变钝,在扩髓前还需测量髓内钉的实际直径,并将它与钻头的直径进行比较。

3. **槽** 槽是指髓内钉钉体上的纵向缺口。除了较细的非扩髓髓内钉(如 Lottes 钉)以外,大部分髓内钉是空心的。将空心髓内钉设计成开放截面(带槽)或者闭合截面(不带槽)两种类型。开放截面(带槽)大大降低了髓内钉的扭转强度和扭转刚度,也减少了其弯曲刚度。开放截面与闭合截面相比,虽然髓内钉自身的总体刚度下降了,但是它却有特殊的力学特性,当髓内钉插入髓腔后会产生一个与髓腔壁相对的沿半径方向的弹力,这样在钉 - 骨接触面可以产生足够大的压力,以增强整个内固定的扭转刚度,促进髓内钉与骨之间的固定。由于新骨在截面凸出部分的周围生长,固定髓内钉后,带槽或凸缘的髓内钉很难拔出。

(二) 髓内钉的长度

髓内钉的长度包括三个方面:髓内钉总长、工作长度和钉 - 骨接触面的长度。

1. **髓内钉总长** 髓内钉总长是指从髓内钉顶端到其末端的全长。如果髓内钉太长可能会在骨折远端突出,导致疼痛和活动受限,而髓内钉太短又不能保证轴向固定。所以选择髓内钉时不应忽略这个因素。

2. **工作长度** 工作长度是从骨折近端碎片固定的最远点到其远端碎片固定的最近点之间髓内钉跨距的长度(图 2-8),它表示髓内钉通过骨折处承担大部分载荷的长度。髓内钉的弯曲刚度与其工作长度的平方成反比,扭转刚度与其工作长度直接成反比。通过把髓内钉内固定在骨折碎片的不同点,在骨折远端或近

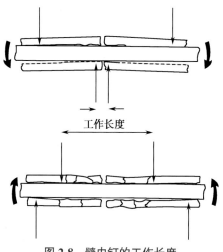

工作长度

图 2-8 髓内钉的工作长度

粉碎性骨折的工作长度比单纯横形骨折要长。

端用锁钉锁住髓内钉,以改变髓内钉的工作长度。

3. 钉 - 骨接触面长度 髓内钉与骨接触面的长度主要反映了应力能够阻挡髓内钉活动的全部钉 - 骨接触面积,它影响着钉 - 骨固定的程度。

(三)附加固定装置

附加固定装置包括锁钉、固定翼、钩子等。应用一个或多个锁钉固定骨折的远、近端,可以控制复杂骨折的扭转。在股骨上使用一个抗扭转锁钉,可以使抗扭转刚度增强 10 倍。在钉 - 骨接触面打入一个螺丝孔,将载荷集中在一个小区域,则锁钉周围有明显的应力集中;若只有孔而无锁钉,则极有可能导致髓内钉折断。使用更大直径和壁更厚的髓内钉,可以抵抗这种应力集中效果。

三、骨对髓内钉设计的影响

选择髓内钉时应首先考虑患骨的解剖结构,即髓腔的大小、形状与一致性。其次是患骨的力学性质与承受负载的能力,骨折处的负载分配及固定效果,不仅取决于整个骨的内在力学特性及康复时施加的载荷,也取决于骨折自身的类型与位置。不同的骨折模式,能不同程度的传递负载并决定这个骨折的内在稳定性。一个简单的周围骨膜完整的横向骨折,比不完整的严重粉碎性骨折更能承受轴向负载。

(一)髓腔的解剖结构

股骨干的大部分截面近似于圆形,髓腔亦为圆形,在中段和远段 1/3 交界处髓腔直径较小。股骨有一个均匀一致的前弯曲,插入较直的髓内钉比较困难。所以,大部分髓内钉都有一个均匀的弯曲,以便和正常的股骨髓腔内解剖结构相适应。

胫骨和股骨不同,它有一个近似三角形的截面,髓腔仍为圆形。髓腔最小直径在胫骨中段。髓腔中有一个向后约 20° 的弯曲,即 Herzog 曲线,它要求在胫骨结节处必须插入一个曲线形的髓内钉,如果使用直钉则必须在胫骨平台前的关节囊内插入。

肱骨的髓腔是不规则的,中段皮质截面近似圆形。由于近端皮质层较薄且不规则,扩髓可能会偏离中心导致固定不牢。肱骨骨干处髓腔的大小也不相同,治疗肱骨骨折也应考虑以组钉代替单钉。

(二)骨折的力学性能

骨折可分为简单骨折及复杂骨折两种。简单骨折包括横形骨折、斜形骨折及螺旋形骨折。复杂骨折包括程度不同的粉碎性骨折,一般可分为单皮层和双皮层粉碎性骨折。

简单骨折一般保持了周围骨膜的完整性。通过这些骨折的解剖复位,大量载荷由骨承担,而并未在强度及刚度上完全依赖于髓内钉。这样,骨折的力学特性主要与骨折线的几何形状有关。简单骨折在与骨折平面垂直的方向上固定最稳固。

横形骨折的髓内钉治疗最为有效,即在屈曲方向上受力时最稳定,但在抗扭转方面仍不太稳定,如果使用辅助固定方法可增加固定的稳固性。

斜形骨折在抗扭转变形上相对稳定,但在轴向上容易发生弯曲及重叠移位。必须依赖于远端与近端的高度的弯曲刚度和充分的钉 - 骨固定,以达到稳固的解剖复位固定。

螺旋形骨折不同于简单的横形骨折与斜形骨折,它由扭转引起,需要强大的轴向和扭转固定。扭转刚度对骨折复位非常重要。所以,骨折的远端和近端都必须达到充分的钉 - 骨固定。

复杂骨折即粉碎性骨折,即使达到了解剖复位,也远不能通过骨传递载荷,而是极大的依赖于髓内钉的强度与刚度来固定,固定程度直接与粉碎程度成正比。单皮层粉碎性骨折弯曲时需要依靠髓内钉的强度和刚度,由于部分皮层仍能承担负载,轴向稳定性一般不成问题。双皮层粉碎性骨折极不稳定,并且完全依赖于髓内钉内固定。

四、髓内钉手术与生物力学

通过扩髓及选择合适的髓内钉插入点,可以增加髓内钉与骨的接触面积,进一步改进髓内钉的治疗效果。

（一）扩髓

扩髓有许多优点：①扩髓可使髓腔内直径更加一致，髓腔变直，增加了骨与髓内钉的接触面积，并通过增加摩擦力以提高骨折固定的稳定性；②扩髓以后可以插入直径更大、强度更大的髓内钉；③扩髓以后不冲洗，在骨折处留下的骨碎屑具有良好的成骨作用，可以促进骨折愈合。

扩髓也有其缺点：①有产生脂肪栓塞的危险，并暂时破坏了髓腔的血供（在骨内膜血供自我修复之前，骨外膜血液循环可以充分代偿髓腔内血液循环的破坏）；②扩髓使得骨的皮质层厚度下降，从而降低了骨的弯曲和扭转强度。要达到合适的髓内钉与骨之间的固定，仍需调节扩髓的程度，不要影响或减弱骨对髓内钉的把持力。国人一般扩髓至 12mm 或 13mm 为佳。

1. **增大接触面积**　髓内钉内固定的理想适应证是横断骨干的骨折。扩髓以后，近端和远端在骨折处有充分的钉-骨接触面积，使得髓内钉能够充分固定骨折以抵抗各种载荷模式，保证愈合。斜形骨折和粉碎性骨折用髓内钉内固定后，并不能提供充分的稳定性以抵抗轴向和扭转载荷、控制短缩，因此需要锁钉等辅助固定装置以增强固定的稳定性。扩髓扩大了峡部，增加了钉与骨的接触面积。股骨持续扩髓之后，接触面积的增大情况详见表 2-4。

表 2-4　扩髓后髓内钉与骨骼接触面积

扩髓 /mm	髓内钉与股骨接触面积百分比 /%	接触面积增加率 /%
0	26	—
1.0	36	38
2.0	46	26
3.0	51	11
4.0	56	7

注：第 2 列表示对于相同直径的骨，每扩髓 1mm，钉与骨的接触面积所占股骨的百分比；第 3 列表示扩髓每增加 1mm，接触面积所占百分比的增加率。由表 2-4 可以看出，扩髓超过 2mm 以后，接触面积增大的比率较前降低。

2. **选择大小合适的髓内钉**　扩髓后可以插入更粗、更坚硬的髓内钉，随着直径增大，髓内钉的刚度增大，结构也更强。由于刚度取决于惯性矩，而惯性矩与钉子直径的 4 次方成正比，钉子直径的小量增大，就可导致刚度的大量增加。扩髓 2mm 以后，插入较粗的髓内钉，可以大大增加它的强度并减少它折断的机会。

一般提倡扩髓后，髓腔直径比插入髓内钉的直径大 1mm。由于钉-骨固定是通过钉与骨在峡部的紧密接触达到的，髓内钉直径与扩髓后髓腔的直径之间的差异，反映了固定以后钉与骨之间的摩擦程度。扩髓直径比髓内钉直径大 1mm，还可以大大降低拔出髓内钉所需的外力。

3. **扩髓对骨强度的影响**　髓腔扩大后，可以插入更粗更坚固的髓内钉，接触面积越大，固定越安全。然而骨皮质随扩髓而变薄，骨的强度也相对降低。扩髓去除的是髓腔内的皮质骨，中性轴附近的骨所受应力最小，因此它对骨的惯性矩、刚度和强度影响最小。

可以用连续扩髓后股骨的有限元结构模型来分析骨强度随扩髓而降低的情况。Bruced D.Browner 在尸体骨的外侧皮质安装应变仪，以测量产生应变的大小，尸体骨的髓腔扩大表示连续扩髓的效果，施加扭转载荷后计算所产生的应变。实验表明，从 10mm 扩髓到 12mm，骨的最大应变增加了 13%，从 12mm 扩髓到 14mm，骨的应变增加了 25.5%（与 12mm 应变相比），再从 14mm 扩髓到 16mm，骨的应变增加了 70%（与 14mm 应变相比）。在施加扭转载荷不变的情况下，应变的增加表明骨强度的降低。可见，扩髓至 12mm 以后如果再扩髓，骨强度显著降低。

由于惯性矩取决于骨截面的内径和外径，骨的整体大小对骨强度的影响也非常重要。对内径为 12mm 的股骨，从侧位上，外径为 22mm 的股骨比外径为 26mm 的股骨应变多 66%；而外径为 19mm 的股骨比外径为 22mm 的股骨应变多 93%。可见内径相同时，外径越大，骨强度越大。

临床上不宜插入过粗的钉子,因为这样容易因扩髓过多造成骨强度显著下降。扩髓至 12mm 或 13mm 即可,这样对骨强度的影响可次于其他因素的影响。

（二）入钉点

插入股骨髓内钉的适当位置应在大转子的前内侧,即在大转子的中部。如果插入太靠前,将破坏股骨前皮质。髓内钉的插入点位置对于维持骨的强度很重要。与大小合适但插入位置不当的孔相比,偏大但正确插入的孔对骨强度的削弱影响较小。插入点的位置决定髓内钉的曲线与股骨曲线之间的适应程度,正确的插入点使髓内钉的曲线部分与骨的前侧曲线相适应,不正确的插入点可以导致髓内钉的严重扭曲及骨片错位。

第五节　几种典型的髓内钉系统的力学性能

髓内钉的类型有很多种,主要分为两大类:单钉系统和多钉系统。

一、单钉系统

单钉是最常用的髓内钉,一般较为多见的有 Rush 钉、Küntscher 钉、Sramp 钉、Hansen-Street 钉、Schneider 钉等。单钉被置入髓腔中央,通过填充髓腔和夹住骨端达到固定骨折的目的。

1. Rush 钉　Rush 钉是实心的,具有不同直径的圆形截面。其顶端较尖锐,最粗的钉直径为 6mm,它的面积惯性矩与极惯性矩远小于其他髓内钉。

2. Küntscher 钉　Küntscher 钉具有三叶草图形的空心截面,为厚度 2mm 的带槽髓内钉,远端是圆锥形或子弹形。随髓腔形状的改变,钉的纵向形状也稍有改变。股骨 Küntscher 钉的前倾曲线与骨的形状相适应,胫骨 Küntscher 钉有 10°~15° 的近端曲线,置入后与髓腔更加适应。肱骨 Küntscher 钉也有一个相似的近端曲线。

长骨的力学性能是沿着骨长度而变化的,而大部分髓内钉(包括 Küntscher 钉)的力学性质实际上不随长度变化而变化。在钉的端点,随着截面几何形状的变化,力学性质也发生变化。由于髓内钉的直径不同,其弯曲性能也不同。所以,若要达到较理想的股骨弯曲刚度,直径为 12mm 的 Küntscher 钉较合适。由于髓内钉内固定后骨仍可承受部分负载,髓内钉的刚度与强度即使小于完整骨,仍可做到稳定的骨折固定,且可承受早期的重力。将各种单钉进行比较,可以看出髓内钉直径和总体形状设计相比,前者更能影响它的力学性质。

3. Sampson 钉　Sampson 钉带有 8 个 1.5mm 的凹槽,是圆环形截面的髓内钉。它的壁较厚,钉体或直或有近端弯曲,通过一系列固定在远端和近端的延长杆来调整其最终长度。对于直径为 12mm 的 Sampson 钉,其壁厚大约是 2.5mm,比 Küntscher 钉厚很多。它的远端延长杆滑且无凹槽,这样较容易使钉子居中并为插入做好准备。近端延长杆有一个凹槽,便于牵拉置入的钉体。

Allen 等比较了几种单钉的屈曲和扭转特性。在四点弯曲中,带槽的 Sampson 钉的弯曲强度与刚度,比其他任何直径的髓内钉大 1.5~2.0 倍。带槽的 Sampson 钉的扭转刚度也比其他髓内钉大得多。虽然所有髓内钉的扭转刚度均随钉的直径增大而增加,但 Sampson 钉仍具有极大的优势。带槽 Sampson 钉的扭转刚度比 12mm 的 Küntscher 钉大 12 倍,比 14mm 的 Küntscher 钉大 20 倍。然而在四点弯曲中,完整股骨比任何髓内钉都坚固。一个适合置入直径 13mm 髓内钉的骨,其弯曲强度大约为 450Nmm,这是带槽 Smpson 钉的 3 倍,Küntscher 钉的 5 倍。完好骨的弯曲刚度几乎比带槽 Sampson 钉和 Küntscher 钉分别大 25% 和 60%。

4. Hansan-Street 钉　Hansan-Street 钉具有实心的菱形或矩形截面,与 Küntscher 钉相比,强度和刚度较差,Hansan-Street 钉的扭转模量比 Küntscher 钉几乎大 7 倍,所以它的扭转刚度较高,更为坚硬。

5. Schneider 钉　Schneider 钉具有 X 形截面,和其他髓内钉一样,有直线形和曲线形两种。Schneider 钉的弯曲性能远好于 Hansan-Street 钉,但比 Küntscher 钉稍差。Schneider 钉的扭转模量比 Küntscher 钉几乎大 9 倍,比 Hansan-Street 钉略大。

二、多钉系统

在多钉系统中,几个较细的髓内钉插入到未行扩髓的髓腔中,通过每个钉获得它自己的三点或四点固定,以达到固定骨折的目的。与单钉系统不同,多钉系统轴向稳定性差,为防止移位,至少需要骨的单皮质是完整的。多钉系统比大部分单钉系统的弯曲和扭转刚度小,被称为弹性髓内钉。这种髓内钉的弹性固定促进了骨痂的形成,从而有利于骨折的愈合。

在多钉系统中,Ender 钉较为常见,它的直径为 4.5mm,前部有 C 形弯曲。髓内钉的曲线形状可使其在髓腔内达到三点固定。多个髓内钉可在与骨长轴平行的多个平面上固定。这样,总体上的固定在抵抗屈曲外力方面较强,而对于轴向直接加载固定则较差。用 Ender 钉治疗横形骨折、短斜形骨折和单皮质粉碎性股骨干骨折较为有效。对于轴向不稳定骨折,例如长斜形和双皮质粉碎性骨折,在打入 Ender 钉后容易出现短缩。在临床上,用 Ender 钉治疗胫骨中段骨折较为稳固,但若用这种方法治疗靠胫骨远端和近端 1/3 粉碎性骨折则容易发生角度移位。除了骨干骨折,Ender 钉还可治疗粗隆间骨折。力学测试已证明 Ender 钉有很强的抗疲劳特性。有一种对 Ender 钉的改进方法,即远端用锁钉固定,这样就可以阻止髓内钉的移动,降低扭转时的不稳定性。

与 Ender 钉类似,Rush 钉也可被作为多钉系统广泛使用。在插入之前,Rush 钉应当予以弯曲,这样就保证了三点固定。和 Ender 钉设计相比,这些钉直径越大越坚固。因此,Rush 钉刚度不断增加,极限强度超过了 Ender 钉。但是,Rush 针刚度越大,越难插入,并且在髓腔中难以达到合适的位置。

三、带锁髓内钉

20 世纪 80 年代后,在非带锁髓内钉的基础上出现了带锁髓内钉的设计。与 Küntscher 的原始设计相比,Klemm、Schellmann、Grosse-Kempf 的髓内钉有两项改进,一是近端锁钉斜行而非横行插入,二是钉体有一定曲度,以适合股骨的生理弯曲。

就生物力学角度而言,髓内钉内固定起到弹性内夹板的作用,来维持骨折部位的稳定。由于髓内钉靠近长骨的中心轴,其所受应变最小,故对骨折的应力遮挡也最小。髓内钉内固定允许肌肉的大负荷活动,而负荷在骨折断端产生力学刺激,是后期骨痂塑形阶段非常重要的因素。髓内钉的力学性质取决于其几何形状和材料。弯曲刚度依赖于惯性矩和材料的性质。而惯性矩与横截面半径的 4 次方成正比,即随着髓内钉直径和厚度的增加,其抗弯强度也增加。抗旋转强度依赖于髓内钉的横截面形状,不开槽钉的抗旋转强度为开槽钉的 50 倍。对于普通髓内钉内固定而言,骨折的稳定性依靠髓内钉与髓腔表面间的摩擦力来维持,因此其仅对粉碎程度不严重的骨折或者长骨干中段骨折有较满意的治疗效果。而两端锁钉的引入,扩大了髓内钉的应用范围。生物力学研究表明,带锁髓内钉的抗弯强度为完整股骨的 55%~70%,抗扭转强度较完整股骨低 3%。用第三代 Gamma 钉(Gamma 3)治疗转子区骨折,当发生 90° 弯曲变形时仍维持其弹性。在轴向负荷下对钉 - 骨复合体进行破坏试验,破坏发生在近端锁钉处,通常为股骨颈基底部骨折,钉的弯曲变形发生在粉碎性骨折部位。在选择髓内钉材料时,需综合考虑生物相容性、生物力学性质、影像学兼容性和生产成本效益等因素。最常用的材料包括 316LVM 不锈钢、Orthinox 和 22-13-5 级不锈钢。近年来,钛合金材料被越来越广泛地应用于骨科内固定,其中最常见的为 Ti-4Al-4V 和 TAV。这些材料具有更好的生物相容性,弹性模量也更接近骨组织,并且可以良好的兼容 MR 和 CT 等影像学检查。由于钛材料表面较容易磨损,因此常采用阳极氧化膜来增强钛合金材料的抗磨损能力。根据生物力学原理,不开槽、大直径且壁厚的髓内钉可以提供最大的力学稳定性,但大直径的髓内钉不便于手术操作,因此新设计的髓内钉更倾向于小直径、不开槽的设计。例如在第三代 Gamma 钉(Gamma 3),其在设计时缩小了近端主钉和股骨头拉力螺钉的直径,而通过增加增力槽的方法来保证拉力螺钉的抗切出能力。研究表明,缩小了直径后的 Gamma 钉,由于降低了拉力螺钉孔局部的应力集中效应,反而增加了内固定的整体强度。

带锁髓内钉扩大了髓内钉的适应证,通过附加的远端和近端锁钉,保证了钉-骨固定。带锁髓内钉可用于以往简单髓内钉内固定不好的长螺旋骨折或粉碎性骨折。和其他髓内钉相比,带锁髓内钉有更好的轴向和旋转固定作用。实验表明,固定锁钉可以使扭转刚度增大 4 倍,即使在扭转和挤压上增加 200kg 的载荷,也不会影响骨折固定的稳定性。轴向不稳定骨折和粉碎性骨折也可以用带锁髓内钉治疗。最常见的方式是穿过一侧骨皮质层打入锁钉,通过钉子上的一个孔将其锁在远端皮质上。其他交锁方式还可通过带翼来完成。

1. 带锁髓内钉的类型　带锁髓内钉的类型有静力型和动力型两种。

(1)静力型内固定:是指髓内钉在远端及近端均用锁钉与骨固定。静力型带锁髓内钉不允许髓内钉的滑动,控制了轴向短缩与旋转。但是,由于髓内钉的弹性特点,在负重后髓内钉弹性变形使断端承受一定的应力,因此根据骨折类型,一般在骨折固定后采取逐步负重的形式使断端承受一定的应力而促进愈合。正是这种原因对静力型内固定一般不必采取取出锁钉改动力型内固定的办法(除非处理不当造成了断端的分离或吸收等情况)。静力型内固定者,由于锁钉承受了大量载荷,随着使用时间的延长容易发生断裂,所以一般不允许静力型带锁髓内钉早期过多承重,而应该采取逐步负重的方法。

(2)动力型内固定:指的是近端或远端带锁的髓内钉内固定。动力型带锁髓内钉允许髓内钉在骨内滑动,可以促进骨折碎片与峡部固定更牢固。动力型带锁髓内钉适用于骨折断端稳定(无短缩和旋转倾向)的骨折,所以具有允许早期承重的优点,同时无锁钉断裂之忧。

当带锁髓内钉刚刚问世时,有人担心静力型带锁髓内钉是"不愈合钉"。因为两端的锁钉可能会使得骨折块分离,它在控制短缩或扭转的同时也阻碍了骨折的愈合。为避免这种情况,常用动力型带锁髓内钉,即去掉近端或远端锁钉。但是大量的临床实践证明,这种担心是多余的。

2. 固定效果

(1)弯曲:常用的空心截面带锁髓内钉,与非带锁钉固定效果是相似的,特别是弯曲载荷。用带锁髓内钉治疗股骨干骨折,其弯曲刚度相当于完整股骨的 75%。

(2)扭转和轴向压缩:一个或多个锁钉固定到骨折的远端或近端,控制复杂骨折的扭转及工作长度。在股骨上使用一个锁钉可以使抗扭转刚度增强 10 倍。对于轴向载荷,可以承受施加的 4 倍于体重大小的外力。带翼的髓内钉也能够很好的获得扭转固定,但防止轴向压缩的效果并不好。

(3)锁钉强度:锁钉是由外直径(螺纹周边直径),根直径(锁钉基部直径)及螺纹间距组成的(图 2-9)。螺纹的基本形状决定其应力集中的效果,尖锐形状的锁钉比圆形锁钉更容易导致锁钉断裂。

锁钉强度取决于锁钉根部的直径。类似于其他管状结构(如骨和髓内钉),其强度与惯性矩成正比,而惯性矩与其直径的 4 次方成正比,所以较小的直径增大即可导致强度的大幅度增加。若锁钉根部无螺纹,可增加锁钉的强度,减少因锁钉螺纹与髓内钉的摩擦而导致的折断的机会。

锁钉的拔出强度取决于螺纹的外直径,即锁钉固定在骨上的把持力取决于螺纹外直径,较大的外直径可以更稳固的固定在骨上。螺纹间距也影响把持力,即螺纹固定到骨上越多,固定越坚固。锁钉只限于固定在皮质层的厚度。然而,双皮质层固定的锁钉比单皮质层固定更为坚固。由于髓内钉在锁钉处最易折断,因此需要提高锁钉的强度。然而在髓内钉上所能使用的锁钉直径,为髓内钉自身直径所限制,不断增大锁钉的直径,将减少螺孔处髓内钉的截面积,这样很容易导致髓内钉的折断。

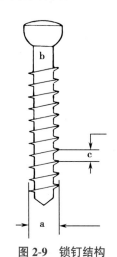

图 2-9　锁钉结构
a:外直径;b:根直径;c:螺纹间距。

第六节　髓内钉的材料

一、选择材料

选择生物医学置入物的材料时,需要考虑材料的各种性质应相互适应,即置入物理想的有益特性与不理想的特性之间的协调。理想的置入物应满足以下标准:①生物相容性;②化学稳定性;③手术中易塑形;④接近骨的弹性模量;⑤良好的柔韧性;⑥高抗疲劳特性;⑦高机械强度;⑧无毒、无致癌性;⑨卸载后可重吸收性。

1. 生物相容性　一种人体置入物的材料应当不引起毒性或致癌反应,并有良好的生物相容性,置入后不引起局部或全身的组织反应。髓内钉这些反应大部分是由于金属腐蚀而造成材料化学变性所致。金属腐蚀可分为均匀腐蚀、电偶腐蚀、裂隙腐蚀、摩擦腐蚀及疲劳腐蚀等。腐蚀后均质变成了可溶或不可溶的有机或无机复合物。摩擦腐蚀可由髓内钉的两部分之间的轻微活动引起,例如髓内钉与固定锁钉的接触,或者是插钉时的表面磨损。电偶腐蚀是由两种不同的金属放在一起引起的,它容易导致局部的组织反应,使骨折愈合延迟,因此在髓内钉手术中应当尽量避免这种情况。某些金属离子的含量增高也可导致材料异常。临床上铬 - 钴合金可造成体内铬的含量很高,达到致毒量。

2. 力学相容性　通过力学测试将一种材料的力学性质进行量化比较,可以检测出材料的物理性能。这些性质是屈服强度、极限强度、疲劳强度、弹性和柔韧度等。

(1)屈服强度:是指材料发生永久变形的点。在这点之前,若卸去施加的应力,材料回到它的初始形状。在这点之后,则发生永久变形。

(2)极限强度:是所施加的应力最终导致材料失败的点。置入物的极限强度一般是所施加的实际载荷的若干倍。

(3)疲劳强度:是在载荷小于它的极限强度时抵抗重复性加载的能力。对于金属来说它是渐进的。如果应力低于临界水平,疲劳失败不会发生。一旦高于临界水平,负载越大越易发生疲劳骨折。在力学测试中,材料在生理溶液中比在空气中疲劳失败加快。

(4)弹性:反映材料在所加应力释放后回到最初形状的能力。这个性质是应力 - 应变曲线的线性部分,其曲线斜率是弹性模量,它表示材料在拉伸时对弹性变形的抵抗能力。斜率越大,弹性模量越大,材料越不易变形。加载时髓内钉的变形大小由髓内钉的弹性模量及其大小、形状决定。在微动固定中,几个小的高弹性钉插入髓腔,只要它们没发生永久变形,它们对髓腔壁就产生一个弹力,这个性质是 Rush 固定的"花瓶原理"。

(5)柔韧度:是材料在屈服点与失败之间承受塑性变形的程度。若材料变形很大,它是柔韧的,若变形很小,则是脆性的。一旦超过屈服强度,高韧性材料髓内钉比低韧性材料髓内钉更不易折断。

髓内钉与断骨构成双相复合系统,愈合时共同承重。在双相复合系统中,若一相模量远远大于另一相,它将承受大部分的载荷,并导致另一部分的应力遮挡。理想髓内钉的弹性模量应接近骨的弹性模量,以平分承受的应力。

二、材料分类

髓内钉的材料通常是不锈钢、铬 - 钴合金、钛合金、钴 - 镍合金和钼。不锈钢是碳钢的分支,它最少含有 11% 的铬,一般医用不锈钢需要 17%~20% 的铬。铬形成一层薄薄的、惰性的铬氧表层,作为抗腐蚀的保护层。由于不锈钢被拉长后仍能保持理想的力学特性,它经常用作髓腔内置入物。

三、髓内钉的力学失败

力学失败多为腐蚀与疲劳相互作用的结果,腐蚀通常被认为是表面现象。虽然金属被腐蚀的速度较慢(很小的表面损伤),但如果某些处出现较严重的损伤(如腐蚀坑或颗粒间损伤),可以导致置入物迅速失败。冶金术也可造成局部损伤,在焊接不锈钢时,控制不当也可导致髓内钉的折断。设计因素的影响也应考虑在内,如带锁髓内钉的钉体与锁钉接触面的摩擦。腐蚀也可来自外部,如在髓内钉的不同部分,周围液体 pH 值的差别可导致腐蚀,这些通常是由于有裂缝或结构上有封闭点造成的。对于金属置入物,抗腐蚀性好是一个理想的特性。无论腐蚀源是什么,循环载荷都会加快材料的腐蚀。这个力学失败的机制称之为应力 - 腐蚀断裂。

髓内钉的力学失败在骨折愈合的前后均可发生。在骨折愈合前,可以发生金属疲劳,特别是髓内钉工作长度不断增加的不稳定性骨折。使用太细的髓内钉或较差材料制成的髓内钉是单钉系统固定失败最常见的原因。

在影响髓内钉的生物力学因素中,髓内钉的强度和刚度最为重要。因为它极大地影响髓内钉抵抗弯曲和扭转负载的性能,从而影响骨折的治疗效果。而髓内钉的强度和刚度又取决于材料性质和髓内钉的生物力学设计,如髓内钉的截面、工作长度、是否带槽、是否带锁等。同时,手术中可以通过扩髓插入较合适的髓内钉,增强钉 - 骨的适应度,确定合适的插入点,提高骨折治疗效果。

髓内钉常用不锈钢、钛合金等材料制成。这些材料基本满足了髓内钉的生物力学要求,在制造工艺上仍需不断提高,尽量提高材料的抗腐蚀性,避免髓内钉疲劳断裂。

髓内钉的进一步设计将随着骨折愈合基础研究的不断深入而发展,特别是生物力学研究的发展。现在,国际上生物力学研究已进入分子水平,在我国也日益得到重视,在医务工作者和工程人员的共同合作下,髓内钉的生物力学将会进一步发展,不断设计出更符合人体生理条件、促进骨折愈合的髓内钉。

第七节　股骨、胫骨的解剖特点及其带锁髓内钉的生物力学特性

目前,带锁髓内钉已广泛应用于股骨、胫骨骨折的治疗,与其他内固定器相比,其以微创、轴心坚强固定和治愈率高等优点被广大医师所信赖。所有带锁髓内钉均遵循一个基本原理,即由一根主钉和两端的锁钉组成。它们中的差别是近、远端的锁定方式不同。锁定的方式不同,其作用和名称也就不同,如股骨带锁髓内钉分为普通型、Grosse-Kempf 型、γ 型、重建型、髁上型等。带锁髓内钉的主要优点是可以维持骨的长度、防止骨折断端旋转。在实际应用中,主钉两端的锁定孔内各安装一枚锁钉就足以达到抗短缩和防止旋转的作用,其他锁钉可根据骨折的具体类型,在锁定孔内和 / 或锁定孔外的任何位置、任何方向上作限制性锁定,但前提是每一枚锁钉必须与主钉相切,才能达到限制性锁定的目的,这样可以扩大带锁髓内钉的固定范围,提高其治疗效果。限制性锁定主要应用于股骨、胫骨这样的髓腔宽大处骨折。为达到股骨、胫骨骨折坚强固定、解剖复位和生物力学重建的要求,股骨、胫骨髓内钉的设计应该建立在解剖形态学及其力学结构的基础之上。为此,笔者曾对中国人的股骨、胫骨解剖形态学做过深入的研究。

一、股骨解剖特点

股骨是人体中最长的管状骨,股骨颈是连接股骨头与股骨干的桥梁,股骨颈与股骨干之间形成两个重要的角度,原定义为:①颈干角,股骨颈与股骨干长轴之间的角度,正常值 110°~140°,平均为 127°;②前倾角,下肢中立位时股骨头、股骨颈与股骨干在冠状面上形成角度,正常值为 12°~15°。

按作者的测量方法定义为:①颈干角,股骨颈冠状面的中线与股骨干非松质骨区的冠状面中线的延长线之间的角度,正常值为135°;②前倾角,下肢中立位时,股骨头、股骨颈冠状面与股骨干冠状面所形成的角度。股骨头、股骨颈矢状面的中线与股骨头和大转子的前、后缘连线平行,即γ型和重建型带锁髓内钉的近端锁钉方向。

股骨头、股骨颈冠状面的中线与股骨干的非松质骨区冠状面中线的关系是:①前面观,股骨头、股骨颈冠状面中线的延长线与经小转子下缘的水平线在股骨外侧缘相交,同时与经小转子上缘的水平线在股骨干非松质骨区的冠状面中线上相交,且夹角约为45°。②后面观,股骨头、股骨颈冠状面中线的延长线与通过小转子下缘的水平线在股骨外侧缘相交,同时在小转子最突出点的水平线上,与股骨干非松质骨区的冠状面中线相交,其夹角约为45°。因此,通过小转子下缘的水平线与股骨外侧缘的交点,是γ型和重建型带锁髓内钉的近端锁钉进钉的中心点。这些结构在手术操作和指导髓内钉设计中有重要的指导意义。骨干由骨皮质构成,表面光滑,后方有一股骨嵴线,是骨折切开复位对位的骨性标志。

通过股骨髓腔形态可见股骨髓腔狭窄区位于中上部,即股骨小转子下约5.0~22.5cm处,是弧度最大的非松质骨区。髓腔最狭窄处位于中点的近侧,此处是决定术中选取髓内钉直径的主要依据。髓腔最狭窄处横截面为前后径长、左右径短的椭圆形,向两端逐渐移行为前后径短、左右径长的椭圆形。正位观可见股骨髓腔非松质骨区的中轴是一条直线;侧位观可见有一向前的弧度,明显大于其外观弧度,尤其是在非松质骨区。髓腔非松质骨区的中轴弧度半径的均数 ± 标准差为:(88.89 ± 16.05)cm;数据区间为70.0~125.0cm,该弧度半径是股骨髓内钉弧度的依据。髓腔非松质骨区的中轴通过梨状窝底和大转子顶点,故髓内钉从大转子顶点进入时,自然通过梨状窝底进入髓腔,因此各种股骨带锁髓内钉的近端不用制成外翻角。

髓腔越狭窄、外观直径越小或弯曲弧度越大的部位,皮质骨越厚。两端皮质骨逐渐变薄处也是松质骨起始的移行处,越向两端、越靠近骨皮质,松质骨的密度逐渐增高、骨小梁逐渐增粗、坚固性逐渐增强。小转子下缘以上和外上髁上缘以下,松质骨的强度最大,此处的骨皮质薄弱,硬度差,与该处的骨松质相近。在靠近两端的区域安装锁钉,局部应力集中较差。股骨近端内后侧有一坚硬的骨板,即股骨距,与髓内钉的内后侧紧贴。股骨干为三组肌肉所包围,其中伸肌群最大,由股神经支配;屈肌群次之,由坐骨神经支配;内收肌群最小,由闭孔神经支配。由于大腿肌肉发达,股骨干直径相对较小,故除不完全性骨折外,骨折后多有错位及重叠。股骨髁周围有关节囊、韧带、肌肉和肌腱附着,骨折块受这些组织的牵拉不易复位,复位后难以维持。股骨远端后方有动脉及坐骨神经,严重骨折时,可造成其损伤。

二、股骨带锁髓内钉的生物力学特性

股骨向前的弯曲弧度是其抵抗股四头肌强大拉力而形成的最合理的生物力学弧度,每一个体股骨弧度都是适合该机体弧度的金标准,所以股骨带锁髓内钉的弧度半径为125cm,这只是一个相对接近每一个个体的弧度,该弧度不但没有降低髓内钉的强度,反而增加其强度。

近端各锁定孔的构造看似很薄弱,但是其有科学的受力原理。以锁定孔的内侧为例,每一个锁钉孔支撑向下压的锁钉时,孔下壁是向上的弧形拉力,邻近的下孔是拱形支撑力;在锁钉孔外侧,同样存在反方向的弧形拉力和拱形支撑力。

三、胫骨解剖特点

胫骨内外两侧平台关节呈鞍形,正位观略呈凹形,胫骨隆突位于内外两侧平台之间,为非关节面区,此处由前向后顺序附有膝横韧带、内侧半月板前角、前交叉韧带、外侧半月板前角、胫骨棘、外侧半月板后角、内侧半月板后角和后交叉韧带。侧位观可见平台关节面略呈凸形,整体后移,胫骨髓腔狭窄区的中轴延长线与平台前缘相交,该点也是膝横韧带的前缘,是髓内钉的最佳进钉点,因为此处也是非关节面区,髓内钉很容易推入髓腔。此点与胫骨结节之间的斜面是目前髓内钉的常规进钉位置,因为其与髌韧带之间有髌下脂肪垫填充,为非功能区,但此处往往会发生进钉困难,因为进钉方向与胫骨髓腔狭窄区的中轴线成一定的角度。于是有些学者建议使用小直径的髓内钉,由于骨折断端不能达到理想的固定,成为锁钉退出、主钉和锁钉断裂、骨延迟愈合或不愈合等并发症的主要原因。

正常运动时膝和踝关节在同一平行轴上活动,因此胫腓骨骨折必须注意防止成角和旋转移位,保持正常膝、踝关节轴能够平行一致,以免发生创伤性关节炎。髓内钉是防止此并发症的较理想的固定器,因为髓内钉是轴心固定。胫骨干中上段略呈三角形,由前、内、外三嵴将其分成内、外、后三面。内、外两面被前嵴分隔。前嵴的上端为胫骨结节,胫骨内侧面仅有皮肤覆盖。胫骨结节及胫骨前嵴均位于皮下,是良好的骨性标记。外侧嵴是骨间膜附着的粗线,也是骨折切开复位对位的重要骨性标志。

胫骨中下交界处较细弱,略呈四方形,是骨折的好发部位。胫骨的营养血管由胫骨干上 1/3 后外侧穿入,在致密骨内穿行一段距离后进入髓腔。胫骨干中、下段骨折时,营养血管易受伤,导致下骨折段血供不足,发生延迟愈合或不愈合,因此闭合穿钉术就显得更重要。小腿肌肉主要附着在胫骨后外侧,中下 1/3 无肌肉附着,仅有肌腱通过,因此小腿中下 1/3 骨折时,易向前内侧成角,穿破皮肤形成开放性骨折。

胫骨髓腔越狭窄或外观直径越小的部位皮质骨越厚,胫骨结节下约 7.5~25.0cm 处(相当于髓腔非松质骨区),中轴是一条直线,是髓内钉内固定的理想区域,其最狭窄处位于中点的远侧,此处髓腔直径是选用髓内钉直径的依据。髓腔的近端较远端明显宽大,近端的外侧及远端的内侧略肥大,胫骨结节下缘以上和内踝上缘以下松质骨强度最大,而骨皮质最薄,因此在靠近两端的区域安装锁钉,局部应力集中较差。髓腔两端形似漏斗状,各断面近似圆形,此处单纯靠髓内钉的主钉固定效果较差,建议安装随机性较强的限制性锁钉辅助固定。

四、胫骨带锁髓内钉的生物力学特性

胫骨平台或胫骨近端骨折目前的治疗主要采用支撑接骨板固定,可采用锁定接骨板单侧固定或普通接骨板双侧固定,优点是固定牢靠,缺点是为偏心固定,力学效果差、组织损伤大。而"支撑髓内钉"为髓腔内轴心支撑,力学效果好、组织损伤小。

螺纹锁钉可相对减少髓内钉的应力遮挡,其与骨以螺纹接触,随着螺纹处骨吸收,髓内钉自动下移,将一部分力转移给正在愈合的骨骼。另外,锁钉的直径设计相对较细,同样可以减少髓内钉的应力遮挡,促进骨愈合。应力遮挡在骨折固定早期有着极其重要的作用,能自动解除应力遮挡在促进中、晚期骨折愈合的意义同样极其重要,这是今后带锁髓内钉需要解决的主要问题。

(罗先正　梁国穗　王永清)

第三章 髓内钉对骨折愈合的影响

髓内钉治疗骨折已有近一个世纪的历史。1940 年,Küntscher 提出了关于髓内钉的理论,此后髓内固定技术伴随着内固定材料、骨科影像学技术(如术中 X 线透视等)的发展,有了更大的进展,带锁髓内钉(intramedullary nail with locking capabilities)、弹性钉(expansion of flexible medullary nails)、可膨胀髓内钉(expandable intramedullary nail)及闭合穿钉技术逐渐得到了广泛应用。本章将简述骨折愈合的机制、长管状骨的血供、髓内钉内固定与骨折愈合的关系及髓内钉置入后对骨折部位生理变化的影响。

第一节 骨折愈合

骨折愈合可以看作骨骼生长的重演,这是一个连续的过程,大致可分为两期。前期是骨折愈合的准备阶段,包括局部出血、炎症反应、局部组织坏死、骨形成细胞的募集、增殖及断端间纤维组织、软骨和新骨的形成。后期是骨痂或新骨的成熟与重塑阶段,包括新骨的矿化、板层骨的形成和新骨为适应肢体的力学需求而重新塑形改建。骨的塑形改建是一个漫长的过程,可持续数月乃至数年。在人的一生中,骨骼不断生长和改建以适应其所处的力学环境,这就是著名的 Wolff 定律。Wolff 定律认为,骨形状和功能的每一个变化,都会引起骨内部结构的某些确定性变化,同样也会引起其外部轮廓的继发变化,而这些变化的出现都是符合数学定律的。骨折愈合与其他软组织的愈合不同,无瘢痕,是最完美的愈合方式。在骨改建 / 骨转换周期中,由破骨细胞引起的骨吸收与由成骨细胞引起的骨形成之间的耦联及分化晚期的细胞凋亡是维持骨结构完整及合适骨强度的关键环节,允许骨形状对应力的适应和损伤后形成新骨,而非瘢痕替代。

一、骨折愈合的方式

一般来说,骨折愈合有两种形式,即一期愈合与二期愈合。

一期愈合即直接愈合,多见于骨折行坚强内固定时。骨折断端在短时间内即通过哈弗斯系统重建而直接发生连接,X 线片上并无明显的外骨痂形成,骨折线逐渐消失。只有在骨折断端稳定、对位、对线好、断端紧密接合时才能达到一期愈合。用加压接骨板固定切开的羊胫骨时发现,骨表面的相对移位小于2%,即可发生一期愈合。许多嵌入性骨折、干骺端骨折和椎体骨折,由于断端骨面交错造成直接接触,也可发生一期愈合。目前认为,骨折一期愈合只发生于骨折达到解剖复位并施行坚强内固定使骨折块之间的应变显著减低时。此时,骨形成细胞为来源于血管内皮细胞和血管周围间充质细胞的骨原细胞,由此演变为成骨细胞,极少或全无骨膜反应发生,无骨痂形成。髓内钉治疗的骨折愈合极少为一期愈合。

二期愈合又称间接愈合。当前骨折治疗多采用半刚性固定和早期部分负重,多数骨折是通过二期愈合的方式达到愈合的,尤其是髓内钉治疗的骨折愈合。骨折二期愈合过程受到各种因素的干扰(如断端间活动),断端有吸收,断端骨膜在应力作用下形成骨痂,经塑形改建达到愈合。在骨折间隙中先有过渡性的纤维组织或纤维软骨的形成,以后才逐渐被骨组织替代,这就是二期愈合名称的由来。在组织和细胞水平上,一般将二期愈合分为四个阶段。

1. 血肿及肉芽组织修复期 骨折后,进出骨膜的血管、髓腔内血管及骨单位内血管均断裂,大量血液聚集于骨折断端及其周围,形成血肿。血肿可提供骨折愈合过程中对启动细胞级联机制起关键作用的细胞因子,如内源性骨形态发生蛋白质(bone morphogenetic protein,BMP)、血小板源性生长因子(plateletderived growth factor,PDGF)等。骨折断端会发生无菌性炎症反应,炎症细胞侵入骨坏死区,逐步清除骨断端间的坏死软组织;单核细胞经毛细血管到达骨折局部,融合成为破骨细胞,开始清除死骨。断端周围的结缔组织在局部炎症因子的作用下,毛细血管内皮细胞和成纤维细胞增生,形成富含毛细血管的幼稚结缔组织,随着这些细胞和组织长入血肿,血管周围间质细胞增生,形成肉芽组织。间充质干细胞(mesenchymal stem cell,MSC)是参与骨折修复的主要细胞,其来源为骨膜、骨髓、肉芽组织、骨内膜和周围软组织等。MSC 依其向成骨细胞分化的条件,可分为定向骨原细胞(determined osteoprogenitor cell,DOPC)和诱导性骨原细胞(induced osteoprogenitor cell,IOPC)两类。DOPC 可自动分化成骨而不需要外源性诱导物,IOPC 是广泛分布于结缔组织的未分化间充质细胞,需在外源性诱导物的作用下才能分化成骨。骨折后,IOPC 和 DOPC 由于趋化作用或经毛细血管向断端聚集,骨膜生发层内成骨细胞也大量增生,同时在内源性生长因子的作用下,包括成纤维细胞在内的大量有成骨能力的细胞开始增殖,并向成骨细胞方向转化。肉芽组织内的成纤维细胞合成和分泌大量胶原纤维,形成纤维骨痂。

2. 原始骨痂形成期 断端间形成的纤维骨痂通过软骨内化骨成骨,断端周围的骨膜经膜内化骨成骨,这样,骨折周围就逐渐形成原始骨痂。包绕于骨折外围来自外膜的膜内化骨所形成的新骨为外骨痂。外骨痂通过软骨内化骨在骨折外围先形成骨性桥接,建立转移载荷的途径,降低骨折间隙中的应变,使软骨性分化和骨化得以进行。来自骨内膜的膜内成骨所形成的新骨称为内骨痂。软骨内成骨所形成的骨痂为连接骨痂,连接骨痂形成后,与内、外骨痂相连,形成桥梁骨痂。

3. 成熟骨板期 随着骨痂的矿化,骨量逐渐增加。矿化开始时,成骨细胞产生原胶原,原胶原由细胞内迁移至细胞外,聚合而成胶原纤丝;纤丝的孔隙区出现羟基磷灰石钙晶体,晶体间及其周围形成排列有序的胶原纤丝。新生的骨小梁不断增粗,排列趋于规则。骨折断端的死骨被清除。原始骨痂期形成的编织骨被破骨细胞吸收,被排列规则的板层骨替代,哈弗斯系统重新建立,形成新的骨单位,在骨折断端形成坚强的骨性连接。

4. 塑形期 所形成的板层骨虽已具有一定强度,其空间结构尚不符合生物力学需要,需进行塑形改建。由于破骨细胞与成骨细胞的协同作用,骨结构随功能需要而发生变化。在应力强的部位成骨细胞相对活跃,合成和分泌骨基质,局部有较多新骨沉积,形成坚强的板层骨;在机械功能不需要的多余骨痂内破骨细胞相对活跃,骨吸收增强,多余骨痂被吸收。破骨细胞形成的骨吸收圆锥(cutting cone)先进行骨吸收,然后由成骨细胞沉积成新的哈弗斯系统。骨折部位的塑形可持续很长时间,经过塑形改建多可恢复原形或行使原有功能。

有学者提出一种外固定下骨折愈合分类法,强调以愈合过程初期有无骨单位跨越骨折线进行皮质骨重建作为分类标准。其要点为:有大量骨外膜和骨内膜骨痂形成而早期无皮质骨愈合的骨折愈合方式,称为非骨单位骨连结(nonosteonal bone union),可见于有较大骨折间隙的斜形骨折;而在骨愈合初期有皮质骨愈合者为骨单位骨连结(osteonal bone union)。

二、影响骨折愈合的因素

在骨折部位,皮质骨、骨膜、骨髓和周围软组织均不同程度地参与愈合过程,各种细胞、细胞外基质成分等处在一个动态的微环境中,受到多个因素的影响,诸如复位后的力学稳定性、电环境、pH、氧张力及生长因子、激素和营养素等。具体而言,影响骨折愈合的原因可从全身情况和骨折局部情况两方面进行分析。

(一)全身情况

1. 年龄和性别 骨折愈合随着年龄增长而减慢。随年龄增长,骨膜细胞层会发生变化,骨外膜由富含血管和细胞性结构变为纤维结缔组织,骨损伤后细胞有丝分裂增加幅度不大,可用于骨修复的成骨性干细胞数减少,因此愈合时间延长。性别也会影响骨折愈合,有报道称男性骨不连的概率是女性的 4 倍,但在肥胖和绝经后女性中,胫骨骨不连的概率比男性高。

2. **营养状况** 营养不良影响骨折愈合。骨折后机体对营养的需求增加,在多发伤和并发感染时尤甚。缺乏钙和磷将使骨痂延迟形成,从而影响骨愈合。适当补锌可促进骨愈合。蛋白质缺乏会影响骨痂强度,营养不良者较易发生骨不连。贫血对骨愈合影响较大,在小鼠贫血模型中,骨不愈合率高达 33%,软骨基质矿化较差。这一方面是因为体内氧张力下降,另一方面是因为贫血时铁缺乏可直接影响能量代谢。糖尿病患者由于营养和神经血管障碍,骨折愈合常会延迟,而注射胰岛素可促进愈合。生长激素缺乏会导致骨延迟连接,用替代疗法保持体内正常激素水平可促进骨愈合。卵巢切除的小鼠模型骨愈合延迟,在一定程度上是由于雌激素缺乏所致。

糖皮质激素类、抗凝血类、非甾体抗炎药及化疗药物均会影响骨折愈合。骨折后早期,环丙沙星之类的抗生素也会阻碍骨折愈合。香烟中的尼古丁可直接抑制骨细胞增殖及其功能,使血管收缩,从而延迟骨折愈合。

(二)骨折局部情况

骨折严重程度、内固定方式的选择、操作方法不正确(如术中过多剥离骨膜、过度牵引、固定不完善)等因素都会影响骨折的愈合。此外,在骨折局部尚有力学因素、血供和神经因素可对骨折愈合起重要影响。

1. **力学因素** 骨折类型和间隙大小对骨折愈合影响很大。粉碎性骨折和有大的蝶形骨折块的骨折,断端成角和移位可造成延迟愈合。骨折复位的质量(间隙大小)是重要的力学因素,骨折面之间距离愈大愈不易修复,间隙过大时会发生延迟愈合。骨折部位因活动和负重而产生应力的大小和类型也是影响骨折愈合的重要因素。早期对断端间轴向加压(微动)可促进骨折愈合,但恒定加压并无作用。坚强固定将断端运动减至极低,骨痂形成有限;柔性固定可增加骨痂形成,但固定不牢固有时反而导致骨不连。断端活动的方向也可影响骨愈合,适当的轴向运动(轴向加压)可刺激骨外膜骨痂形成从而加速骨愈合,而同等大小的张力或剪力运动则不能有效地促进骨愈合。业已证明,骨折断端力学环境可影响该部位的组织分化,从而决定骨折愈合的类型或改变其进程。骨折块间相对移位反映了骨折固定的稳定性。按照骨折块间应变(interfragmentary strain,IFS)理论,只有在 IFS 小于骨的破坏应变时才会发生骨折愈合。有限的骨折块移动(0.2~1.0mm 之间)最有利于骨折愈合,而活动过多则会延长愈合时间。

2. **血供** 关节外干骺端的骨折比长骨干骨折愈合快。在肱骨、腕舟骨、胫骨和距骨骨折,如骨折发生于滋养血管进入骨的部位以远处,骨折一端的血供必然减少,骨愈合较慢,甚至发生骨不连。骨折对骨外膜血管系统和骨内膜血管系统产生不同的影响。这是因为骨内膜血管纵向走行,骨折两端移位时这些血管破裂。骨外膜血管沿骨干长轴横行分布,在断端移位时能保持完整。非移位骨折时,正常占优势的髓内循环在愈合过程中占主导地位;在移位骨折,以骨外膜循环为主,来自骨折周围肌肉的血管有明显增加。周围软组织质量对骨折愈合很重要,绝经后妇女发生肱骨(特别是非惯用侧)骨折时,因脂肪厚而肌肉薄,骨愈合较困难。随着骨折愈合的进展,髓内循环建立并逐渐占优势,骨外膜循环趋于减退。对骨外膜循环的破坏可减慢骨愈合,如在兔胫骨截骨实验中,切除过多的骨外膜后,骨愈合速度明显减慢。切除附着的肌肉后,骨愈合也会延迟。肌肉的初级脉管系统受损时,肌肉活力在很大程度上依赖完整的肌肉 - 骨外膜血管连接,而覆盖骨折部位组织的活力是顺利愈合的关键。骨折前已存在的软组织伤病,包括创伤、手术、射线照射、血管疾病和水肿等,均会影响肢体血供,使骨愈合延迟。此外,合并血管伤的骨折不愈合率比不合并血管伤的骨折高,合并骨筋膜间隔室综合征的骨折,愈合时间比一般骨折长 1 倍。

3. **神经因素** 有作者认为,脑外伤患者骨折愈合明显加快,骨痂形成量多。颈髓和上位胸髓损伤的患者常有异位骨化。在大鼠胫骨骨折加坐骨神经切断模型中,失神经后骨折愈合会有大量骨痂形成,但这种骨痂力学强度差,组织结构有缺陷。神经生长因子(nerve growth factor,NGF)能刺激骨形成,神经损伤后,该神经所支配的效应组织会产生更多的 NGF,诱导损伤神经向效应器官生长,骨组织和周围骨骼肌所产生的 NGF 均会促进骨痂形成。关于神经因素对骨折愈合过程影响的具体机制尚不明确,还有待进一步研究。

第二节　长骨的血供

骨的血供对于维持骨的生长、重建及生理功能非常重要。损伤后局部血供的好坏直接影响骨的修复过程，关系到骨折的预后。

一般来说，长骨是管状结构，致密骨形成的管壁在骨干中部弯曲力高的地方最厚，松质骨在长骨两端最丰实，这样可以吸收通过关节的震荡。皮质骨及松质骨的实际数量取决于骨的生物力学、代谢、营养及基因等因素。

Rhinelander 对长骨的血流进行了研究，从功能方面描述了长骨血供的三个组成部分：①传入血管系统，向骨内运送营养；②传出血管系统，向骨外转移代谢废物；③中间血管系统，位于皮质骨内传入与传出系统之间，其功能与软组织内的毛细血管网相似。

一、传入血管系统

传入血管系统有三个血供来源：①滋养动脉（nutrient artery）；②干骺动脉（metaphysealart）；③骨膜动脉网（periost rete arteriosum）。滋养动脉直接发自肢体邻近的大动脉干，经滋养孔进入骨干，在髓腔内分为升、降髓动脉，以后再分为小动脉，穿过骨内膜表面，与近、远端干骺端血管吻合，覆盖于皮质。干骺端动脉从关节周围动脉丛发出，经薄皮质多数孔道进入长骨两侧扩张的干骺端，与升、降髓动脉的终末支间有丰富吻合。滋养动脉及干骺动脉组成营养血管系统，有相当数量的干骺动脉及骺动脉参与此系统，不同种属动物或同种动物不同骨骼的血供虽然不完全相同，但都遵循这个规律，其分支至少供应皮质内的 2/3~3/4。

干骺动脉系统不仅供应干骺端，而且是髓腔的重要辅助动脉，与滋养动脉之间有着丰富的吻合，即使长骨干有骨折及移位，滋养动脉的初级分支受到破坏，但两侧骨折断端的髓循环未被阻断。

骨膜动脉分布于骨皮质的外 1/3 区域，与骨折周围软组织血管吻合，这些血管不穿过骨皮质。正常的骨皮质血流缓慢，很多实验如灌注硫酸钡、墨汁或放射性显影液，均显示血流呈离心方向——从骨内膜流向骨外膜。骨外膜刮破时的点状出血即可说明此现象。对成年骨皮质的营养，骨膜动脉只起到很小作用；未成年动物骨膜的生骨细胞层不断沉积新骨，由血供高度旺盛的骨膜血管系统营养。

在丰富的肌肉覆盖下，骨膜附着疏松，骨皮质表面平滑。血流由髓腔呈离心方向穿经皮质朝外，在皮质表面的小沟内仅有毛细血管网，其口径及排列方向一致；相反，在坚强骨附着处，皮质表面粗糙，肌肉与骨之间的血管联系则超出毛细血管水平。因此，在肌肉 - 骨膜血管系统与皮质内血管系统之间存在三种血管形式，即小静脉、毛细血管及小动脉。

成年哺乳动物长骨的血供可归纳如下。

1. 营养动脉系统包括主要滋养动脉及干骺动脉的分支，两者之间有丰富吻合，形成髓动脉；其血供来自全身循环，骨膜动脉系统为包绕长骨肌肉血管的组成部分。

2. 骨皮质内侧 2/3 或 3/4 主要由髓动脉系统供给，而外 1/3 或 1/4 由骨膜小动脉供给。后者当髓动脉被阻断时更为明显。

3. 经骨皮质的血流呈离心方向，即由髓腔流向骨膜。但在异常情况下，骨膜血管也可逆流供应皮质。

4. 在营养输入血管及骨膜输出血管之间的多数毛细血管联系位于骨膜深层，该处骨膜仅疏松部分附着于骨干，而在肌筋膜坚强附着处，有些部位的骨膜有较大血管（小动脉及小静脉）穿入皮质面。

图 3-1 与图 3-2 示意胫骨皮质的血流情况。髓内动脉分支供应除了与肌筋膜紧密接触处的皮质全层，骨膜动脉在与骨长轴紧密接触处进入骨皮质，供应该区皮质外 1/3 的血流。

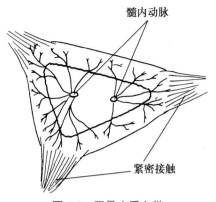

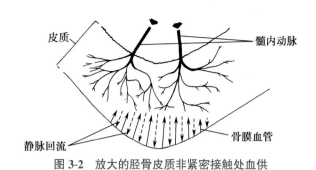

图 3-1　胫骨皮质血供
髓动脉系统供应内侧 2/3~3/4 皮质，
在紧密接触处供应全层皮质。

图 3-2　放大的胫骨皮质非紧密接触处血供

二、中间血管系统

中间血管系统连接传入血管系统与传出血管系统，由来自外侧导管及骨膜动脉分支的毛细血管组成。在皮质骨内，这些毛细血管位于中央管及穿通管之间，与管道内的毛细管之间进行物质交换。

三、传出血管系统

传出血管系统（静脉）的回流通过两个系统完成：大的导血管静脉，回流到干骺端的髓腔静脉窦，多数小静脉穿过皮质达骨膜。近期研究显示，到干皮质的动脉血供从滋养动脉和骨膜动脉放射样分出，这些动脉与静脉系统相伴，将血液回流到髓腔和骨膜复合体。

第三节　髓内钉对骨折愈合的影响

一、髓内钉对骨折部位血供的影响

髓腔内置入髓内钉后，血供发生了显著改变。

早期髓内钉内固定并不进行扩髓，设计成 V 形的髓内钉不充满髓腔，只与骨内膜表面的三点相接触，因此对血供影响不大。但由于其力学强度和稳定性差，不能有效控制断端旋转及分离，易脱出，骨折不愈合率高，术后往往需外固定，目前已较少使用。

为了增加力学稳定，1952 年 Küntscher 开始扩髓并使用较粗的髓内钉。由于扩髓可损伤骨内膜血运，因此关于是否使用髓内钉扩髓技术一直存在争议，尤其是对于开放性粉碎性骨折。范卫民等通过实验认为，扩髓对开放性粉碎性胫骨骨折断端的血供及骨折愈合强度有明显的影响，建议对开放性粉碎性胫骨骨折行髓内固定时，不扩髓或进行有限扩髓。Whittle 等报道用非扩髓髓内钉治疗 50 例开放性胫骨骨折，感染率为 8%，锁钉断裂为 10%，3 例主钉断裂。Kakar 报道采用非扩髓髓内钉治疗 161 例开放性胫骨骨折（Gustilo 分型 Ⅰ~Ⅲ 型），143 例骨折愈合（88.8%）。骨折愈合病例中的 76 例愈合时间少于 6 个月，35 例在 6~9 个月内愈合，32 例愈合时间长于 9 个月。Keating 等用扩髓的带锁髓内钉治疗 112 例开放性胫骨骨折，平均愈合时间为：Ⅰ 型 29 周、Ⅱ 型 32 周、ⅢA 型 34 周、ⅢB 型 39 周，骨不愈合率为 8%。

扩髓虽然可增加骨和髓内钉之间的接触面积，但在扩髓过程中，骨的生理状况根据不同程度的髓内损害而发生变化。Küntscher 在动物试验中发现，在置入髓内钉后，骨质出现明显的炎症反应并伴有骨内膜和骨外膜增厚。

　　Rhinelander 发现髓内钉与骨紧密接触处的髓内血供受到干扰,内部 1/2~2/3 的皮质失去血液供应而坏死。但在髓内钉内固定较松的部位,髓内血供在扩髓后迅速恢复(图 3-3)。

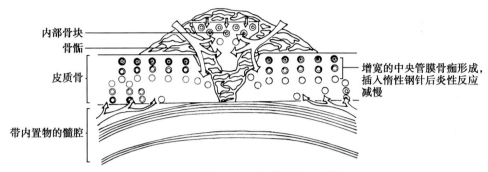

内部骨块
骨骺
皮质骨
　　增宽的中央管膜骨痂形成,
　　插入惰性钢针后炎性反应
　　减慢
带内置物的髓腔

图 3-3　髓内钉置入后皮质骨的再血管化
箭头表示长入血管的方向。将不锈钢克氏针插入兔胫骨髓腔内,无骨痂出现,
但骨和周围肌肉中的炎症反应中介物前列腺素 E 明显增加。

　　当髓腔内容物被移走后,血流方向是向心的,皮质血供依靠骨外膜。一些学者报道了抽出髓腔内容物,用蜡、琼脂或髓内钉紧密填充髓腔后,骨质出现的反应:当胫骨髓腔被扩大并用琼脂充填代替后,90%的皮质骨发生坏死。Trueta 和 Cavadias 在兔胫骨骨折试验中,扩髓后用髓内钉内固定,皮质骨的内 2/3 坏死。Rhinelander 发现骨外膜血供只能供应皮质骨的外 1/3,扩髓后早期出现骨膜血管增殖和充血,且常伴有骨膜新生骨形成。已坏死的皮质骨内侧部分,后期可再生血管,这种恢复通过破骨细胞以向心的形式从皮质骨外层发生。再血管化的程度不完全相同,与初始损伤及年龄有关。

　　尽管扩髓会对骨内膜造成更大的损伤,理论上不利于骨折愈合,但临床研究表明,扩髓对骨折愈合具有促进作用。其原因在于:①扩髓所产生的骨碎屑充当了骨移植物,有利于骨折的早期愈合;②扩髓增加了所插入髓内钉的直径及其与髓腔的接触面积,提高了固定的稳定性;③扩髓使骨折局部充血,刺激骨膜的成骨作用,使局部的血运超过了扩髓前(Reichert 等报道扩髓后局部的骨膜血运增加了 6 倍);④扩髓后可置入强度更大的髓内钉,患者术后可以早期进行功能锻炼,包括负重,而生理负荷有利于骨折愈合。早期负重促进了骨折断端的血管化作用,刺激了多种因子的分泌,从而促进骨折的愈合。目前,负重是唯一被证实的促进骨折愈合的外部因素。大量文献报道,扩髓的髓内钉内固定术与不扩髓的相比,较少发生并发症而骨折愈合率较高。因此,目前有些学者倾向于在术中进行扩髓或进行有限扩髓。

二、髓内钉对骨折部位的生物学作用

　　用髓内钉治疗骨折时,扩髓过程中可产生热量及压力。扩髓太快或技术不熟练可导致产热量过多及压力过大,损伤皮质骨。Povacz 报道因扩髓产生过多的热量造成胫骨坏死。扩髓过程中产生的温度见表 3-1。

表 3-1　不同型号扩髓器扩髓时皮质骨温度记录(人胫骨)

扩髓器型号	温度 /℃	扩髓器型号	温度 /℃
11	22.0	14	36.5
12	24.5	15	46.5
13	24.8		

　　Danckwardt-Lilliestrom 报道在兔胫骨扩髓中,皮质骨温度可升高 3℃。有学者记录在实验性羊胫骨扩髓时,温度可达 50℃,此情况与临床观察相似。扩髓产生的热量与钻头的型号、锐度、转速及压力等有关。

在扩髓和置钉过程中,髓腔内压力可明显升高,此现象引起了很多学者的注意。用空心钻扩髓后可降低脂肪栓塞的发生率,因为空心钻能降低髓内压力。Peltier 测定了髓内压,在兔胫骨扩髓时压力达 40kPa(300mmHg),类似的羊胫骨扩髓试验显示平均压力升到 107kPa(800mmHg),甚至可高达 200kPa(1 500mmHg),并发现用实心钉比部分开放的髓内钉压力明显增加。Danckwardt 和 Lilliestrom 等报道,髓内压力可因扩髓前髓腔内容物抽出而明显下降。他们采用兔胫骨比较再生血管及截骨愈合的速度:一组动物在扩髓前将髓内容物抽出,另一组不进行此操作,两组均在截骨后行髓内钉内固定。结果发现,前一组骨皮质破坏程度较小,骨痂形成速度较快;而后一组因骨髓内栓子造成过多的骨皮质损害,从而使骨皮质再血管化速度减慢及未血管化的骨折断端出现更多的吸收。在周围骨膜、骨痂发展到能足够稳定骨折断端之前,骨皮质吸收显著,致使髓内钉经常松动。后一组还发现骨周围软组织明显肿胀,伴有相当数量的骨膜、骨痂形成。

三、髓内钉置入后的骨折愈合

髓内钉进入髓腔后,血供必然受到破坏。在松动的髓内钉和骨皮质的间隙中,仍可见到丰富的再生血管,骨皮质外 1/3 血管仍保持完整,同时还可见到损伤后周围软组织产生的骨外血管,这些因素有利于骨折愈合(图 3-4)。

扩髓并置入髓内钉后,血管长入骨和髓内钉之间的空隙并与哈弗斯管接近,同时周边血管长入骨皮质。使用髓腔锉并嵌入较紧的髓内钉,会使骨内膜血管受到广泛破坏,髓内钉周围的皮质发生坏死。6 周后,这些坏死组织被破骨细胞清除,沿着髓内钉钉壁出现一条间隙,新生血管长入,但只为小部分皮质骨提供血供,主要纵行血管仍不能进入髓腔。8 周时,许多血管穿过皮质骨及外骨痂的新骨外膜面。12 周时,钉道周围的骨内膜明显增厚且血供丰富,破骨细胞对骨皮质进行吸收,由骨内膜面发出的小动脉呈放射状穿经骨皮质甚至可达骨膜骨痂。在 Küntscher 钉的实验中,新的骨外小动脉供应丰富的外骨痂,并从内侧、前侧、外侧随着破骨及成骨的完成而穿入,故

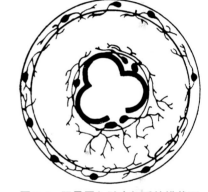

图 3-4 胫骨置入髓内钉后的横截面

出现较多的外骨痂。外骨痂愈合是髓内钉的一种特殊愈合形式,在钉的压力侧,外骨痂形成更多。

许多学者将髓内钉技术与其他的骨折固定技术进行了比较研究。Anderson 等报道用压配较松和压配紧密的两种髓内钉治疗骨折,前者愈合较慢且骨痂较多。Scott Stanwck 在羊胫骨骨折中,应用外固定同时增加一个压配较松的髓内钉穿过骨折,并不影响骨折愈合。在 10 周时,这些骨的抗弯曲及抗扭转强度与对照组相似;10 周以后,较长、压配较紧的髓内钉内固定组抗扭转力矩高于上述两组。在鼠及兔骨折试验中,比较采用坚硬和柔韧的髓内钉的治疗效果,发现坚强固定后,骨折愈合快且骨痂产生少;而采用较细的髓内钉,不愈合率高。髓内钉与接骨板固定骨折相比,前者愈合速度慢于或接近接骨板固定后的速度。而一旦获得愈合,其生物力学特性超过或等于接骨板。在临床方面,髓内钉与接骨板比较,其应力遮挡小。

随着固定理念的不断发展,髓内钉逐渐由非带锁髓内钉发展为带锁髓内钉,并出现了静力型和动力型带锁髓内钉。不同类型髓内钉对骨折愈合的过程有着不同程度的影响。对于稳定的横断骨折,采用动力型内固定可增加轴向压力,产生微动,刺激骨折断端骨痂生长,促进骨折愈合。对于不稳定的粉碎性骨折,可采用静力型内固定,可明显减少不稳定骨折的轴向滑动趋势,能够有效的控制旋转移位等;且闭合穿钉时,由于骨折碎块复位时不需剥离骨膜,纠正力线即可,碎块不需要刻意固定,可最大限度地保留骨折断端及碎骨块的血液循环,有利于骨折愈合。在骨痂出现后,静力型内固定时可去除一侧锁钉,改为动力型内固定,这样能促进骨折愈合。但由于静力型带锁髓内钉的锁孔处易造成应力集中,阻断了轴向压力,可能使骨折愈合延迟或骨不连,增加了髓内钉断裂的风险,因此,目前学者多提倡在术后 6~10 周,根据骨痂形成情况将髓内钉动态化,以促进骨折愈合。

随着对骨折愈合过程中的生物学和生物力学研究的不断深入,特别是对骨骼损伤后"自然"愈合能力

的分子生物学基础的不断揭示,以及对于内固定物与骨之间界面的关系对血运的影响的认识的深化,保护骨折断端局部血运的重要性日益受到重视。AO治疗原则的侧重点明显向微创原则倾斜,并逐渐形成了生物学固定(biological osteosynthesis)的新理念,即BO理念。这一理念要求:①对骨骼血供最小的手术损害;②改善内固定物所覆盖的危险区域的愈合;③对与内固定物走行一致的骨骼损伤很小,以降低内固定物取出后再骨折的危险。生物学固定的优点是保护血供,使骨骼和软组织的愈合处于最佳状态,对处于正常轴线的多发性粉碎性骨折的愈合,通过夹板固定原理提供足够的稳定性。生物学固定是靠早期的生物学反应(骨痂形成)来保护内固定物免受过度载荷。BO理念的形成,推动了新型内固定物的研制和微创手术技术的进一步发展。

总之,强调微创技术、重视功能康复已成为现代骨折治疗的发展趋势和指导思想。骨折治疗的模式已不再局限为单一的闭合复位、外固定或开放复位、内固定。借助于现代影像学设备、技术和手术牵引床(架)及各种辅助复位器械而发展起来的、更加微创而又精确的闭合复位、部分开放复位及开放复位技术与各种内、外固定方法,可以任意交叉组合使用,以满足不同患者、不同伤情治疗的个性化要求。

（张保中　常　晓）

第四章 髓内钉的类型

一、髓内钉的特点

髓内钉内固定是治疗长骨干骨折及部分干骺端骨折的常用方法。早期髓内钉系统为简单的非交锁非扩髓弹性髓内钉,随后发展出刚性交锁髓内钉。非交锁系统的缺点是不宜用于刚性髓内钉,对维持长度及对抗扭转应力弱于交锁系统。

髓内钉治疗负重骨骨折的效果优于接骨板或外固定等方法,其原因在于:①髓内钉可以控制骨折部位的轴向力线;交锁髓内钉防止骨折旋转的效果更佳,并且降低了髓内钉断裂的风险。②采取闭合穿钉技术,软组织剥离少,不暴露骨折部位,可降低手术感染率。③闭合穿钉保留了骨折血肿,减少对骨膜血运的破坏,扩髓时产生的碎屑沉积在骨折部位,具有自体植骨效应,有利于骨折愈合。④髓内钉与受损骨之间具有应力分散作用,避免应力遮挡。⑤髓内钉一般不需要取出,即使需要取出,仅在锁钉对应处和髓内钉的一端做小切口即可,取出髓内钉后,再骨折的风险较低。

髓内钉也有一定的局限性:①骨髓腔的大小限制了髓内钉的直径,从而限制了髓内钉的抗弯强度。为了达到增加髓内钉抗弯强度的目的,有时需要采用扩髓的方法,但扩髓同时破坏了骨内膜的血液供应。②髓内钉(尤其是非交锁髓内钉)在控制骨折断端旋转方面不如接骨板或外固定效果好。③扩髓可破坏骨内膜的血运,影响到内侧骨皮质。死骨的存在会妨碍骨折愈合并增加感染风险。④扩髓导致骨髓成分入血,可致脂肪栓塞综合征(fat embolism syndrome,FES),对合并肺部损伤患者的肺功能有不利影响。为了克服上述缺点,已设计出各种类型的髓内钉。不同类型的髓内钉有不同的适应证、禁忌证,使用前须对其有充分了解,才能正确运用髓内钉技术。

二、髓内钉的类型

髓内钉的分类指标包括:强度(刚性髓内钉还是弹性髓内钉)、穿钉方式(扩髓还是不扩髓)、穿钉方向(顺行还是逆行)、固定方式(锁定还是非锁定、静力型内固定还是动力型内固定)、材质(不锈钢钉、钛钉或可吸收髓内钉)、截面形状等。

(一)弹性 / 刚性髓内钉

弹性髓内钉在治疗轴向稳定骨折方面历史悠久,目前多用于儿童及青少年骨折。这种髓内钉的插入点在干骺端,因此不会影响生长板。通常需要放置数根髓内钉以获得足够的稳定性。由于没有静力型内固定,因此髓内钉取出方便。对于轴向稳定骨折来说,弹性髓内钉具有较好的轴向稳定性,但对抗扭力作用较弱,且不适用于粉碎性骨折。弹性髓内钉包括:Rush 钉、Ender 钉及最新的钛质弹性髓内钉。

刚性髓内钉的硬度及机械强度高于弹性髓内钉。髓内钉的设计考虑到骨的解剖(如股骨的前弓),可在稳定骨折的同时重建正常的生物力学特性。用于负重骨或严重粉碎性骨折时,需使用较粗的髓内钉及锁定钉,为此常需扩髓。

(二)扩髓 / 非扩髓髓内钉

扩髓,即扩大髓腔直径,是髓内钉发展史上的重大进步。可在扩髓后插入髓内钉,也可不扩髓穿钉。两种髓内钉的优缺点见表 4-1。

表 4-1　扩髓髓内钉与非扩髓髓内钉的优缺点

髓内钉类型	优　点	缺　点
扩髓髓内钉	1. 增加皮质接触面积 2. 可应用更大直径髓内钉 3. 扩大了适应证 4. 股骨和骨不连首选(内植骨) 5. 髓腔弯曲变小、易于穿钉	1. 破坏骨内膜血运 2. 存在脂肪栓塞可能
非扩髓髓内钉	1. 操作相对简单 2. 缩短手术时间 3. 保持骨内膜血运 4. 产生热量少	1. 髓内钉直径小 2. 固定不稳定 3. 不愈合概率高

1. 非扩髓髓内钉　分为两类:单根髓内钉系统和多根髓内钉系统。

单根、不扩髓、无交锁髓内钉一般用于长骨干骨折。为提高旋转控制能力,这些髓内钉常带有特殊设计,如截面设计成特殊形状、带有凹槽、侧面凸起或根据不同骨的形态具有一定的弧度。常见单钉系统包括:①Schneider 钉:用于股骨干骨折,为实心钉,带有 4 个凹槽,两端为锥形,本身具有钻孔功能。②Hansen-Street 钉:用于股骨骨折及肱骨骨折的治疗,此钉不仅具有拔出装置,而且具有防止骨折断端旋转移位的作用。③Lottes 钉:用于治疗胫骨骨折,为实心钉,具有符合胫骨特点的特殊弯度,并且有三面凸起。④Sampson 钉:用于治疗肱骨骨折。⑤Sage 钉:用于治疗前臂骨折。

多根髓内钉系统具有单根非锁定髓内钉的所有优点,且能更好的控制旋转,强度亦优于单根髓内钉系统。缺点是操作技术略为复杂,并且轴向稳定性较差。常见的多钉系统包括:①Rush 钉:可用于体内所有长骨。此钉有 4 种不同的直径,分别为 6.4mm、4.8mm、3.2mm 和 2.4mm。长度各异,适合体内各种长骨。Rush 钉是实心钉,钉尖为斜面,尾端呈钩状,便于日后取出。②Ender 钉:主要用于髋关节的关节外骨折的闭合治疗。Ender 钉是实心钉,钉尖为斜面,另一端隆起处有一孔。对于肱骨和胫骨骨折,有特殊大小的Ender 钉可供使用。使用 Ender 钉时,往往同时使用一组钉,其强度优于 Rush 钉。③根据实际情况,也可使用多根 Steinmann 针(斯氏针)及 Kirschiner 针(克氏针)作为髓内钉(图 4-1)。

使用非扩髓髓内钉的优点是手术操作简单,对骨内膜的血液供应破坏较小;缺点是在插入髓内钉的过程中,髓内钉被卡住的可能性较大。由于所用髓内钉较细,强度不够,抗弯能力差、轴向稳定性差。多根髓内钉具有单根髓内钉的所有优点,但轴向稳定性仍较差。

2. 扩髓髓内钉　目前大多数髓内钉均为扩髓髓内钉。

典型的扩髓髓内钉包括:① Kuntscher 钉:基本形状为中空、开槽的髓内钉。切开放置的 Kuntscher 钉是顶端为非锥形的带槽的直钉;而闭合放置的髓内钉为顶端呈锥形的带槽的弯钉。其他髓内钉大部分都是由 Kuntscher 钉演变而来的,如 AO 髓内钉和各种交锁髓内钉。②Grosse-Kempf 钉:为顶端呈锥形的弯曲钉,上端封闭,近端有一个斜形的锁定孔,远端有两个横向的锁定孔。③Alta 钉:为实心的、外表为六边形的套管样交锁髓内钉,有多个光滑的沟槽,以便增强骨折处的血管重建能力。钉的近侧和远侧各有两个直径为 5mm 的横向交锁螺钉。此钉由铝钒钛合金组成,用于股骨骨折(图 4-2)。④Russell-Taylor 钉(RT 钉)、Uniflex 钉、AO 系列髓内钉等。随着交锁技术的进步,普通的带槽髓内钉(如 Sampson 钉)已很少应用。

扩髓髓内钉的优点是可以插入更粗、更适合髓腔大小的髓内钉。髓内钉强度与其直径相关。插入直径较粗的髓内钉及使用相应的交锁钉,可增强髓内钉的抗弯强度,使固定更加牢固,并能较好的控制旋转和短缩,同时降低内植物断裂的风险。扩大髓腔后,降低了插入髓内钉时的阻力。扩髓还具有自体植骨效应,有利于骨折愈合。

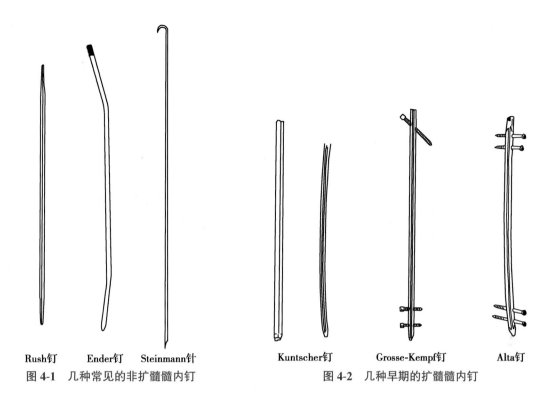

图 4-1　几种常见的非扩髓髓内钉

Rush钉　　Ender钉　　Steinmann针

图 4-2　几种早期的扩髓髓内钉

Kuntscher钉　　Grosse-Kempf钉　　Alta钉

扩髓髓内钉的缺点是,有研究显示扩髓破坏了滋养动脉及骨内膜的血运,血供受损及髓内钉本身的存在影响了内骨痂的形成,并增加了感染风险。研究还表明,扩髓及在股骨髓腔内加压,明显增加了骨髓内物质在肺和心脏引起栓塞的可能性,对合并肺部损伤的患者的肺功能有不利影响,严重时可诱发急性呼吸窘迫综合征(acute respiratory distress syndrome,ARDS)。采用切割槽更深的扩髓钻和更小的扩髓钻头可在一定程度上降低上述并发症。选择髓内钉类型时必须全面考虑。一般来说,除重度开放性骨折外,均支持使用扩髓髓内钉。

(三)交锁/非交锁髓内钉

自从出现交锁髓内钉后,除 Ender 钉、Rush 钉仍具有特殊的适应证以外,其他非交锁髓内钉基本已被废弃。交锁髓内钉的优缺点见表 4-2。

表 4-2　交锁髓内钉的优缺点

优点	缺点
1. 提高稳定性	1. 操作困难
(1)防止短缩	2. 增加手术时间
(2)防止旋转	3. 增加手术照射机会
2. 扩大使用范围	4. 可能需要额外动态化
(1)用于复杂骨折	
(2)骨折部位更靠近关节	
3. 早期活动	

第一代交锁髓内钉包括 Gross-Kempf 钉和 Klemm 钉。

第二代交锁髓内钉目前已广泛应用于股骨、胫骨和肱骨骨折,而在前臂、腓骨和锁骨骨折中尚未广泛应用。除 Brooker 钉和 Seide1 钉以外,所有交锁髓内钉的远端均有 2 枚横向交锁螺钉。近端锁钉方向各有不同,如 Russell-Taylor 钉不但可以横向锁钉,也可向近端固定股骨头颈(图 4-3)。

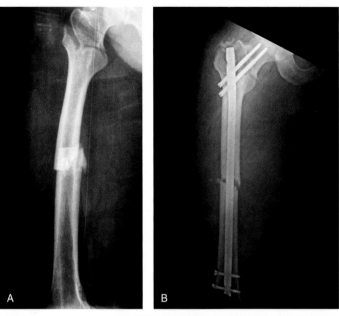

图 4-3　Russell-Taylor 钉用于同侧股骨干及股骨颈基底部双骨折
A. 术前 X 线片；B. 术后 X 线片。

交锁髓内钉的优点是具有加强固定力量,可以防止骨折短缩、成角和旋转畸形,目前已用在全身主要的长骨中。但亦有不足之处:①主钉断裂,由于髓内钉上存在锁定孔,产生了应力集中,从而增加了髓内钉断裂的发生率,尤其是在不稳定骨折术后早期负重时更易发生。通过使用直径更粗的髓内钉,在髓内钉的所有锁孔处均打入交锁钉,将交锁钉的位置尽可能远离骨折部位及延迟负重等方法,可降低髓内钉断裂的发生率。②交锁钉断裂,新型髓内钉具有特殊的锁钉设计,强度优于标准的全螺纹螺钉,可有效降低交锁钉的失败率。

髓内钉的锁定分为静力锁定和动力锁定。髓内钉的近端和远端均有锁定螺钉孔,可在髓内钉的一端或两端使用交锁螺钉。两端均锁定称为静力锁定,此时可完全控制轴向、扭转和弯曲力。髓内钉的静力型内固定可防止骨折断端的旋转及短缩,但不利于骨折断端的进一步嵌插。在骨折愈合前,髓内钉及交锁钉需要承受较高的负荷。不使用交锁螺钉或只锁定一端的称为动力锁定(图 4-4),此时只能控制弯曲力,对扭转力控制较差,不能控制轴向力。动力型内固定在负重时会对骨折断端加压。通过不锁定近端或远端,或者在骨折一端使用滑动孔锁定,均可在骨折断端产生加压作用。相比一端不锁定来说,使用长圆形的滑动孔锁定可更好的控制旋转。动态化是某些具有轴向稳定性骨折的恰当选择,但在骨折治疗早期,必须在远近端至少锁定 1 枚锁钉。

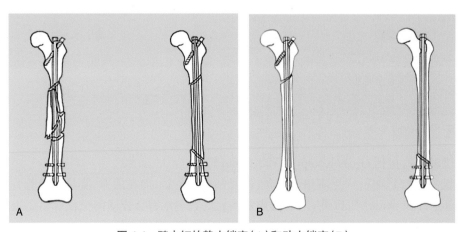

图 4-4　髓内钉的静力锁定(A)和动力锁定(B)

交锁髓内钉两端都有数个交锁孔,使得可用髓内钉治疗的骨折种类显著增加。如股骨远端骨折也可使用逆行交锁髓内钉来治疗。在髓内钉一端使用 2 枚交锁钉时,靠近骨折断端的交锁孔必须锁定,同时骨折断端距此交锁钉的距离应在 2.5cm 以上,以维持旋转稳定性,避免在工作长度上存在力学薄弱点,降低锁钉及主钉失败的发生率。

交锁髓内钉已发展至第三代及第四代。如在 Russell-Taylor 钉的基础上发展出来的 TAN 系统及 Trigen 系统。其主要进步包括:调整髓内钉入口位置(如股骨髓内钉的入口从梨状窝变为大转子顶点),便于操作,降低对关节的干扰;提高髓内钉的强度;改进髓内钉断面形态,适用于不同解剖特点的长骨;改进交锁方法,通过多点多平面交锁提高抗旋转能力,降低髓内钉退钉风险;提高用于髋部骨折时对骨折断端的加压能力;减少软组织操作,符合微创及生物固定原则。

可膨胀髓内钉系统与依靠交锁螺钉来获得轴向及旋转稳定性的传统髓内钉系统不同,它的钉壁充满整个髓腔。这类髓内钉更适合于骨质较差的患者。膨胀方式可采用机械式或利用记忆合金材料。该系统的并发症较少,骨折愈合满意,功能预后良好。

(四)顺行 / 逆行髓内钉

对于某些长骨(特别是股骨及肱骨),可按由近端向远端(顺行)或由远端向近端(逆行)的方式插钉。两种方法各有利弊。

以股骨为例,顺行髓内钉的进钉点是在梨状窝,该入点与股骨髓腔不在一条线上,因而可造成力线不良、髓内钉穿透内侧皮质、股骨医源性骨折等并发症,所以最新设计的髓内钉进钉点更偏大转子。逆行髓内钉的进钉点在髁间窝前方。逆行髓内钉的优点是便于操作,特别适用于肥胖或股骨远端骨折患者,同时术中可采取仰卧位,不需要使用骨折手术牵引床,这对多发骨折患者非常重要。逆行髓内钉的常见指征包括:肥胖患者、极远端的股骨骨折及多发伤患者。

又如肱骨骨折,顺行髓内钉适用于肱骨干近端 1/3 及中 1/3 骨折,操作也比远端入路方便,髓内钉自肱骨近端靠近大结节处插入,其缺点是可能损伤肩袖及关节面,造成肩痛、活动受限等问题。有些髓内钉系统通过在肱骨外侧面略远处穿钉来避免上述并发症。而逆行髓钉的进钉点位于肱骨远端后方,恰在尺骨鹰嘴窝近端(图 4-5)。适用于肱骨远端 1/3 及中 1/3 骨折。该入路虽然避免了肩部问题,但可造成肘部并发症,甚至在进钉点处发生医源性骨折,同时受入路限制,只能使用直径较细的髓内钉。

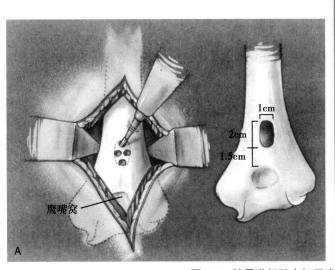
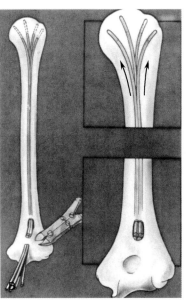

图 4-5　肱骨逆行髓内钉示意
A. 肱骨逆行髓内钉进钉点;B. 穿入多根弹性髓内钉。

（五）髓内钉的材料分类

髓内钉的强度或刚度决定于其截面直径尺寸、横截面的几何形状和材料性质。目前,大多数髓内钉是由不锈钢或钛制成的。

不锈钢钉的强度大,材质稳定,价格较低。

钛质髓内钉的材料特点表现在:①强度低于不锈钢,但均远高于骨。②钛的弹性模量更接近皮质骨。③钛的抗疲劳强度高于不锈钢。④钛的刻痕敏感度较高。刻痕敏感度指材料对于自身结构内应力集中(如螺钉孔处)的敏感度。这一点对钛质髓内钉的钉孔设计和手术操作会造成不利影响,因为髓内钉的失败大都发生在交锁钉孔处。⑤钛的组织相容性好于不锈钢。⑥钛无磁性,不影响 MR 检查操作。随着人口老龄化的发展及 MR 的日益普及,钛钉的使用将日益普及(表4-3)。

表 4-3　髓内钉常用材料对比

性质	不锈钢	钛合金
疲劳强度	1.0	1.3
硬度或弹性模量	1.0	0.6
制造	简单	复杂
生物相容性	较好	更好
刻痕敏感度	更好	好

目前,已有高分子材质髓内钉问世,但其物理化学性能还有待提高。

（六）髓内钉横截面形状分类

早期髓内钉的横截面有圆形、梅花形、V 形等,也有空心和实心的区分。目前交锁髓内钉横截面多为圆形,分空心和实心两种(表4-4)。髓内钉的几何形状对髓内钉的强度及应用范围有较大影响。

表 4-4　实心髓内钉与空心髓内钉特性对比

特性	实心	空心	特性	实心	空心
抗旋转	更好	好	硬度	大	小
髓腔匹配	差	好	抗扭转	差	好
强度(等粗)	大	小	硬度	小	大

随着类型的不断丰富,形态、尺寸、材质等设计的不断提高,髓内钉在长骨骨干和干骺端骨折中的应用日益广泛,但它在骨折固定中均起夹板作用。每种髓内钉都有其优缺点和相应的适应证与禁忌证。需要指出的是,治疗效果不单纯依赖于是否采用了最新的髓内钉,只有充分了解所用髓内钉的工作原理,正确结合骨折类型,合理选择手术方式,注意操作要点,避免常见"陷阱",才能最大限度的避免并发症的发生,获得满意疗效。

（高　鹏）

第五章 髓内钉治疗的相关器械

第一节 髓内钉治疗的基本器械

自1939年德国Küntscher首次使用髓内钉治疗股骨干骨折以来,髓内钉技术得到了广泛的应用和飞速的发展。髓内钉设计的改进也使得与之配套的手术器械随之发展。尽管各种类型或不同部位的髓内钉有与其相应的某几种特殊器械,但总体来说,基本器械并不复杂,最重要的是器械与内固定物必须相适应,即不同厂家甚至同一厂家不同品牌的髓内钉必须使用相应的器械,否则将在手术过程中遇到难以预料的困难,或因内固定位置欠佳或受损而发生松动、断裂等并发症。

髓内钉的基本手术器械多源自Küntscher器械,随着众多学者的努力探索和技术进步,已日趋完善。现分述如下。

1. **锤** 必须是既易于打入髓内钉但又不过重,通常重量以500~650g为佳。锤的类型有普通锤、开槽锤和轴向锤(图5-1)。

2. **开孔器** 用于骨端皮质打孔,多为钻石状头(图5-2)。开孔勿用动力工具,否则易造成假道。

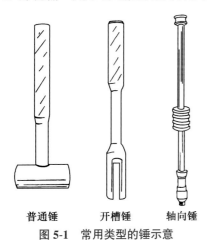

普通锤　　开槽锤　　轴向锤

图5-1　常用类型的锤示意

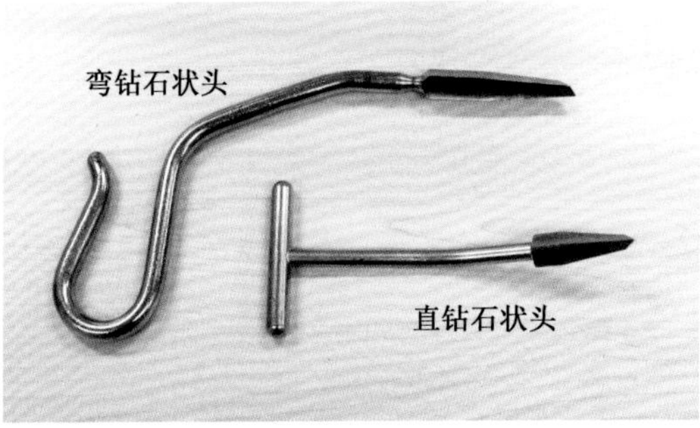

图5-2　开孔器

3. **扩孔器** 将扩孔器钻头沿髓腔长轴顺势钻入髓腔入口近段,用于扩大髓腔开口(图5-3)。

4. **导针** 用于准确探入髓腔以引导髓内钉的置入。导针基本分两类,即钝头和锐头。前者又有直头和球形头两种。当遇有髓腔硬化等特殊情况时可用锐头导针(图5-4)。

5. **扩髓钻** 亦称髓腔扩大器,用于需扩髓的髓内钉置入手术。有直扩髓钻及可屈(弹性)扩髓钻(图5-5)两种,前者用于较短而直的髓腔,后者用于有一定弯曲度的髓腔。扩髓钻是中空的,因而能沿导针走向扩大髓腔,其钻头又分为固定和可更换两种。

6. **钻头** 用于交锁螺钉的钻孔。

7. **手柄** 有导针手柄、钻手柄等,是便于把持和操作的辅助器械(图5-6)。

8. **打入器** 当不宜用锤直接击打髓内钉时,可在钉尾套上与之断面相匹配的打入器,以便置入髓内钉(图5-7)。

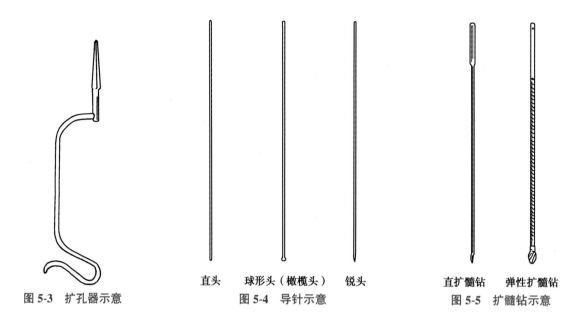

图 5-3 扩孔器示意

直头　球形头（橄榄头）　锐头

图 5-4 导针示意

直扩髓钻　弹性扩髓钻

图 5-5 扩髓钻示意

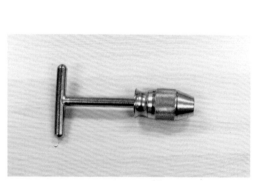

图 5-6 手柄

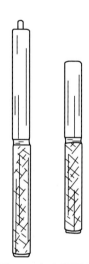

图 5-7 打入器示意

9. **组织保护板及保护套筒**　前者用于在置入髓内钉时保护软组织入口；后者用于在置入交锁钉时保护软组织通道（图 5-8）。

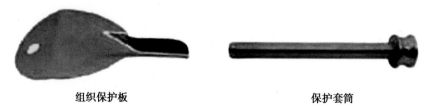

组织保护板　　　　　　保护套筒

图 5-8 组织保护板及保护套筒

10. **钻头套筒**　用于稳定导入不同直径的钻头（图 5-9）。

11. **量规**　用于检测扩髓钻和髓内钉的直径（图 5-10）。

12. **测深器**　用于探测髓腔外径以选择相应长度的螺钉。

13. **改锥及扳手**　以多种规格的内/外六角形工具较常用。用于髓内钉钉尾保护螺栓或锁钉的安装和卸下。

14. **弯钉器**　用于髓内钉需要弯曲时,以适应特殊的髓腔弧度(图 5-11)。

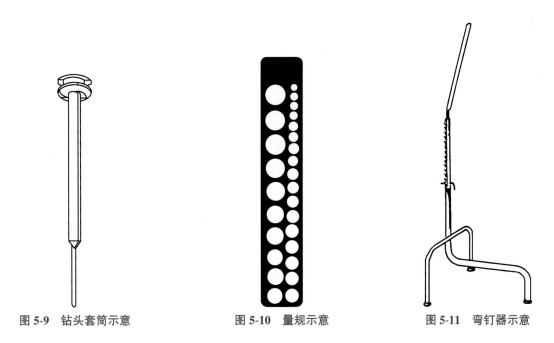

图 5-9　钻头套筒示意　　　　　图 5-10　量规示意　　　　　图 5-11　弯钉器示意

15. **拔钉器**　用于取出髓内钉(图 5-12)。其种类很多,主要根据不同类型的髓内钉或不同的取钉难度而设计。

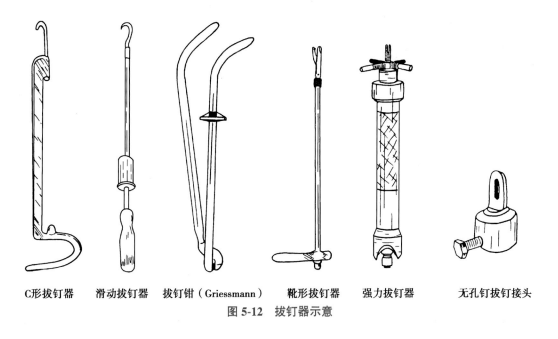

C形拔钉器　　　滑动拔钉器　　　拔钉钳(Griessmann)　　　靴形拔钉器　　　强力拔钉器　　　无孔钉拔钉接头

图 5-12　拔钉器示意

16. **动力装置**　用于扩髓钻扩髓和安装锁钉时的骨骼钻孔等。分为电动和气动两种(图 5-13)。

17. **牵引手术床**　用于术前或术中复位和维持特定的体位,以利于准确而顺利地置入髓内钉(图 5-14)。

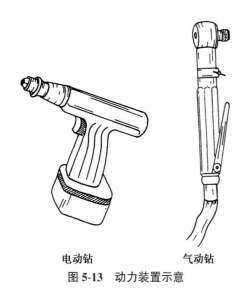

电动钻　　　　　气动钻

图 5-13　动力装置示意

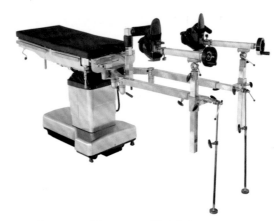

图 5-14　牵引手术床

第二节　锁钉定位设备和器械

由于髓腔的形状不规则和个体差异的存在,髓内钉操作的一个困难点是远离进钉点锁钉的安装。锁钉的安装有时会发生失误,所以,器械的改进主要表现在定位器械和设备上。目前较多应用的定位器械都是机械配合 X 线的定位方式。其他定位技术由于成熟性等原因尚未普及,其他定位器械有时也要依赖于机械定位设备,所以机械定位仍然是临床应用的主要工具。

1. **机械定位器**　亦称瞄准器,用于交锁螺钉的定位和髓内钉插入手柄。其种类较多,依内固定部位、方式和类型的不同而异,有与髓内钉相连的定位器、与辅助设备配套的定位器(如 X 线监视系统或导航装置)及徒手定位器等,而前者较为常用,又分为近端和近 - 远端定位器,目前多使用可透 X 线的材料制成(图 5-15)。

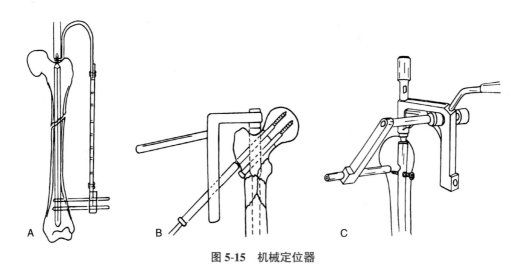

A　　　　　　　　　　B　　　　　　　　　　C

图 5-15　机械定位器
A. Street 加压髓内钉的股骨远端定位器;B. 股骨近端定位器;C. 肱骨近端定位器。

2. **X 线监视系统**　X 线监视系统包括 C 臂和 G 臂,它们均可用于闭合穿钉法的定位观察(图 5-16、图 5-17)。这里要提醒注意的是,应重视术者的放射线保护,避免过多的不必要透视,以防止发生辐射疾病。

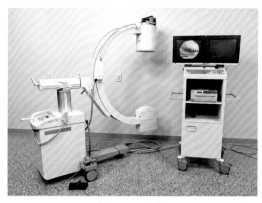

图 5-16　C 臂

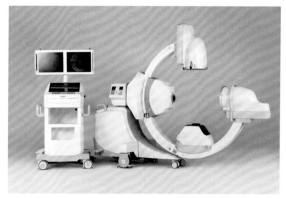

图 5-17　G 臂

3. 激光、超声波或磁力导航系统　利用激光、超声波或束状磁力线的穿透性和对组织的无损伤性,对锁钉孔进行定位。这些技术有些还不成熟,有的是与计算机导航系统结合使用的。

4. 计算机导航系统　现代导航技术源自 100 年前神经外科医师的第一次尝试,最早在骨科用于脊柱外科的神经根定位。2000 年 2 月,在瑞士 Davos 成立了国际计算机辅助矫形外科协会(international society for computer assistde orthopedics surgery,简称 CAOS-International)。随着计算机导航技术的发展,这一技术已经在脊柱手术、关节置换、复杂骨折的治疗等方面使用。

计算机导航系统是利用数字化扫描技术(CT、MR、C 臂透视影像等)所得到的患者手术前影像信息并输入计算机工作站,通过计算机建立三维模拟影像,医师可以通过影像进行手术设计。在手术的实际过程中,系统的红外线摄像头动态追踪手术器械相对于患者解剖结构的当前位置,并建立在二维(三维)图像资料上。医师通过显示屏观察各个方位的当前手术入路及各种参数,如角度、深度等,从而达到准确和不损伤重要组织结构、微创等目的。

常用的红外线计算机导航系统的组成包括:红外线跟踪系统(红外线示踪器、带有光学传感器的相机)和计算机系统。

红外线示踪器固定在患者手术部位的某一固定位置和移动的手术工具上。红外线跟踪系统的相机接受红外线示踪器的红外线信号,通过三角测量获得示踪器的相对位置,以坐标的形式输入计算机,计算机再结合患者影像学资料确定手术工具的位置。

(张保中　常　晓)

第六章 髓内钉治疗的适应证和禁忌证

第一节 髓内钉的治疗原则

使用髓内钉应具备骨折内固定的适应证，即在非手术疗法效果不佳及手术虽有风险但仍可控制的情况下才适宜用髓内钉。

髓内钉一般用于上、下肢长骨骨折，锁骨骨折偶尔也可应用。髓内钉的使用必须具备一些基本条件，如骨折部位的近端和远端均能牢靠地锁定。通常长骨中段的横断骨折、小的楔形骨折或短的螺旋形骨折都符合这些条件；若骨折部位在髓腔的最狭窄处，髓内钉不仅能防止其侧方移位，还能控制其旋转；对于一些粉碎性骨折、长的螺旋形骨折，以及骨折发生在髓腔较宽的部位时，需用特殊设计的髓内钉，如交锁髓内钉、加压髓内钉或 Zickel 钉（粗隆下骨折采用）等。骨折骨呈弧形时，采用有弹性的髓内钉插入髓腔，如 Ender 钉或 Zickel 钉，它们可在一处或多处与皮质骨接触处发生弯曲，从而通过髓内钉的弯伸弹性来保持骨折骨的整复位置，并在接触处与骨组织对抗，产生压力。除了考虑骨折部位、骨折类型外，应用髓内钉治疗还必须考虑患者的一般情况以及损伤肢体的软组织情况，这样才能取得良好的治疗效果。

对于正在生长的骨骼很少采用髓内钉。当股骨或尺、桡骨骨折必须用髓内钉内固定时，为了避免影响骨骼的生长，一般不宜采用扩髓髓内钉，且应尽早取出。

第二节 髓内钉治疗的一般指征

为使患者恢复解剖力线、早期负重及尽早恢复关节和肌肉的功能，可采用髓内钉内固定。多发创伤的患者，如果长骨骨折稳定后，患者能立即活动，就可以更好的预防急性呼吸窘迫综合征（ARDS），改善患者心肺功能，减轻能导致肺功能衰竭的全身性炎症反应。

浮髋损伤（即骨盆或髋臼骨折同时伴有股骨干骨折）和浮膝损伤（即股骨、胫骨同时骨折）是髓内钉内固定的适应证，可以达到维持下肢力线和恢复关节功能的目的。同样髓内钉也可用于浮肘损伤，此时肱骨用髓内钉内固定，前臂可用接骨板内固定。需要修复骨折引起的血管损伤时，一般需要切开放置髓内钉。

无旋转畸形且轴向稳定的骨折，如未粉碎或为短斜形骨折则为稳定骨折，可用非交锁髓内钉。但细小的裂痕往往很难发现，如果以后裂痕逐渐扩大，可使稳定骨折变得不稳定，因此不管骨折类型是否稳定，均应常规采用交锁髓内钉。若采用非交锁髓内钉，必须延迟负重，否则通过牵引或石膏固定才能取得较好效果。

交锁技术扩大了髓内钉的手术指征，已用在所有长骨骨折中，甚至适应证已扩大到长骨近端 1/4 骨折，不过要求术者有相当的临床经验。当骨折靠近长骨远端时，术者必须确定没有隐匿骨折延伸到近关节位置，否则将会影响交锁钉固定。

目前使用最多的是各种扩髓交锁髓内钉系统，用于髋部骨折（股骨粗隆间、粗隆下骨折）、股骨干骨折、股骨远端骨折、胫骨干骨折、肱骨骨折(外科颈骨折、肱骨干骨折)。其他长骨包括尺骨、桡骨、腓骨、锁骨,主要使用非扩髓髓内钉。

一、髓内钉治疗的一般适应证

1. 长骨的骨干骨折,如同侧的股骨颈和股骨干骨折。
2. 长骨骨不连。
3. 长骨畸形愈合。
4. 长骨骨延长 / 缩短。
5. 长骨病理性骨折。
6. 关节融合。

二、髓内钉治疗的一般禁忌证

1. 髓内钉入口处软组织损伤。
2. 感染(入口处、髓腔、锁钉处)。
3. 伴有心肺等脏器复合伤的股骨骨折。
4. 儿童干骺端骨折。
5. 关节内骨折。

第三节　闭合骨折髓内钉治疗的适应证和禁忌证

髓内钉最好用于移位的下肢闭合性骨折,有利于患者早期负重和肢体功能恢复。骨折类型对治疗方法的选择非常重要。单纯的斜形或螺旋形骨折,可用扩髓或不扩髓的髓内钉内固定,亦可不用交锁髓内钉,但对于不稳定骨折需要应用交锁髓内钉内固定。简单横断骨折也容易产生旋转,而且骨折处常有不易发现的隐匿骨折,导致远期骨折不稳定。因此有人主张即使在稳定的横断骨折中,亦采用两端交锁的髓内钉,首先锁住骨折远端,然后用锤子向回击打,以便压紧骨折断端,随后锁住近端。良好的骨接触可使患者及早负重,加速骨愈合。

一、股骨闭合骨折

(一) 适应证

成年人的大部分股骨干闭合性骨折一般采用闭合插钉的方法。若骨折类型是稳定的,即所有的横断骨折,包括楔形骨折、股骨中段的短螺旋形骨折,都可用非交锁髓内钉,如 AO 钉、Kuntscher 钉、Schneider 钉等。但非交锁髓内钉不能防止不稳定骨折的短缩、旋转或成角畸形。20 世纪 70 年代后,对不稳定骨折使用交锁髓内钉,从而使骨折部位的稳定性大大改善,并发症减少,因此适应证明显扩大。从较远端的股骨髁上骨折到粗隆下,甚至粗隆间的各种类型股骨骨折,包括螺旋骨折、节段性骨折、严重粉碎性骨折、所有纵轴稳定性不满意的骨折,几乎均为髓内钉的适应证,甚至包括并发同侧股骨颈和股骨干骨折。位于股骨粗隆下和股骨髁上之间的股骨假关节亦是髓内钉的适应证。

目前股骨干闭合骨折的标准治疗方法是用闭合复位交锁髓内钉内固定。闭合复位扩髓交锁髓内钉内固定术后的愈合率为 98% 以上,感染率低于 1%。

开放放置髓内钉的方法是打开骨折部位,在直视下复位和插入髓内钉。随着影像增强 X 线透视机的进步、手术器械的改进及手术技巧的提高,很多骨折不需要切开复位。因此,开放放置髓内钉的方法不宜作为常规的处理方法,只是当近骨折断端有血管、神经损伤时,才考虑开放复位、放置髓内钉。其他指征与闭合放置髓内钉相同。研究表明,骨髓内容物栓塞将会增加急性呼吸窘迫综合征(ARDS)的发病率。因此对合并肺部创伤的多发性损伤患者,许多学者主张对股骨干骨折使用不扩髓的或最细的扩髓钉,但较小的钉子易出现机械性失败和骨折不愈合。因此,对这些患者,术后宜加强随访,避免过早负重。必要时当肺部损伤恢复后,再换成较粗的扩髓钉。

股骨粗隆部骨折是髓内钉的主要适应证。相对髓外固定[动力髋螺钉(dynamic hip screw,DHS)、动力髁螺钉(dynamic condylar screw,DCS)、刃接骨板],交锁髓内钉的力学优势更明显,创伤小,满足生物固定的要求。

股骨颈合并股骨干双骨折也是使用髓内钉(重建钉)的主要指征。

当骨折两端皮质骨的接触超过50%,并且确定没有影响到骨折稳定性的纵形裂缝时,可以早期负重。术后6周,大部分患者的股四头肌功能已很好恢复,可以完全负重。术后12周后有延迟愈合的证据时,要考虑早期植骨。

(二) 禁忌证

粉碎性股骨颈和粗隆间骨折不能很好固定时,不宜用髓内钉。老年骨质疏松症患者,因其骨的质量很差,并且骨折部位的远端和近端缺少足够的完整骨,无法使锁钉适当固定时,也是交锁髓内钉的禁忌证。

臀部周围或其他部位的皮肤感染、急性全身性感染、手术部位有细菌感染均为此手术的禁忌证。

二、胫骨闭合骨折

(一) 适应证

胫骨髓内钉是治疗大部分胫骨闭合性骨折的良好方法。其优点是采取闭合技术,保护了胫骨的软组织铰链,操作简便,可使患者早期负重活动。由于髓内钉及其器械的不断改进,胫骨骨折的适应证不断扩大。由最初只适用于胫骨干中段骨折,到使用锁定技术后,已扩展至骨干近端和远端1/3骨折。

主要适应证包括:

1. 胫骨干闭合骨折合并移位。

2. 腓骨完整的胫骨骨折。

3. 胫骨非感染性骨折不愈合。

4. 胫骨病理性骨折。

5. 胫骨开放性骨折。

6. 因治疗需要延长肢体、为纠正短缩、旋转、成角畸形而行截骨的术后固定。

(二) 禁忌证

1. 感染性骨折不愈合是髓内钉的禁忌证。

2. **胫骨近端1/4骨折**　其前方、外侧和后方肌肉可使小的近端骨块移位,髌韧带的拉力可导致胫骨近端骨块松动,并在骨折处向前成角畸形,同时髓腔宽大,易发生内固定松动移位。建议使用其他固定方式。

3. 胫骨远端1/4骨折是交锁髓内钉的相对禁忌证。使用髓内钉时,可通过阻挡钉技术,使髓内钉放到胫骨髓腔远端,确保髓内钉远端的2枚锁钉固定牢靠,距离骨折线不少于2.5cm,同时要求远端骨质好,无延伸至踝关节面的骨折线,这样才能恢复短小的远侧骨折块的生理力线,避免旋转、成角等畸形,并牢固固定。

4. Gustilo Ⅲ度开放性骨折。

5. 皮肤感染、急性全身性感染等禁忌证同股骨干骨折。

三、肱骨闭合骨折

肱骨骨折的髓内钉内固定效果良好。相对于接骨板来说,具有显而易见的优点:①由于髓内钉属于髓内固定,更加接近肱骨的机械轴,因此与接骨板相比,承受的弯曲应力小,应力遮挡大大减少,取出内固定后的应力骨折也大大减少;②髓内钉内固定的切口小,不直接暴露骨折断端,有利于保护骨折断端的血运,符合生物固定的要求。

　　肱骨骨折髓内钉内固定的禁忌证包括：①肱骨干骨折合并桡神经损伤或需探查桡神经的病例；②感染性假关节形成的肱骨干骨折，需行切开清创手术的病例。

　　髓内钉治疗肱骨骨折的比例尚不如股骨骨折。原因包括：合并桡神经损伤时，常用接骨板、螺钉内固定；非交锁弹性髓内钉治疗肱骨骨折时固定常常不够稳定；顺行穿钉时，近侧进钉点在肱骨头，逆行穿钉时，远侧进钉点在肘部背侧尺骨鹰嘴窝近端，两种方法分别会影响肩肘关节功能，穿钉也都有一定的难度；学习曲线也相对较长。

　　肱骨闭合髓内钉内固定的适应证包括：①闭合复位不能恢复正常力线的骨折，如骨折部位在三角肌结节的远端时，三角肌的收缩使肱骨近侧断端出现畸形；肱骨外科颈骨折时胸大肌的拉力使肱骨产生畸形。②骨质疏松症患者，接骨板固定不牢固。③多发伤患者，肱骨骨折的保守疗法影响其他治疗，而髓内钉内固定后，有利于其他创伤的恢复，但如有严重肺部并发症，最好避免使用扩髓髓内钉。

四、前臂闭合骨折

　　前臂的双骨结构参与肘腕关节活动，应按关节骨折处理，复位固定要求较高。移位的桡骨干、单独骨干或合并有尺骨骨折时，常需要解剖复位和内固定，单独的尺骨骨折很少需要内固定，而接骨板螺钉对前臂骨折的复位固定效果较好，因此在前臂骨折中应用髓内钉的机会很少。

　　前臂髓内钉适用于皮肤情况不允许做接骨板内固定、多段骨折难以用接骨板固定等情况。此时，首先考虑前臂闭合髓内钉内固定。

　　前臂常用 Rush 钉、Sage 钉、Street 钉和 Steinmann 钉。桡骨骨折常用 Sage 钉，因为它的设计符合桡骨的正常生理解剖。上述几种髓内钉均可应用在尺骨骨折，有的学者较多用 Rush 钉。非交锁钉的主要缺点是难以控制旋转。目前已有适用于尺、桡骨的交锁髓内钉。

　　桡骨各个部分的横断骨折及螺旋形骨折均可用髓内钉内固定，但桡骨近端 1/4 和远端 1/3 的骨折例外。

　　尺骨从冠突到远端 1/4 的所有横断骨折、短螺旋形骨折均适宜于髓内钉内固定。

　　尺、桡骨中 1/3 的横断骨折或短螺旋形骨折，可同时用髓内钉内固定。桡骨中 1/3 骨折、尺骨冠状面与远端 1/4 之间的骨折，可以用髓内钉内固定。

　　尺骨鹰嘴骨折必须使用特殊的交锁髓内钉，其适应证是尺骨鹰嘴横断骨折，且粉碎程度不严重。若近侧断端是纵向裂开的话，不宜用髓内钉内固定。

五、锁骨闭合骨折

　　除了长骨外，锁骨骨折也可用髓内钉内固定。但骨折部位必须在锁骨中段，并伴有神经或血管损伤，或者骨折断端完全分叉，不管是否短缩，均可用髓内钉。另外一个适应证是当锁骨中 1/3 出现疼痛性假关节时可用髓内钉内固定。但大部分锁骨骨折不需要髓内钉内固定。

六、腓骨闭合骨折

　　腓骨髓内钉适用于腓骨中段及远端多段骨折，且皮肤条件无法接受切开复位接骨板内固定的病例。但如骨折影响到外踝、下胫腓联合的稳定性，仍应考虑接骨板螺钉固定。

第四节　特殊骨折髓内钉治疗的适应证和禁忌证

一、开放性骨折

　　开放性骨折使用髓内钉的适应证、手术时间等尚有争论。Gustilo-Anderson 分型对选择恰当的治疗方法非常重要(表 6-1)。

表 6-1　开放性骨折不同 Gustilo-Anderson 分型的治疗方法

Gustilo-Anderson 分型	治疗方法
Ⅰ型	清洁伤口,<1cm
Ⅱ型	裂伤,>1cm,不伴有广泛软组织损伤、撕脱
Ⅲa型	广泛裂伤(>10cm),局部软组织覆盖充分 或高能创伤,无论伤口大小 节段骨折
Ⅲb型	广泛软组织缺损,需要局部或游离皮瓣覆盖,通常合并有严重污染
Ⅲc型	血管损伤,需要修复

　　髓内钉是治疗闭合不稳定骨折及绝大部分开放性骨折(Ⅰ型、Ⅱ型及Ⅲa型)的理想方法。增加交锁螺钉可控制不稳定骨折的长度、力线及旋转,扩大了髓内钉的使用范围。多项研究显示,髓内钉治疗开放性骨折的融合率较高,畸形愈合及感染率相对较低。延迟愈合或不愈合的处理也较其他方法简单,改为动力型内固定或更换髓内钉即可。

　　早期应用扩髓髓内钉治疗Ⅱ型及Ⅲ型开放性骨折的感染率之高,使人们难以接受,使得严重骨干开放性骨折成为扩髓髓内钉的禁忌证。随着非扩髓髓内钉技术的发展,髓内固定的适应证不断扩展,包括了绝大部分骨干开放性骨折。对非扩髓交锁髓内钉治疗胫骨干开放性骨折的最新研究显示,与其他方式相比,前者愈合率较高(96%~100%),感染率相当或更低(约为 7%),除近端 1/3 骨折外,畸形愈合率也较低。

　　扩髓还是不扩髓,其指征至今仍有争议。有证据表明不扩髓髓内钉具有较低的感染率和可靠的愈合率,但其他研究显示开放性骨折采取扩髓髓内钉治疗时,骨折愈合时间更短,感染率相似。看似矛盾的结果催生出新的理论:扩髓后可选择更粗更坚强的内固定物,这样增加了稳定性并降低了内固定失败的风险;不扩髓髓内钉的断钉较为突出。软组织损伤的严重程度、清创及软组织覆盖是否充分对预防感染来说远比内固定类型重要。在大规模对照研究证实前,强烈建议不要采用扩髓髓内钉治疗严重的Ⅱ型及Ⅲ型骨折。

　　部分学者提倡用髓内钉治疗Ⅲb型骨折,但此观点尚未被广泛接受。髓内钉治疗开放性骨折的其他禁忌证包括:骨折前即有畸形、骨骺开放性骨折、骨折处髓腔直径不足 8mm、进针点处有伤口、开放性骨折 24 小时后才开始治疗、严重沾染、Ⅲc型开放损伤。

二、病理性骨折

　　转移瘤引起长骨的病理性骨折,若用接骨板固定,由于转移瘤常侵及长骨的多个部位,可使接骨板一端产生压力增高,以后会进一步发生病理性骨折。此时,采用骨水泥充填骨的缺损处,并应用髓内钉内固定,效果最好。

三、儿童及青少年骨折

　　儿童上肢骨折基本不用髓内钉内固定,因为儿童骨骼的愈合能力及重建塑造能力强,不需要完全复位及像成年人那样牢固固定,所以常采用保守治疗。此外,髓内钉通过骨端插入时,影响到骨的生长板,并可导致畸形。儿童胫骨骨折的处理基本上同上肢骨折。

　　股骨干骨折则有所不同。从股骨近端插入小直径的不扩髓或扩髓髓内钉,不会明显妨碍股骨的生长。青春期(如 15 岁以上男性,12 岁以上女性)的股骨干骨折,处理原则基本上同成人。对于有严重多发性创伤及严重头部损伤的儿童,股骨干骨折的处理较为困难,要求患儿早期活动,避免肺部并发症。在不稳定的头部创伤儿童中,为了避免畸形愈合,需要使用某些方法固定,如外固定、接骨板内固定,但最好的方法是髓内钉内固定。

四、感染性骨折不愈合

复杂骨折或软组织损伤的闭合性骨折,均可引起骨感染。感染常发生在骨折手术治疗后。骨折部位的任何活动都将使感染继续存在,并可形成假关节。因此用坚强的髓内钉来稳定骨折部位非常重要。若骨折部位和类型适宜做髓内钉内固定,感染并非是禁忌证,但须满足以下条件:感染处于非急性期,患者无败血症征象,肢体无脓肿,白细胞计数无明显增高,红细胞沉降率(erythrocyte sedimentation rate,ESR)、C反应蛋白(C-reactive protein,CRP)基本正常,X线片上未发现死骨等。有临床症状的急性骨感染,必须采取适当措施给予治疗,可用细菌培养和药敏试验来决定治疗措施。窦道的存在对于一个低毒力的骨感染而言,并非是髓内钉的禁忌证,但术中必须取标本做细菌培养和药敏试验。

(高 鹏)

第七章　带锁髓内钉与骨延长器在肢体延长中的联合应用

第一节　概　　述

应用骨再生、外固定和牵伸三个概念的骨段及肢体延长技术已有 100 多年的历史。历经漫长艰难、曲折的发展,经过很多学者的探索与创新,当今的肢体延长技术在基础研究、器械创新方面有了极大的发展,技术也日趋完善。特别是在 20 世纪后期,带锁髓内钉技术的发展,其良好的线位维持和长度锁定功能受到重视,随之被一些学者巧妙地应用在骨或肢体延长的临床实践中。1982 年,Raschke 等首先介绍了带锁髓内钉结合骨外固定器进行骨段延长修复骨缺损的技术,显著缩短了外固定器的佩戴时间,显示了带锁髓内钉与骨延长器结合应用的优点。1986 年,Kempf 报道了股骨 Z 形截骨,术中股骨延长后应用外固定结合髓内钉肢体延长技术,由于一次延长幅度有限、并发症多,这项技术未能在临床推广应用。1997 年,美国 Paley 报道带锁髓内钉结合骨延长器的股骨延长技术。1997 年,罗先正建议将带锁髓内钉与骨延长器在小腿延长中联合应用(简称内外结合延长术)。现在,内外结合延长术已成为股骨或胫骨延长的标准术式之一,初步形成了带锁髓内钉与骨延长器结合应用的技术体系。历经 10 年和数千例临床实践证明,内外结合延长术临床效果非常满意。现在,国外已经有了用于肢体延长的不必使用外固定延长器的可延伸的带锁髓内钉产品,可通过电机或机械传导延长带锁髓内钉带动骨骼延长,称为髓内全置入骨延长器。但由于其费用比较昂贵,在临床推广使用受到限制,因此本章仍然着重介绍带锁髓内钉与骨延长器结合的应用技术。

一、适应证和禁忌证

(一)适应证

1. 全身和局部情况符合髓内钉手术指征;骨骺已经闭合的四肢长骨;髓腔直径大于 8mm,髓腔结构基本正常,无多顶点弯曲畸形。

2. **肢体不等长**　如先天性骨发育异常,后天性疾病,如脊髓灰质炎后遗症创伤原因引起的肢体不等长,骨不连与肢体短缩及成骨不全引起的关节畸形与肢体短缩等。

3. **需要肢体延长的病例**　如外伤性、骨缺损伴有肢体短缩等。

(二)禁忌证

1. 骨骺未闭合者。

2. 皮肤有感染者。

3. 骨感染没有治愈或愈合不足半年者。

二、器械介绍

(一)带锁髓内钉

单纯股骨延长根据截骨部位选择使用顺行(近段截骨)或逆行(远段截骨)髓内钉;胫骨延长由于解剖

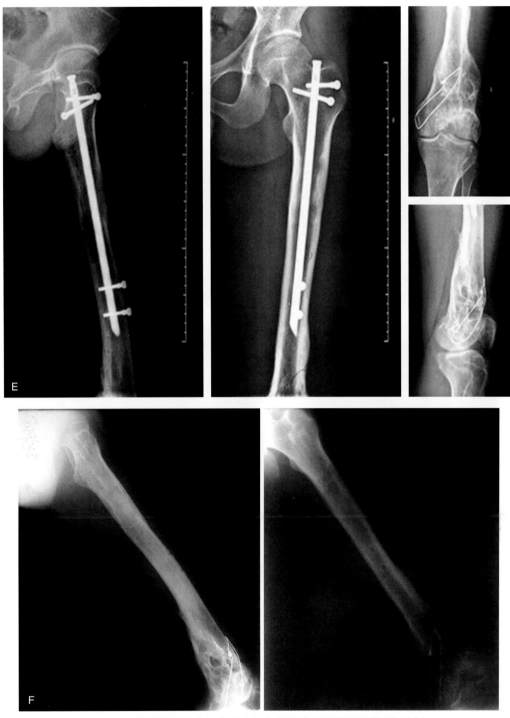

图 7-2　使用顺行髓内钉内固定结合单边外固定器行股骨延长病例

A. 术前患者外观；B. 行左侧股骨近端截骨、股骨顺行髓内钉内固定（髓内钉远端未上锁）及外固定器固定，术后逐渐延长股骨，术后即刻 X 线片所见；C. 每天的延长目标为 0.66mm，分 4 次完成，术后 4 个月延长完毕；D. 延长完毕后，经过 20 天停延期，行髓内钉远端加锁后拆除外固定器；E. 术后 2.5 年复查 X 线片可见新生骨矿化完全；F. 拆除髓内钉后 X 线片所见。

病例 3　患者女性，21 岁。因患者儿时左侧股骨远端骨折后向后成角畸形愈合造成患肢短缩 8cm。行股骨近、远端截骨，股骨顺行髓内钉内固定，Ilizarov 外固定器固定，远端矫正膝内翻，近端延长应用截骨矫正和内外结合延长术同期治愈（图 7-3）。

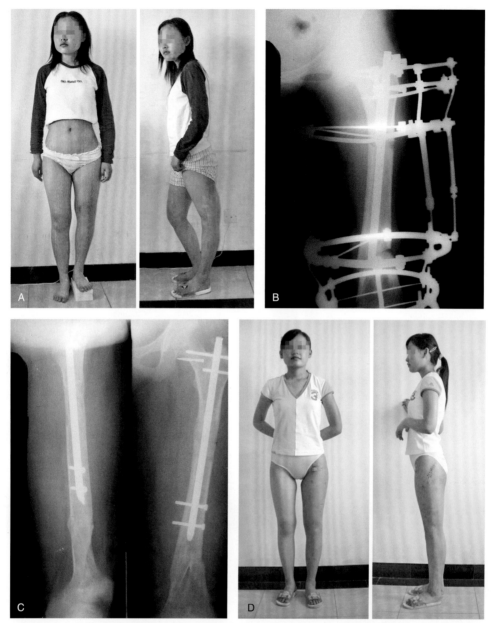

图 7-3　应用髓内钉内固定结合 Ilizarov 外固定器行股骨延长病例
A. 术前患者外观;B. 行股骨近、远端截骨及股骨顺行髓内钉内固定、Ilizarov 外固定器固定术,远端矫正膝内翻、近端延长,截骨矫正和内外结合延长术同期完成;C. 每天的延长目标为 0.66mm,分 4 次完成,术后 4.5 个月延长完毕。延长完毕后,经过 20 天停延期,给予髓内钉远端加锁后拆除外固定器;D. 术后患者外观可见双下肢等长、力线良好,髋膝功能良好。

二、胫骨延长

在临床中,下肢延长病例中进行胫骨延长的病例数与进行股骨延长的病例数的比例约 9:1。胫骨的解剖轴与机械轴基本一致,所以带锁髓内钉更适合应用于胫骨。

（一）器械选择

根据胫骨长度和髓腔直径选择合适的胫骨带锁髓内钉。胫骨延长时多使用环式延长器。

（二）操作步骤

1. 手术入路　在髌骨下缘做长约 2cm 的横形皮肤切口,暴露髌韧带,在韧带内侧纵向钝性分离髌韧带支持带,显露胫骨平台。

2. **扩髓**　在胫骨结节近端沿髓腔方向常规钻孔。

3. **截骨**

(1)胫骨截骨：在胫骨平台下5~6cm处(胫骨结节下)，小腿前内、前外侧各行1cm左右的两个纵形皮肤切口直达骨面，剥离骨膜；用特制的微创器械保护骨膜，并引导线锯；用线锯将胫骨内、后、外侧截断，保留前侧部分骨皮质的连续性。

(2)腓骨截骨：在腓骨中、下1/3交界处常规行腓骨截骨。

4. **安放髓内钉**　按安放带锁髓内钉的操作要求，插入髓内钉和近端锁钉。

5. **胫骨完全截骨**　在安放髓内钉后完成胫骨截骨。

6. **安装延长器**　小腿安放延长器，在胫骨远、近端各穿2~3枚直径为2.0~2.5mm的克氏针，固定在延长器的洞孔环上，钢针实施100kg左右的拉张；维持踝关节于功能位，在跟骨穿1枚直径为2mm的克氏针和2枚半针。

7. **包扎伤口及针孔。**

(三)注意事项

常规术后治疗，胫骨延长要加强膝关节和踝关节的功能锻炼，尤其预防髌骨下移的发生。

(四)手术后治疗

手术后按照髓内钉和外固定器手术后常规药物治疗和针孔护理等处理。手术后第2天开始进行床上功能锻炼，2周后在助行器保护下逐步下床进行负重锻炼。一般在手术后7~10天开始延长，根据患者的年龄、体质、手术创伤大小等综合因素每天延长4~10mm，在12小时内分4~10次进行。延长长度达到后，适当保持外固定2~6周，安放髓内钉另外一端的锁钉后拆除延长器，然后根据骨痂生长情况使用支具和助行器。在延长骨骼基本达到正常强度后，拆除其中一端的锁钉。在新骨生长达到正常强度后可拆除髓内钉，拆除髓内钉后3个月，肢体应避免剧烈活动。

(五)典型病例

病例1　患者男性，27岁。因外伤致左小腿短缩8cm伴有轻度足下垂。采用胫骨近端结合腓骨中段截骨，使用髓内钉与Ilizarov外固定器固定，逐渐延长胫腓骨，达理想长度后锁定髓内钉、去除Ilizarov外固定器(图7-4)。

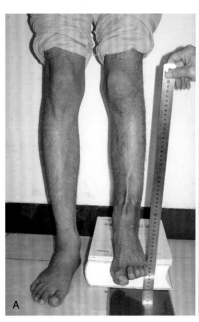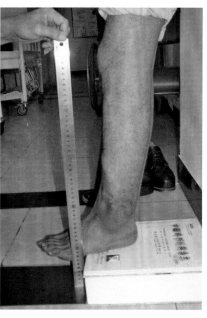

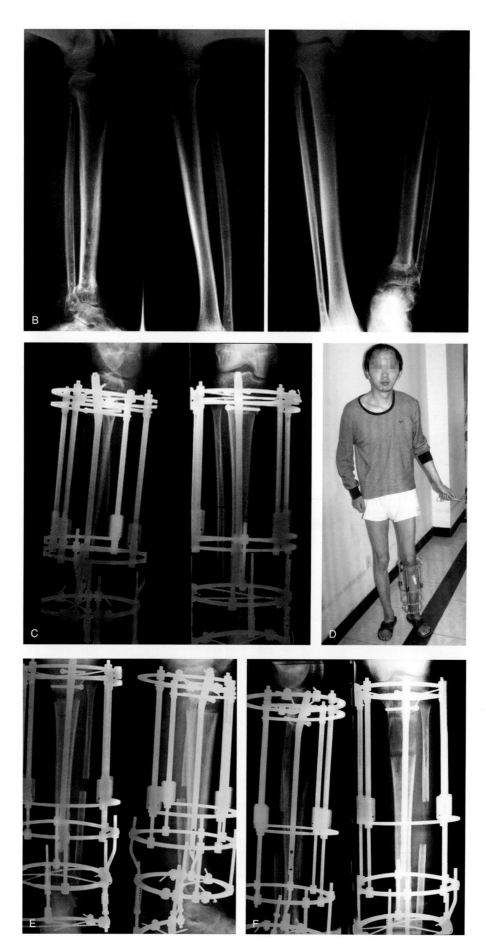

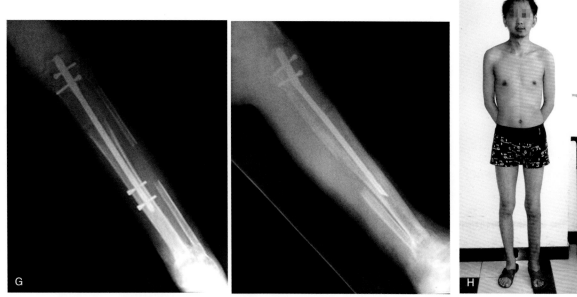

图 7-4　应用 Ilizarov 外固定器结合髓内钉内固定行胫腓骨延长病例

A. 术前患者外观；B. 术前 X 线片；C. 手术行胫骨近端截骨、腓骨中远端截骨、胫骨髓内钉内固定（远端锁钉未置入）、Ilizarov 外固定器固定；D. 术后患者大体照；E. 术后逐渐延长肢体，每天的延长目标为 0.66mm，分 4 次完成，并通过牵伸矫正足下垂畸形；F. 术后 4.5 个月延长完毕；G. 手术行髓内钉加锁并拆除外固定器；H. 随访见患者双下肢等长，力线良好。膝关节、踝关节功能良好。

　　病例 2　患者男性，18 岁，双下肢短缩畸形，伴膝关节内翻畸形、软骨发育不全，身高 122cm。手术行双侧胫腓骨截骨、胫骨髓内钉结合外固定器固定。双小腿延长 26cm 后更换为长髓内钉内固定，拆除外固定器，并加强下肢康复训练。1 年后来院，行双侧股骨截骨，股骨髓内钉结合外固定器固定，行双大腿延长 13cm，髓内钉加锁，外固定器拆除（图 7-5）。

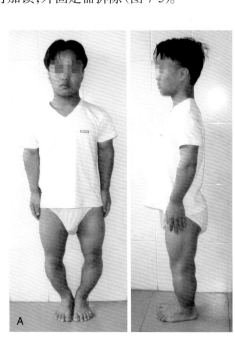
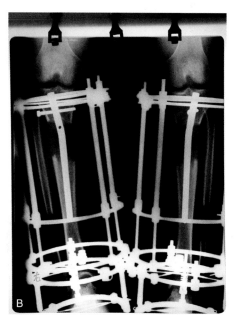

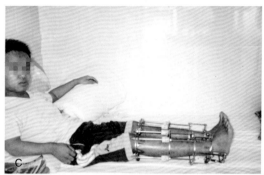

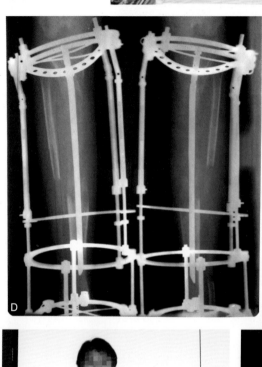

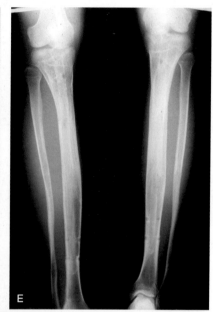

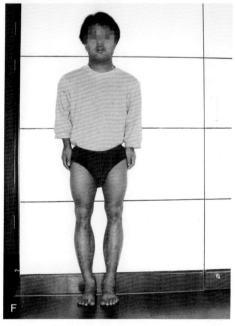

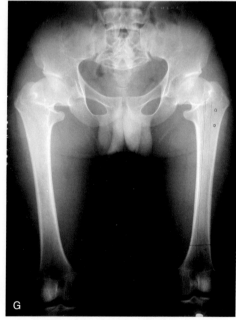

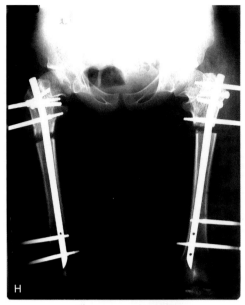
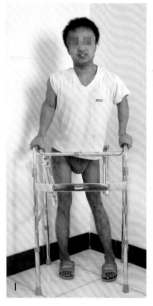
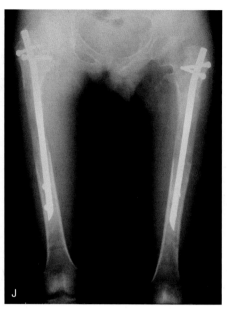
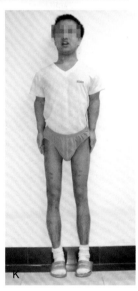
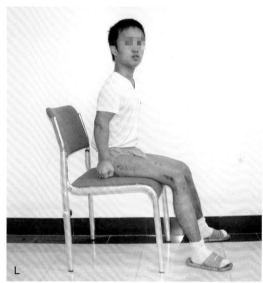

图 7-5　双下肢短缩畸形伴膝关节内翻畸形病例

A. 术前患者外观;B. 手术行双侧胫腓骨截骨,胫骨髓内钉结合外固定器固定;C. 术后 7 天,每天的延长目标为 0.66mm,分 4 次完成;D. 双小腿延长 26cm,更换为长髓内钉内固定,行远端加锁,拆除外固定器;E. 2 年后新生骨矿化,拆除胫骨髓内钉; F. 随访可见患者双下肢力线好,双侧膝、踝关节功能良好;G. 1 年后,患者来院行双侧大腿手术;H. 手术行双侧股骨小转子下截骨、股骨髓内钉置入、单边延长器固定;I. 截骨延长术后 7 天,开始行双大腿延长术;J. 双大腿延长 13cm 后,行髓内钉远端加锁并拆除外固定器;K. 随访可见患者双下肢力线好;L. 患者双侧膝、踝功能良好。

三、肱骨延长

　　肱骨短缩畸形,可分为单侧和双侧肢体短缩畸形,病因多为遗传性、外伤性、骨髓炎后遗症,上臂肢体短缩畸形的治疗原则是肱骨延长术,使用的骨延长器有单侧构型、Ilizarov 环式构型和 X-EF(Ⅱ)构型。上臂短缩畸形除了有碍美观外,一般不影响功能。但伴有严重畸形或骨的连续性异常时也会影响功能。

　　此处介绍单侧肱骨延长术,结合临床病例,就有关问题进行讨论。

　　(一) 适应证

　　1. 骨骺已闭合的青少年和成人。

　　2. 双侧上臂短缩 3cm 以上,或伴有骨不连、骨缺损的患者。

3. 肩关节、肘关节、腕关节稳定者。

4. 应用带锁髓内钉时,肱骨轴线应无明显成角畸形,髓腔直径与髓内钉适配。

(二) 禁忌证

1. 骨和皮肤有急性炎症,或慢性炎症治愈 1 年以内者。

2. 截骨区有广泛皮肤瘢痕。

(三) 技术原理

肘关节是非负重关节,且具有重力牵引作用,生物力学环境相对稳定,因此在延长过程中,肱二头肌和肱三头肌的肌力相对平衡,较少引起关节脱位的现象。如果邻近关节缺少稳定性,采用弹性跨关节牵伸固定装置,以维持治疗过程中关节的稳定。

(四) 器械构型

常用的肱骨延长器有环式和单侧两种构型。环式构型延长器的力学性能更加优越,钢针布局灵活,既符合局部解剖特点,又可维持延长矫形过程的动态力学平衡,便于线位的调控(图 7-6)。具有钢针皮肤切割少,感染率较低,瘢痕少而小等优点。单侧构型延长器具有操作简便的优点。所选用的构型,应在使用前在患者肢体上进行试用,对骨延长器进行综合评估,如有不妥应重新调整。

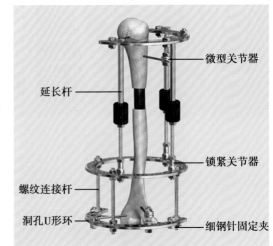

图 7-6 环式构型肱骨延长器

延长杆

螺纹连接杆

洞孔U形环

微型关节器

锁紧关节器

细钢针固定夹

(五) 麻醉

一般采取臂丛麻醉或全身麻醉。

(六) 体位

患者取侧卧位,患肢在上。

(七) 操作步骤

按照肱骨截骨术→安置器械→远端穿针→近端穿针→折骨术→整体固定或带锁髓内钉安置的程序操作。

1. 髓内钉开孔、扩髓 于肱骨近端髓内钉入点用开孔器开孔,置髓内钉导针,护髓钻扩髓(备用)。

2. 肱骨截骨术

(1)截骨位置:位于肱骨外侧大结节下 2cm 处或肱骨髁上水平面。

(2)截骨切口:于截骨处切一长约 0.8cm 的皮肤切口。插入直止血钳至骨膜,稍做钝性分离。

(3)按照微创连孔截骨术操作要求进行钻孔:钻孔既要完全,又不使其折断。如果不慎折断,可应用克氏针进行临时固定,维持骨折断端的稳定,减少出血,便于安置延长器和穿针的操作。

3. 安置延长器 延长器远端环的平面与肱骨髁平行,近端半环与肱骨大结节下 2cm 处平行;延长器纵轴与肱骨解剖轴平行。

4. 钢针布局与穿针平面 严格按照穿针技术原则穿置钢针(图 7-7)。

(1)肱骨远端穿针:屈肘 90°,由肱骨内髁突起中点上缘向肱骨外髁突起中点下缘穿以全针,钢针与肱骨解剖轴垂直。进针时避免钢针滑向后侧以免损伤尺神经,必要时可使用穿针定位器。调整好延长器与上臂的位置,锁紧钢针。

(2)肱骨近端穿针:于肱骨大结节水平、肱二头肌肌腱内侧缘或外侧缘向后侧偏前 15° 左右方向穿一全针;钢针垂直于肱骨解剖轴,钢针固定于半环孔。

(3)远端及近端穿置螺纹半针。

5. 手法折骨 拆卸掉延长器近端环上连接杆的固定螺栓,术者与助手分别握住延长器远、近端环,向反方向用力旋转,即可使骨折断。若手法折骨困难,可将骨刀插入骨间隙旋转 90° 将骨折断。确认骨完全折断后,重新装上连接杆固定螺栓并锁紧。

6. 置髓内钉 于肱骨近端置入髓内钉,髓内钉近端锁钉锁定,髓内钉远端不上锁。

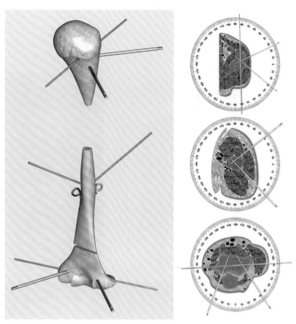

图 7-7　肱骨穿针位置示意

7. 髓内钉远端上锁。

（八）注意事项

1. 肱骨近端穿针和安置髓内钉时,注意避免损伤腋部神经、血管。

2. 肱骨髁上穿针时,注意避免损伤桡神经。

（九）术后管理

1. 常规治疗

（1）全身应用抗生素 3~5 天。

（2）用三角巾悬吊前臂。

2. 延长期管理

（1）个体化延长指数:预延期为 8~12 天;以 0.5~1.0mm/d,平均 0.7mm/d,每天分 4 次完成的基本标准,再根据不同的截骨方式、治疗阶段和具体情况进行动态调整,使机械牵伸量与组织再生能力实现最佳平衡。例如:临床应用中发现,在大幅度延长的后期,或有骨发育不良史的患者,延长指数应控制在 0.5mm/d 左右。

（2）牵伸矫形:在治疗中,对伴有畸形或骨缺损的短缩畸形,需根据骨段的畸形趋势加以矫正。

（3）功能训练:术后 3 天即可主动进行肩、肘、手及上肢的功能锻炼。

（4）定期复查:延长期每个月要定期门诊复查,酌情每 1~2 个月进行 1 次 X 线检查。

（5）停止延长:达到延长长度后,进一步调整肢体轴线和关节角度,避免肘内翻畸形。加强轴向应力刺激和功能训练,促进新骨的矿化。对使用带锁髓内钉的患者,停延 2 周左右后即可置入远端锁钉,拆除延长器,进行功能训练。

3. 拆除延长器　延长完毕后,在麻醉下,用 X 线透视机透视,安装肱骨髓内钉远端锁钉。拆除外固定器。

（十）并发症

1. 针孔感染。

2. 若发现有神经血管危象,应及时查原因,正确处理。

3. 延长期要注意上肢各关节和手部功能训练,尽可能使用患肢,防止肘关节僵硬。

（十一）典型病例

患者女性,22 岁。因幼时外伤致左侧肱骨短缩 4.5cm。应用异型髓内钉结合延长器,行内外结合肱骨延长术,经矫形治疗 3 个月后肱骨延长 4.5cm,行髓内钉远端加锁并拆除矫形器,治疗效果满意(图 7-8)。

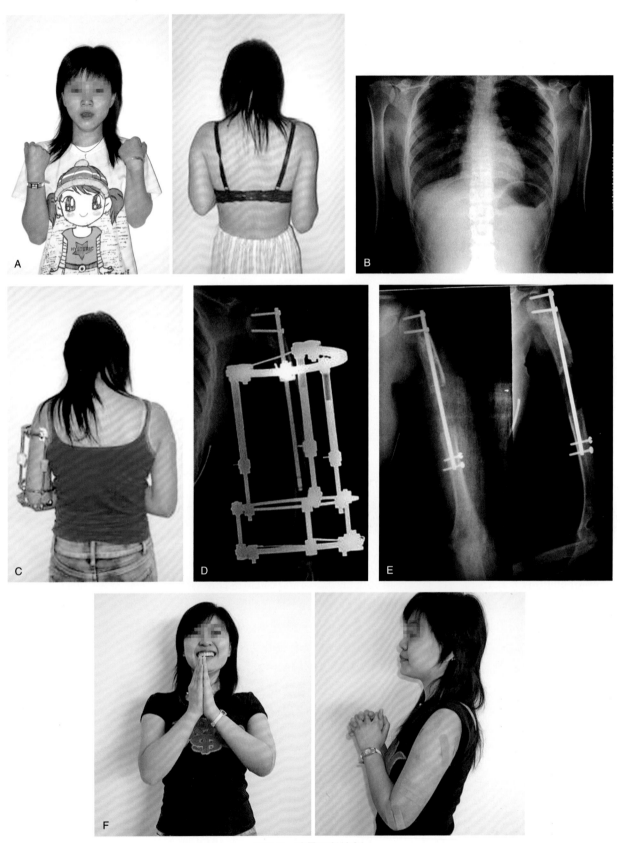

图 7-8 肱骨延长病例

A. 术前患者外观;B. 术前 X 线片;C. 术后患者外观;D. 行肱骨截骨、髓内钉内固定(髓内钉未上锁)及外固定器固定缓慢延长;E. 术后 3 个月患肢延长 5cm 后,行髓内钉远端加锁并拆除外固定器;F. 随访可见患者肩关节及肘关节功能良好。

四、尺、桡骨延长

前臂短缩畸形较少见,单纯的小幅度前臂短缩畸形一般不影响功能,治疗意义不大。伴有严重畸形或骨不连、骨缺损的短缩畸形,会严重影响患肢功能,治疗价值不很大。肱骨延长矫形技术可改善患肢功能、外观,促进患者心理健康。

（一）适应证

1. 骨骺已闭合的青少年和成人,以及因前臂短缩畸形影响发育、功能或严重影响心理健康的患者。

2. 伴有尺桡骨骨不连、骨缺损和其他畸形的前臂短缩。

3. 成人前臂短缩 3cm 以上者。

4. 应用带锁髓内钉,肱骨结构和髓腔直径要与髓内钉适配。

（二）禁忌证

同肱骨延长技术。

（三）术前准备

同肱骨延长技术。

（四）器械构型

1. 标准构型

（1）构型特点:由远、近 2 个半环、1 个全环和 3 根牵伸杆组成（图 7-9）。

（2）结构特点:采用全针与半针多点、多向的钢针布局。钢针规格:儿童用 2.0mm 全针和 2.5mm 半针;成人用 2.5mm 全针和 3.0mm 半针。

2. 特殊构型　对于特殊伤情,可根据临床需要,对标准构型进行个体化改进。

3. 内外结合构型　尺桡骨带锁髓内钉,可分别使用尺骨和桡骨带锁髓内钉,远、近端各有 1 个锁钉。

（五）麻醉

采用全身麻醉或臂丛麻醉。

（六）体位

患者取仰卧位,患肢外展。按要求使用上肢气囊止血带。

（七）操作步骤

1. 截骨术

（1）截骨位置和切口:尺骨的截骨位置在冠突下 1cm 处;桡骨的截骨位置在桡骨关节面下 2~3cm 处。截骨处各做一长约 0.8cm 的皮肤切口。

（2）截骨术:使用微创连孔截骨方法,完成钻孔后应用骨刀旋转方法折骨。

2. 安置延长器　延长器中央与前臂轴线平行;远端全环在腕关节面上 1~2cm 处;近端半环与桡骨颈平行（图 7-10）。

3. 钢针布局与穿针平面　必要时可使用穿针定位器。

（1）远端穿针:在腕关节面上 1cm 处;进针点于桡骨茎突,用拇指尖将肌腱推开后进针,全针贯穿尺桡骨,与前臂中轴垂直。调整好延长器与前臂的位置,将钢针锁紧。

（2）近端穿针:肘关节于屈曲位。①尺骨钢针位于鹰嘴处,由桡侧进针,与冠状面平行、与前臂中轴垂直,但要注意略向后偏 10° 左右,以避免伤及尺神经,穿出对侧皮肤。调整好延长器位置后将钢针锁紧。②桡骨近端钢针位于桡骨小头关节面下 1cm,从指总伸肌后缘进针,钢针由尺骨前缘滑过,穿出对侧皮肤。调整好延长器位置后,将钢针锁紧。

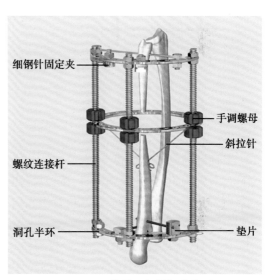

细钢针固定夹

手调螺母

斜拉针

螺纹连接杆

洞孔半环

垫片

图 7-9　尺桡骨延长器标准构型

（3）远近端背侧穿针：尺、桡骨远近端背侧穿置螺纹半针，将延长器位置调整妥当后，按图示要求穿置背侧的螺纹半针并固定（图 7-11）。

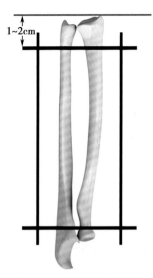

图 7-10 延长器安置示意
黑线表示外固定在骨骼上安装的位置；红线示腕关节面。

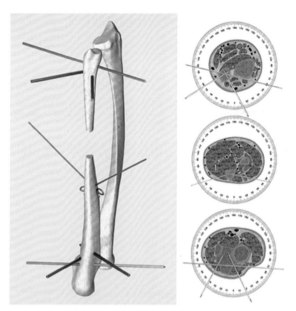

图 7-11 尺骨延长穿针平面示意

4. 带锁髓内钉操作步骤

（1）尺骨髓内钉：采用鹰嘴入口，按照尺骨髓内钉操作技术，插入带锁髓内钉和近端锁钉。

（2）桡骨髓内钉：采用桡骨远端桡背侧入口，按照桡骨髓内钉操作技术，插入带锁髓内钉和远端锁钉。

（八）注意事项

1. 穿针时，注意避免损伤尺神经、桡神经及桡神经浅支。

2. 注意术后管理和钉道感染、关节僵硬等并发症的防治。

（九）术后管理

1. 一期置入带锁髓内钉的术后管理

（1）一般治疗：①抬高患肢，卧床休息 1 周；②静脉应用抗生素 3~5 天；③保持引流通畅，72 小时内拔除引流管。

（2）处理延长障碍：截骨不全、提前愈合及带锁髓内钉在髓腔内交锁是引起延长障碍的常见原因，一旦发现应及时处理。

（3）其他术后管理内容可参考本章第二节肱骨延长部分。

（4）延长器的拆除：①停延期，将下肢机械轴调至理想范围；②在无菌条件下，借助 X 线透视观察插入远端的锁钉；③拆除延长器；④术后用小腿支具保护 3 个月。

2. 二期置入带锁髓内钉的术后管理

（1）一般治疗同一期置入带锁髓内钉的术后管理。

（2）伤口愈合后，1 周左右即可出院。

（3）辅以小腿支具保护 3 个月，同时进行肢体功能训练。

（十）典型病例

患者男性，36 岁，左前臂短缩 9cm，因影响外观及职业需要要求进行患肢延长。应用内外结合的方法延长患肢 8cm，治疗经过顺利，患者满意（图 7-12）。

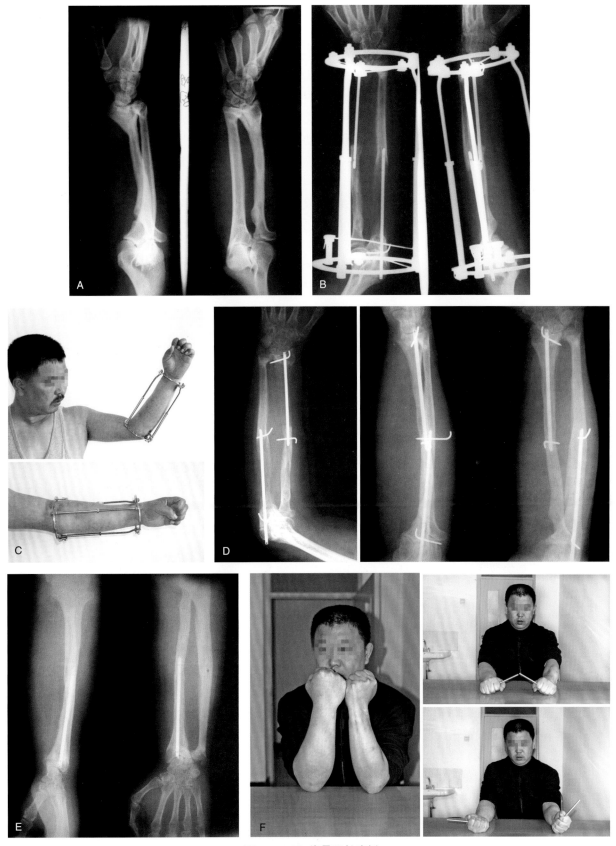

图 7-12　尺、桡骨延长病例

A. 术前 X 线片；B. 行尺、桡骨截骨，尺、桡骨髓内钉内固定（尾端未上锁），外固定器固定，术后逐渐行尺、桡骨延长；C. 延长过程中加强肘、腕关节功能锻炼；D. 前臂延长完毕，拆除外固定器；E. 术后 24 个月，新生骨矿化良好，拆除髓内钉；F. 术后肘、腕关节功能良好，前臂旋转功能良好。

（十一）小结

Paley 和 Cattanc 报道应用 Ilizarov 技术进行前臂延长 15 例,并强调为防止神经损伤、避免肢体功能受限,需要对穿针位置谨慎选择,鼓励患者及早使用患肢,进行功能活动。所报道的 15 例病例,年龄为 4~25 岁,均达到延长目的,前臂长度延长 20%~130%,大幅度延长 6 例(8.5~13.0cm),治疗时间 3~19 个月,平均 7 个月,平均随诊 12.9 个月。其中桡骨缺如 4 例,尺骨发育不良 1 例,前臂旋转障碍 2 例,骨骺发育不良 2 例,先天性短尺骨合并桡骨头脱位 1 例;桡骨远端骨骺阻滞 3 例,先天性马德隆畸形(Madelung deformity) 1 例,桡骨远端生长停滞 3 例。15 例中有 13 例肢体功能得到改善,包括书写、用刀、抓物、穿衣、梳头、处理个人卫生、游泳运动。2 例术前有疼痛术后完全改善。并发症 9 例次,其中暂时性桡神经损伤 2 例;因主动旋转活动、尺桡骨之间的剪式活动而引起的暂时性桡神经损伤 1 例;使用石膏固定再骨折 1 例;弯曲畸形 2 例;前臂旋转受限 1 例;腕关节屈曲受限 1 例;交感反应性骨萎缩 1 例。以上并发症最终均有恢复。术后调研结果为,所有患者都认为这种治疗是可以接受的,其中有 3 例计划再进行对侧肢体的治疗。

临床证明,内外结合的肢体延长方法,只要严格遵守无菌原则,选择血运好的截骨位置和合理的延长指数,基本可以避免髓内钉引起的不良后果。在临床中应用此项技术时,要求术者必需具备良好的内固定技术和肢体延长经验,否则应在有经验的医师指导下开展。

五、跖骨延长

先天性跖骨短小症俗称短跖症,可累及任何跖骨,可发生于单侧或双侧,其生长特征表现为跖骨髓板早闭,常为自发性,往往在 4 岁后才发现跖骨生长延迟,随着年龄增长继发各种症状,具体表现为外观畸形、走路时跖骨痛、足底胼胝、短趾上翘而影响穿鞋、足弓塌陷、足踇趾外翻、软组织挛缩等;正常脚趾会偏离原来的位置来填补因邻近跖骨短小而产生的空隙,使位于短跖内侧的脚趾产生外翻畸形,位于短跖外侧的脚趾产生内翻畸形等。先天性跖骨短小症的外观表现为相对应的脚趾短小,其实质是跖骨短缩,任何跖骨均可患病,其中第 4 跖骨最常受累,其次是第 1 跖骨。在多发性跖骨短小症中,第 4 跖骨常与其他跖骨同时受累。由于跖骨短缩,正常跖骨头连线抛物线形状中断,从而发生相应功能障碍。

（一）适应证

1. 骨骺已闭合的青少年和成人,以及因跖骨短缩畸形影响发育、功能或严重影响心理健康的患者。

2. 伴有跖骨骨不连、骨缺损和其他畸形的跖骨短小症。

3. 成人跖骨短缩超过 1cm 以上者。

（二）禁忌证

1. 骨和皮肤有急性炎症,或慢性炎症 1 年以内者。

2. 截骨区有广泛皮肤瘢痕。

（三）术前准备

1. **知情同意书** 向患者及家属说明跖骨短小的性质、功能受损程度,以及延长术后的外观及功能改善情况,取得其理解及配合。

2. **患肢 X 线检查** 确认短缩的部分及长度。

3. **术前嘱患者做残趾端皮肤牵拉训练** 使残趾端皮肤变得松软,有利于术后牵引延长。

（四）器械结构

跖骨延长术所用器械见图 7-13~ 图 7-15。

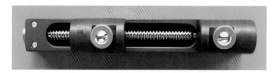

图 7-13 Orthofix 跖骨延长外固定器

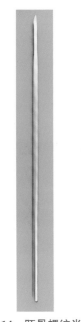

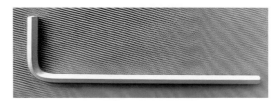

图 7-14　跖骨螺纹半针　　　　　　　　　　图 7-15　3mm 内六角扳手

（五）麻醉

全身麻醉或椎管内麻醉。

（六）体位

患者取仰卧位。按要求使用下肢气囊止血带。

（七）操作步骤

麻醉成功后，患者取仰卧位。在 C 臂透视下，用注射针头确定第 4 跖骨的截骨位置（第 4 跖骨基底部），以确保近、远端有穿针的空间，于跖骨背侧，取长约 7mm 的切口，用微创截骨器在跖骨钻孔（跖骨未断），选用 Orthofix 微型单边延长器和直径 2.0mm 的螺纹半针，按照延长器的穿针位置，于截骨处近、远端各攻入 3 枚螺纹半针。手法为：手持螺纹钉，扭转跖骨，在扭转力的作用下，跖骨断裂，此手法最大程度地保护了骨膜。复位螺纹半针至原始位置，跖骨即复位。将支架与螺纹半针牢固锁定。为了防止术后延长过程中跖趾关节脱位，用 1 枚 1.0mm 的克氏针逆行贯穿趾间和跖趾关节。

（八）术后管理

术后第 5~10 天开始延长，每次延长 0.15mm，每天 4 次。当延长到位后，同时拔除固定跖趾关节的克氏针。每 2 周摄片 1 次，待延长骨痂完全钙化后去除外固定支架。延长期间注意保持足背钉眼处干燥，不需要每日点酒精。

术后 5 天，即可用踵着地行走。当延长长度到位后支架上的所有螺丝被扭紧，即可以完全负重行走，每日行走距离不应少于 2 小时。跖骨延长完毕后，检查跖骨有无向背侧或向足底成角，如有成角发生，松开外固定，手法矫正后，重新固定。拔除跖趾关节克氏针，每日用手按摩并被动活动跖趾和趾间关节，以增加关节的活动度、防止僵硬。

（九）典型病例

患者女性，24 岁。因双侧先天性第 4 跖骨短小症，外观丑陋且形成疼痛性胼胝，上翘的短小足趾妨碍穿鞋，给患者心理造成很大负担、生活上带来很大不便。行跖骨截骨、外固定器固定术，用克氏针从足趾尖穿入至跖骨中部，固定跖趾关节及趾间关节，防止延长过程中的关节挛缩，术后逐渐延长跖骨。35 天延长期完毕，共延长 1.5cm，X 线片示第 4 跖骨头位于 5 个跖骨头形成的弧形抛物线上。拔除固定跖趾关节的克氏针。每日用手按摩并被动活动跖趾和趾间关节，增加关节的活动度。3 个月后，新生骨矿化良好，拆除外固定器。患足外观改善明显，跖趾关节、趾间关节活动情况好（图 7-16）。

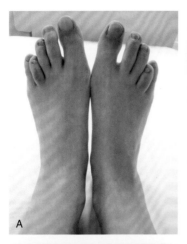

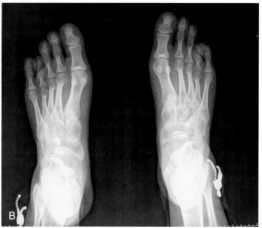

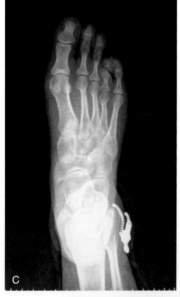

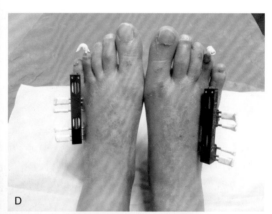

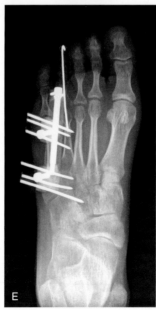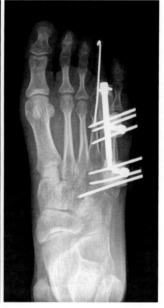

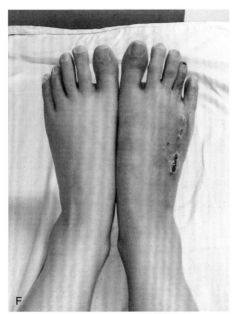
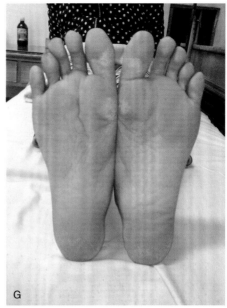
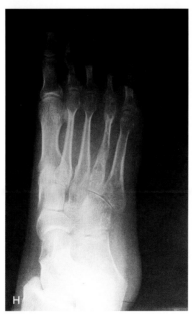

图 7-16　先天性第 4 跖骨短小症跖骨延长病例

A. 术前患者外观;B. 术前正位 X 线片;C. 右足斜位 X 线片;D. 行双侧第 4 跖骨逐渐延长,跖趾关节及趾间关节用克氏针固定;E. 术后第 7 天开始延长,每次延长 0.15mm,每天 4 次,35 天延长期完毕,共延长 1.5cm,拔除固定跖趾关节的克氏针,锻炼跖趾和趾间关节;F. 3 个月后,新生骨矿化良好,拆除外固定器;G. 患足外观改善明显;H. 拆除外固定器后的 X 线片。

第三节　髓内钉应用于肢体延长中的并发症防治

外固定延长器结合带锁髓内钉的肢体延长术的并发症包括截骨手术的并发症、外固定延长器相关的并发症和髓内钉相关的并发症。在临床上,要按照相应问题进行预防和处理。骨外固定延长器的主要并发症是针孔感染,此外还有神经、血管损伤和骨折不愈合等。发生率的高低与医师的学习曲线有关,初用者和熟练者相差甚大。根据编者 5 000 多例临床应用的统计发现,针孔感染等轻度并发症的发生率在 7% 以下,骨不连等严重并发症的发生率在 0.5% 以下,不可逆并发症的发生率为 0。所以,只要规范技术操作,认真进行术后管理,及时发现问题,正确处理,绝大多数并发症均可避免。

一、针孔感染

1. 轻度感染　针孔周围微红、微痛、针孔处纤维性包裹不严、时有少量浆液渗出,活动关节时上述症状加重,休息后减轻。治疗:加强针孔护理,适当抬高患肢休息。如有多个针孔感染,需结合全身抗生素治疗。

2. 严重针孔感染　针孔流脓,周围皮肤糜烂,有炎性肉芽组织增生,甚至有体温升高等全身症状。治疗:及时拔除钢针,行常规外科清创处理,保持引流通畅,全身运用抗生素治疗。

3. 慢性针孔骨髓炎　此并发症少见,属于严重感染。具体表现是在拔除感染针孔的钢针后,针孔久治不愈,或时好时坏,且有少量脓液流出。典型的 X 线表现为:在针孔周围有一个环形死骨区(手术可见被透亮的肉芽组织包绕),周围是存活的皮质骨。有的表现为骨孔增大,若皮质骨受到感染的持续侵蚀,可能发生病理性骨折。治疗时可彻底清创、外科换药。

二、压迫性皮肤坏死

钢针与皮肤间存在张力、外固定器的连杆或骨针对皮肤的压迫、肢体肿胀和重力压迫等,严重时可造成皮肤压迫坏死。防治方法:应保持皮肤与外固定器的距离不少于 2~3cm;消除针孔皮肤张力,以及肢体的压力以预防或治疗该并发症的发生。

三、神经与血管损伤

在小腿主要是腓总神经损伤。钢针直接损伤血管、神经的概率较少。防治方法:术前应充分了解局部解剖,避开神经、血管穿针;术中、术后一旦发现神经与血管损伤,应更换穿针位置,采取相应补救措施。

四、骨延迟愈合与不愈合

原因是过分坚强固定或固定不稳定,中后期缺少应力刺激等。防治方法:使用合理的延长和固定器材;骨干骨折的中后期,应实施弹性固定;积极功能锻炼。

五、钢针折断

钢针折断与钢针螺纹类型和金属疲劳有关。螺纹半针易在靠皮质骨外的螺纹部折断,细钢针则易在固定夹处发生断裂。预防钢针断裂应注意以下问题。
1. 选用设计合理的钢针,勿重复使用。
2. 合理的钢针布局,受力均匀,避免某一钢针应力集中。
3. 固定细钢针的锁紧力,拉张力要适宜。

六、针道骨折

采用钢针直径不应大于骨直径的 20%,否则有可能发生针道骨折。固定儿童骨骼的半螺纹半针一旦松动,容易发生骨切割而诱发针道骨折。

七、延长新生骨骨折

发生的原因是对骨折愈合的力学强度判断不确切、过早拆除外固定器所致。防治方法:不能准确判断骨折愈合的力学强度时,应将拆除外固定器的时间延迟。

八、关节功能障碍

在关节附近穿针,穿越肌肉的穿针可影响关节活动,长期的关节固定还会导致关节僵硬。防治方法:穿针时应置上下关节于中立位或功能位;避免钢针穿越肌肤和长期的关节固定;应及时拆除固定关节的外固定器或实施动力型内固定;拆除外固定器后应进行积极的康复性治疗。

第四节　带锁髓内钉在肢体延长中的优缺点

传统的骨延长技术存在长期佩戴延长器的不便,以及拆除延长器后容易发生延长骨短缩、弯曲畸形、新生延长骨骨折等并发症,在一定程度上影响了 Ilizarov 张应力骨再生理论的临床应用。带锁髓内钉技术在肢体延长中的应用与传统的骨延长技术相比有以下优点:①大幅度缩短骨延长器的使用时间;②力学上的优势使带锁髓内钉在延长期可有效维持骨折断端的对位、对线,消除了骨延长的不稳定因素,简化了骨延长器的结构,减少了穿针的数量,有效地防止术后的新骨短缩、弯曲和扭转畸形,从而提高肢体延长质量;③拆除骨延长器后,便于肢体功能锻炼和早期使用患肢,患肢载荷的微动应力刺激,有利于新骨再生和矿化等。髓内全置入骨延长器有完全不应用骨外固定延长器的优点,可免除使用骨延长器的不便,避免术后繁杂的管理,没有针孔瘢痕,可以消除患者对外固定器的恐惧心理等,而易被患者接受。

不管是内外结合骨延长技术还是髓内全置入骨延长技术,在带来优点的同时,也会带来一些新的问题。除了增加技术操作难度外,内外结合骨延长技术裸露在体外的钢针,是一个引起深部感染的潜在的重要因素,一旦发生严重的针孔感染很易波及髓内钉所在的髓腔。因此,应用内外结合技术,除了严格无菌观念、微创意识和规范操作外,要尽可能选用细直径钢针的骨延长器构型。髓内全置入骨延长器是一种很精密的骨科器械,机电故障失效也在所难免,发生率一般在 5% 左右,延长幅度小于内外结合方法。

髓内钉的置入在一定程度上会损伤髓内血供,对此 Paley 认为"任何新骨的形成可被扩大髓腔后的血管再生作用代偿,扩髓时的骨碎屑具有新骨形成的诱导作用"。为避免因髓内钉置入引起的血供问题,手术医师应严格选择截骨位置,确保骨外膜的完整,以及实施个体化延长速度等措施。在此基础上,经过长期的临床观察,尚未发现明显的新骨生长和矿化的差异。另外一个问题就是费用问题,内外结合骨延长技术增加了一次手术及带锁髓内钉,势必增加相关费用。

第五节　髓内延长式髓内钉

一、ALBIZZIA 髓内钉

ALBIZZIA 髓内钉由法国医师于 1986 年在 Dijon 大学发明,它的功能类似于外部延长器,但是一切都在肢体内进行,设备内部设有卡式弹簧,每次按照固定角度摆腿,就可以为延长器"上卡位",上 15 次卡位,这根钢针就会带动腿骨延长 1mm(图 7-17~图 7-20)。

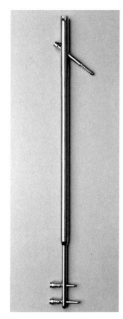
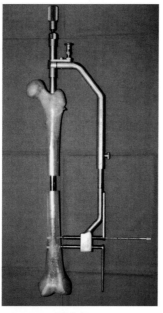

图 7-17　ALBIZZIA 髓内钉

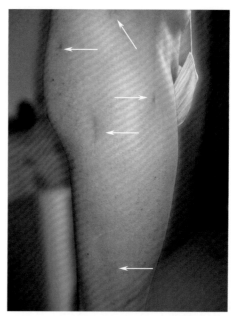

图 7-18　ALBIZZIA 髓内钉延长术后切口外观照

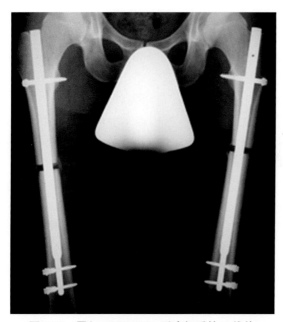

图 7-19　置入 ALBIZZIA 髓内钉后的 X 线片

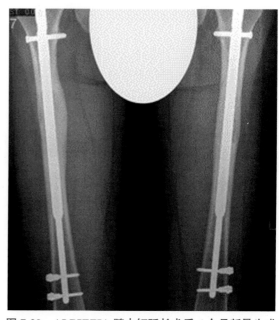

图 7-20　ALBIZZIA 髓内钉延长术后 6 个月新骨生成

　　X 线片显示新长的骨头并不平整,这需要在以后的行走中,通过腿骨受到体重的刺激慢慢调节,把多余的骨吸收,把不平整处平滑化。其没有外部支架,没有穿过皮肤,可尽量减少伤口、创伤和痛苦;避免了钢针感染的可能,也因为没有钢针刺入骨的需要,对神经和血管的伤害很少。

二、BLISKUNOV 髓内钉

　　BLISKUNOV 髓内钉是乌克兰的 Alexander Bliskunov 发明的。这种髓内钉与 ALBIZZIA 技术非常类似,患者同样需要旋转体内装置来实现肢体来延长,但不同的是患者是需要转动整个腿,而不仅仅是膝关节,让"上卡位"有一定难度,不过效果还不错(图 7-21)。

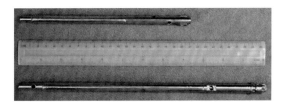

图 7-21　BLISKUNOV 髓内钉

三、ISKD 髓内钉

ISKD 髓内钉是美国佛罗里达州的整形外科医师 DEAN COLE 发明的。ISKD 髓内钉与 ALBIZZIA 髓内钉类似（图 7-22），由 ALBIZZIA 髓内钉技术改进而成。其原理是通过体外手持的电磁设备驱动内针延长（图 7-23~ 图 7-25）。其瘢痕形成与置入过程同 ALBIZZIA 髓内钉几乎一样。

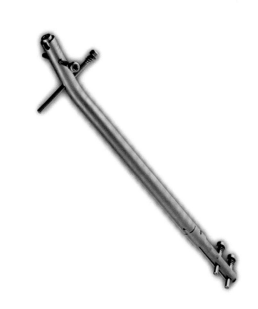

图 7-22　ISKD 髓内钉

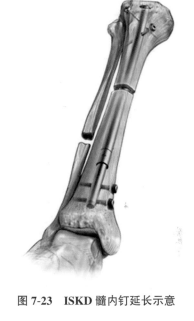

图 7-23　ISKD 髓内钉延长示意

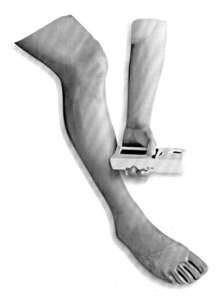

图 7-24　体外遥控

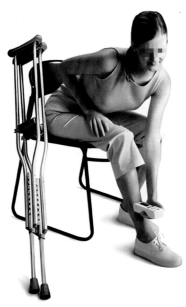

图 7-25　患者通过磁铁隔着皮肤推动内针延长

四、FITBONE 健长(Zhang)技术

FITBONE 健长(Zhang)技术,即肢体延长技术,由德国的贝茨医师发明。这是目前用于下肢延长的器械中最先进的技术。虽然与其他延长器械的原理一样,但是它不是用人工来"上卡位",而是通过连接入内的电线提供电力来驱动髓内钉延长(图7-26~图7-31)。

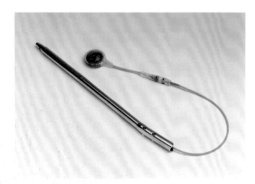

图 7-26 FITBONE 健长(Zhang)髓内钉

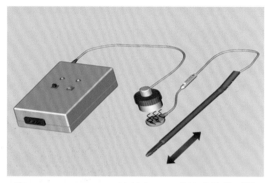

图 7-27 FITBONE 健长(Zhang)技术体外遥控

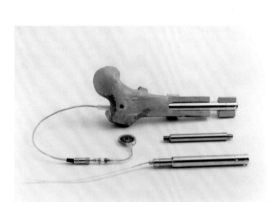

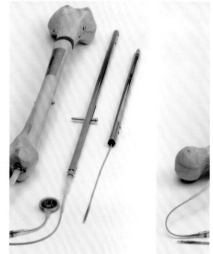

图 7-28 FITBONE 健长(Zhang)髓内钉细节

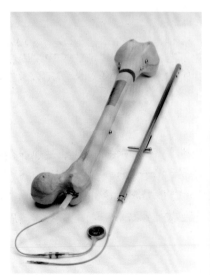

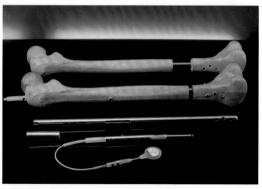

图 7-29 FITBONE 健长(Zhang)髓内钉在骨模型中的应用

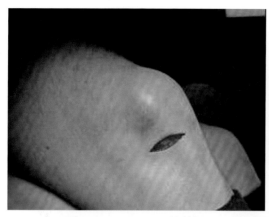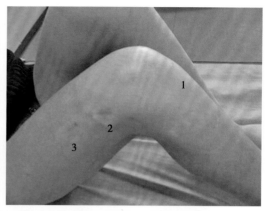

图 7-30　FITBONE 健长（Zhang）技术置入髓内钉的切口小，髌下切口仅约 **2.5cm**
1- 髌下切口；2- 锁钉切口；3- 锁钉切口。

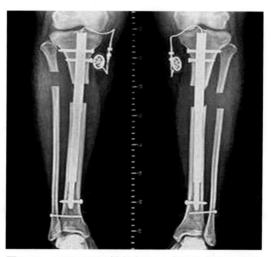

图 7-31　FITBONE 健长（Zhang）延长术后 X 线片

　　此肢体延长技术固然先进，但因为技术含量过高，构造复杂，不是纯机械结构，实际操作起来有一定难度。

　　2001 年 10 月，我国引进 FITBONE 胫骨全置入髓内延长技术，成功实施双侧胫骨全置入髓内延长技术。

　　典型病例：患者女性，23 岁，身高 156cm。行双侧胫腓骨截骨、髓内钉内固定，术后利用髓内钉缓慢延长，双小腿延长术，共延长 7.0cm，过程顺利。大致治疗过程可见图 7-32。

　　使用全髓内延长髓内钉作为肢体延长手术的体内支架相对于体外支架，有手术伤痕少、能早日行走和恢复日常生活的优势，而且患肢不用佩戴外固定器。

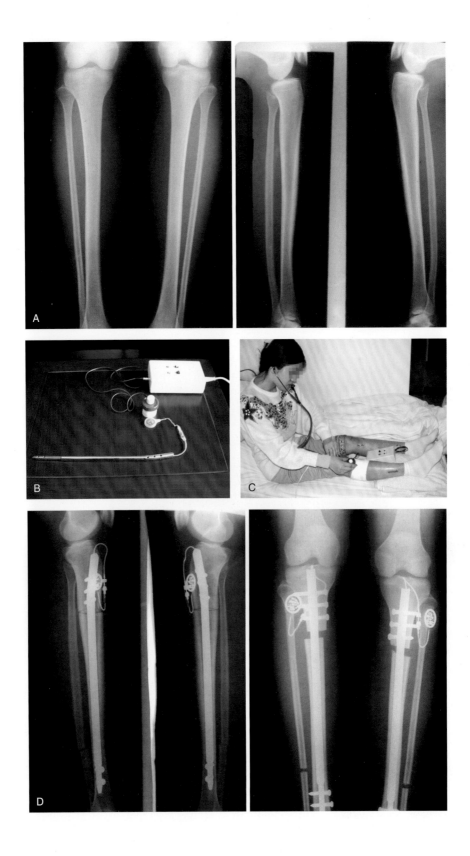

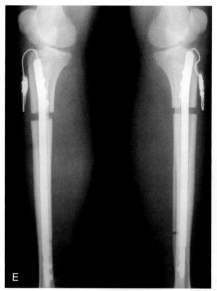
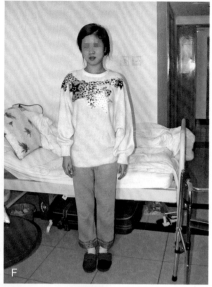
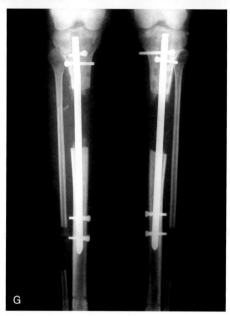

图 7-32　应用 FITBONE 健长（Zhang）髓内钉行双小腿延长病例

A. 术前患者双小腿正侧位 X 线片；B. FITBONE 胫骨全置入髓内延长髓内钉及延长控制器；C. 患者应用控制发射器进行肢体延长；D. 术后 X 线片示胫腓骨逐渐延长；E. 术后侧位 X 线片；F. 共延长 7.0cm，患者双下肢力线好；G. 延长结束后 X 线片。

第六节　带锁髓内钉结合外固定器在复杂病例中的应用

一、无菌性骨缺损骨不连

无菌性骨缺损骨不连造成肢体不稳定，常用的处理手段包括大段骨移植加局部或带血管的皮瓣、局部或带血管转移肌骨瓣、腓骨带胫骨融合等。Ilizarov 技术的引进为矫形、骨段缺损的延长及假关节的高效治疗提供了可能，运用外固定器行骨段延长与加压术治疗无菌性骨缺损骨不连取得了很大的疗效。但是，单纯的 Ilizarov 外固定技术治疗胫骨骨缺损,长期佩戴外固定器引发的钉道感染、肢体关节功能差、肢体静脉血栓等并发症,给临床带来很大的困扰。

无菌性骨缺损骨不连,可通过病灶清理、病变骨段切除、近端或远端截骨、外固定器安置骨段会师、骨端加压、髓内钉内固定、拆除外固定器等措施缩短治疗周期,彻底治愈感染性骨缺损,修复骨与软组织缺损。

(一) 术前检查和手术方案的选择

入院后进行全面体检,观察并记录:下肢站立时不同方位的形态、下肢短缩程度、皮肤情况、各肌肉肌力情况、创口情况、关节功能及畸形情况。拍摄双下肢全长站立位 X 线片、胫腓骨正侧位 X 线片。分析下肢全长机械轴线与胫骨的解剖轴线,确定胫骨有无成角畸形;分析胫骨病变部位需要切除的距离等。

(二) 手术方法

根据软组织缺损的情况设计手术入路。取出创口内的内固定材料,切除骨缺损骨不连的断端(一般为骨硬化端)。

在 C 臂透视下,确定胫骨近、远端解剖轴在一条直线上,无成角及移位,将组装好的环形外固定器套于小腿,于小腿近、远端各穿入 2 枚 2.5 的克氏针及 1 枚 4mm 的螺纹半针,其中各有 1 枚克氏针,分别固定上、下胫腓关节,各针拉张后固定。于膝关节下 6cm 或踝关节上 8cm 的位置,胫骨的近端或远端用专用截骨器闭合截骨。截骨段穿针,并与外固定器固定。在跟骨上穿入 1 枚克氏全针及 2 枚克氏半针,固定于外固定上,防止在骨段延长过程中形成足下垂畸形。

(三) 术后处理

术后即开始肌群的等长收缩和相邻关节的功能活动。术后 7~10 天开始旋转螺母,使骨块以 0.67~0.75mm/d 的速度缓缓向骨缺损处延长;定期摄片观察骨滑移的情况及骨膜内成骨的情况,及时调整延长和矫形方案。骨缺损会师后,会师处可见骨硬化或骨萎缩,皮肤及软组织嵌压。手术切除嵌压的软组织,会师处骨修整对合(或植骨),并加压固定。会师后 3~4 个月,行手术髓内钉内固定,拆除外固定器。2~3 年后复查 X 线片示骨愈合后,拆除髓内钉。

(四) 典型病例

患者男性,22 岁,左侧胫骨骨缺损约 7.0cm,肢体短缩约 1.5cm,并伴有轻度足下垂。延长术后 2 年复查,见断端及延长端骨愈合,拆除髓内钉。大致治疗过程可见图 7-33。

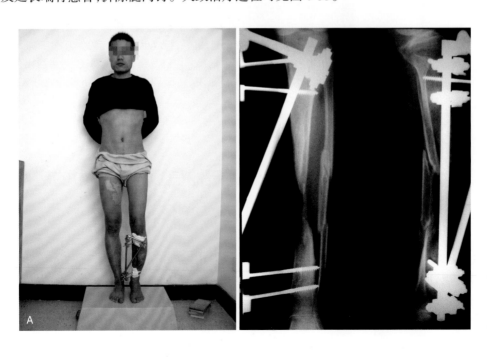

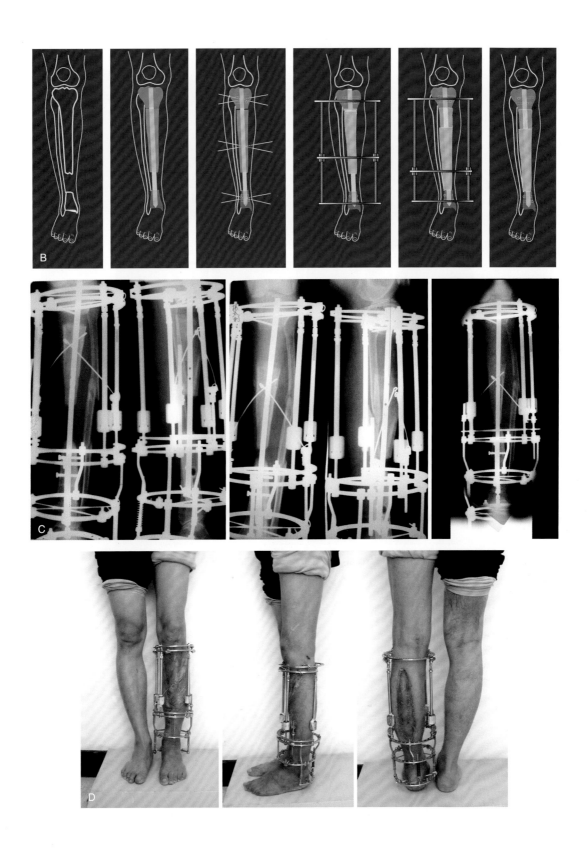

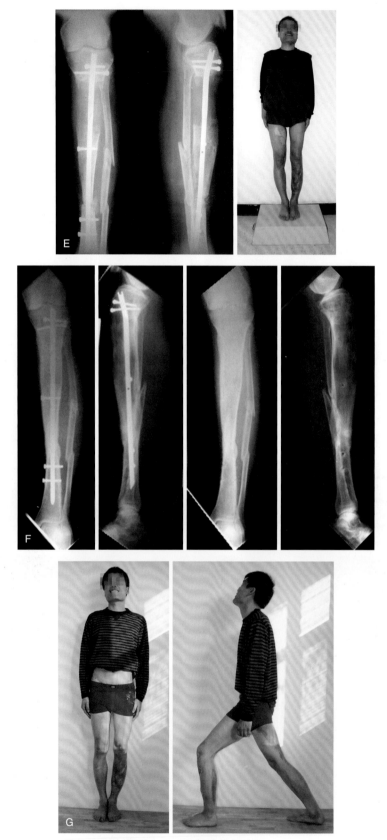

图 7-33 无菌性骨缺损病例

A. 术前患者外观及 X 线表现;B. 术前手术设计:切除骨不连病灶(长约 7cm),并行胫骨近端截骨、髓内钉及外固定器固定术;C. 术后 7 天,逐渐调整外固定器,行骨段延长;D. 术后外观情况;E. 4 个月后,断端会师,行加压固定、髓内钉加锁并拆除外固定器;F. 术后 2 年,新生骨及断端骨愈合,拆除髓内钉;G. 术后外观情况良好,各关节活动情况好。

二、感染性骨缺损

胫骨感染性骨缺损是临床骨科难题之一,目前的治疗措施包括外科扩创、伤口换药、中医中药治疗、抗生素使用及其他一些辅助治疗如高压氧等,但疗效不满意。

骨感染会导致骨和软组织出现不同程度的坏死,且死骨内会形成菌巢来容纳致病菌,这样机体的防御系统就很难攻击到这些致病菌,同时由于这些区域的血液循环很差,抗生素也很难通过血液循环输送到这里,所以彻底治疗骨感染需切除所有的死骨和坏死的软组织。切除后骨段的缺损造成了肢体的不稳定,常用的处理手段包括大段骨移植加局部或带血管的皮瓣、局部或带血管转移肌骨瓣、腓骨带胫骨融合等。Ilizarov 技术的引进为矫形、骨段缺损的延长及假关节的高效治疗提供了可能,夏和桃等改良了 Ilizarov 外固定技术,运用外固定器行骨段延长与加压术,治疗胫骨感染性骨缺损,取得了很大的疗效。但是,单纯的 Ilizarov 外固定技术治疗胫骨骨缺损,长期佩戴外固定器引发的钉道感染、肢体关节功能差、肢体静脉血栓等并发症给临床带来很大的困扰。

对于胫骨感染性骨缺损的病例,可通过病灶清理、病变骨段切除、近端或远端截骨、外固定器安置、斜拉针行骨段延长、骨段会师、骨端加压、髓内钉内固定、拆除外固定器等措施缩短治疗周期、彻底治愈感染性骨缺损、修复骨与软组织缺损。

(一)术前检查和手术方案的选择

入院后进行全面体检,明确是否有糖尿病、营养不良、贫血及其他内科疾患并做相应的治疗。检查双下肢动静脉血流的情况。取创面上的分泌物行细菌培养及药敏试验,并用敏感抗生素进行治疗。观察并记录下肢站立时不同方位的形态、下肢短缩程度、皮肤情况、各肌肉肌力情况、创口情况、关节功能及畸形情况。拍摄双下肢全长站立位 X 线片及胫腓骨正侧位 X 线片。分析下肢全长机械轴线与胫骨的解剖轴线,确定胫骨有无成角畸形。分析胫骨病变部位需要切除的距离等。

(二)根据软组织缺损的情况设计手术入路

取出创口内的内固定材料,彻底清除坏死的软组织和骨组织,直至露出正常的组织为止。切取的组织送细菌培养和药敏试验。用 3% 的过氧化氢溶液、碘伏、生理盐水反复冲洗创口,创口不关闭,用油纱填塞引流。更换手术器械和无菌单。

在 C 臂透视下,确定胫骨近、远端解剖轴在一条直线上,无成角及移位,将组装好的环形外固定器套于小腿,于小腿近、远端各穿入 2 枚 2.5 的克氏针及 1 枚 4mm 的螺纹半针,其中各有 1 枚克氏针,分别固定上、下胫腓关节,各针拉张后固定,于膝关节下 6cm 或踝关节上 8cm 的位置,胫骨的近、远端用专用截骨器闭合截骨。于截骨段穿针,并与外固定器固定。在跟骨上穿入 1 枚克氏全针及 2 枚克氏半针,固定于外固定器上,防止在骨段延长过程中形成足下垂畸形。

(三)术后处理

术后即开始肌群的等长收缩和相邻关节的功能活动。保持创口充分引流,规范外科换药。应用敏感抗生素 1 周,因感染骨组织被去除,创口内感染情况逐渐好转,随着骨段及皮肤的延长,创口逐渐缩小、愈合。患者扶拐下床,从部分负重到全部负重并进行功能锻炼。每天用碘伏清洁针孔。术后 7~10 天开始旋转螺母,使骨块以 0.67~0.75mm/d 的速度缓缓向骨缺损处延长;定期摄片观察骨滑移情况及骨膜内成骨情况,及时调整延长和矫形方案。骨缺损会师后,会师处可见骨硬化或骨萎缩、皮肤及软组织嵌压。手术切除嵌压的软组织,会师处骨修整对合(或植骨)。将斜拉针改为平行针,加压固定。会师后 3~4 个月,行手术髓内钉内固定,拆除外固定器。2~3 年后复查 X 线片示骨愈合后,拆除髓内钉。

(四)典型病例

患者男性,38 岁。因高处坠落致右小腿粉碎性骨折(图 7-34A),行外固定器固定治疗(图 7-34B),术后 2 个月并发右侧胫骨慢性骨髓炎,小腿窦道形成,长时间流出脓性物(图 7-34C)。清创手术中,可见大段感染坏死骨(图 7-34D),去除这些感染坏死骨后可见胫骨骨缺损长约 14cm(图 7-34E),皮肤缺损 3×13cm,开放创口,后期开放换药,治疗感染。Ilizarov 外固定器固定,于胫骨近、远端分别截骨,作为滑移延长骨段,两段相向滑移延长(图 7-34F),治疗骨缺损,在骨段滑移延长的过程中,皮肤可延长再生,修复皮肤缺损。术后 7 天开始旋转螺母,使骨块以每天 0.75mm 的速度缓缓向骨缺损处滑移(图 7-34G),皮肤软组织缺损逐渐缩小(图 7-34H),2 个月后皮肤软组织愈合(图 7-34I)。定期复查 X 线片,观察新生骨质量。术后 6 个月,滑移延长完成,骨缺损治疗完成(图 7-34J)断端加压固定后 4 个月,手术行胫骨髓内钉内固定,拆除外固定器(图 7-34K)。加强患肢关节功能锻炼,3 年后骨愈合,拆除胫骨髓内钉(图 7-34L)。下肢力线好(图 7-34M)。随访 3 年,感染未复发,膝、踝关节活动度好。

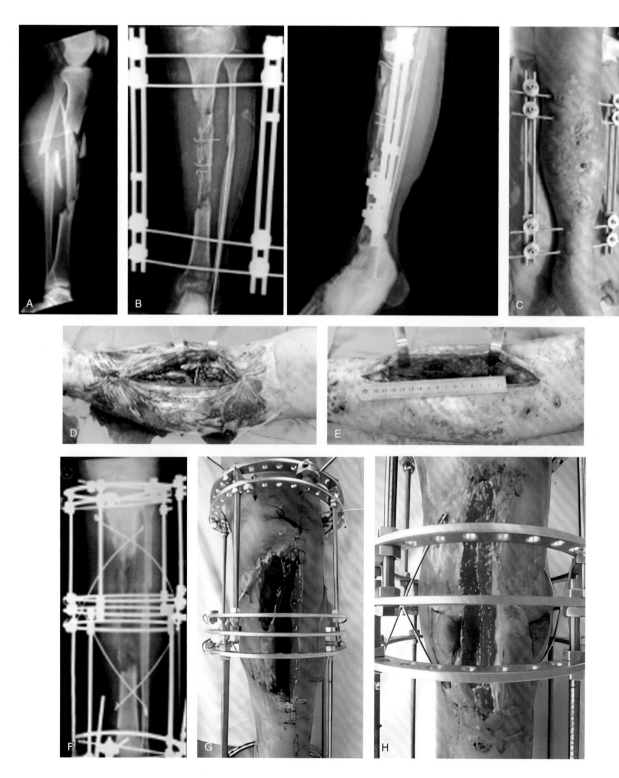

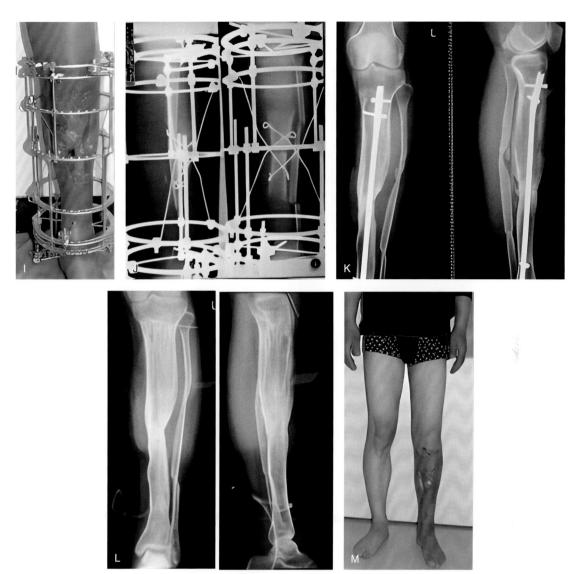

图 7-34　胫骨骨髓炎术后行骨搬运治疗病例

A. 外伤后胫腓骨粉碎性骨折 X 线片;B. 行外固定器固定治疗;C. 术后 2 个月患者并发右侧胫骨慢性骨髓炎,出现窦道流脓;D. 清创手术见大段感染坏死骨;E. 去除大段感染坏死骨后可见胫骨骨缺损长约 14cm;F. 于胫骨近、远端分别截骨,并用斜拉针固定;G. 伤口开放换药,术后 7 天开始行骨搬运,同期行皮肤牵引;H. 皮肤软组织缺损逐渐缩小;I. 2 个月后皮肤软组织愈合;J. 双骨段相向会师,新生骨生长良好;K. 加压固定后 4 个月,行胫骨髓内钉内固定,拆除外固定器;L. 3 年后骨愈合,拆除胫骨髓内钉;M. 3 年后随访可见患者双下肢力线好,膝、踝关节功能良好。

(五) 技术特点

Ilizarov 技术结合髓内钉治疗胫骨大段感染性骨缺损,减少了外固定器的佩戴时间,减少了针道感染的并发症,为恢复关节功能争取时间。

运用内外结合技术治疗胫骨大段感染性骨缺损,具有以下几个优点。

1. 减少关节僵硬并发症　贯穿肌肉的钢针限制了关节活动,内外结合治疗可以缩短外固定器佩戴时间,给关节功能康复争取了时间。

2. 减少了针道感染　外固定佩戴时间短,是减少针道感染的主要原因。

3. 利于新生骨生长　Ilizarov 强调髓内血供的作用,Paly 等认为扩髓后的新生骨形成可被扩大髓腔后的血管再生作用代偿,扩髓产生的骨屑具有新骨形成的诱导作用。

(六) 注意事项

1. 需彻底切除感染骨段,彻底清创,防止感染复发。

2. 骨段会师后,骨端加压固定 3~4 个月,以防止新生骨的回缩、原骨缺损处的骨端分离。

3. 置入髓内钉前确保创面愈合,确保针道无感染迹象。

内外结合治疗胫骨大段感染性骨缺损,减少了外固定器的佩戴时间,增加了患者的舒适度,使患者能够尽早行关节功能锻炼,减少了关节僵硬并发症的发生,有效防止再骨折的发生,减少了针道感染,利于新生骨生长。

三、四肢良性肿瘤

(一) 概述

对良性肿瘤所致的骨折,用髓内钉治疗的目的在于:①解除或减轻疼痛;②对局部肿瘤切除后行病理检查,以确定肿瘤性质;③矫正畸形;④切除瘤体,稳定骨折;⑤治疗骨缺损。

如果因为局部疼痛等症状或摄 X 线片发现股骨、胫骨的病理损害并可导致骨折时,应行手术治疗,这样可以避免骨折发生后治疗的不便。通过病变组织的病理检查,确定占位病变的性质,同时在骨折发生前进行固定,对患者的进一步治疗有很大帮助。

(二) 典型病例

患者男性,22 岁,患胫骨纤维异样增殖症,肢体前弓短缩畸形 7cm。将瘤段切除后造成骨缺损 12cm,共 19cm。对胫骨近端进行截骨后,使用髓内钉 + 外固定器固定,采用内外结合的方法使骨段与肢体同步延长(图 7-35)。

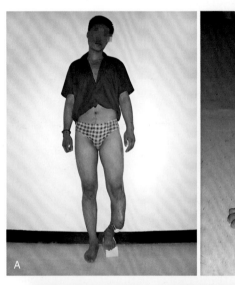
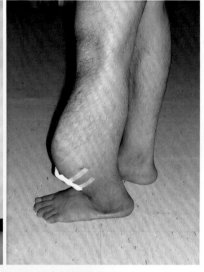
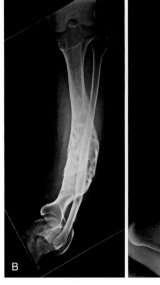
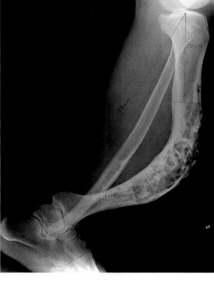

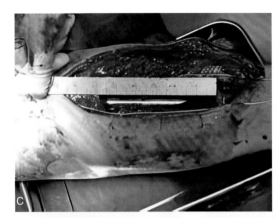
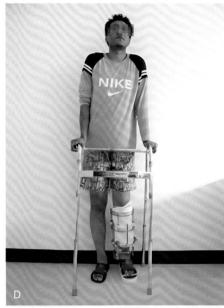
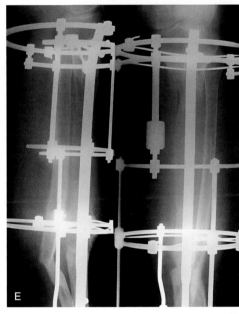
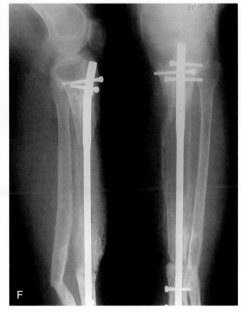
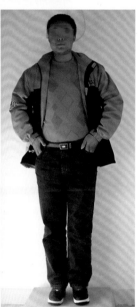

图 7-35　胫骨纤维异样增殖症切除术后应用肢体延长病例

A. 术前患者外观；B. X 线片示胫骨纤维异样增殖症，肢体前弓短缩畸形(7cm)；C. 手术造成骨缺损长约 7cm，并行胫骨近端截骨、髓内钉及外固定器固定术；D. 术后患者外观；E. 术后 7 天逐渐调整外固定器，行骨延长，4 个月后断端会师；F. 术后 X 线片及患者外观。

四、骨骼畸形矫正

骨骼畸形的治疗是通过截骨的方式进行的。截骨造成了骨骼的完整性和连续性的破坏，也是一种"骨折"。既然是一种"骨折"，其愈合过程同一般的创伤性骨折一样需要遵照一般的创伤性骨折的原则进行合理的固定，否则愈合也可能不顺利。由于这种"骨折"是一种人为的破坏，因此对周围软组织破坏轻，愈合较快，但是往往畸形是某种骨骼疾病造成的，可能存在愈合的不利因素，所以也不能轻视。

传统意义的肢体骨骼畸形包括肢体的短缩、成角、弯曲和旋转。这里我们将介绍其他几种畸形的髓内钉治疗。骨骼的缺损也是一种畸形，在这里一并介绍。

髓内钉治疗长骨畸形也已经有很长的历史。自 1939 年德国 Küntscher 首次使用髓内钉治疗股骨干骨折,1959 年 Sheffield 用髓内钉治疗成骨不全——将弯曲的骨骼多段截骨后,用髓内钉内固定治疗。也曾有人将金属固定物插入成骨不全患儿的下肢骨髓腔内,来预防长骨畸形。尽管如此,长期以来接骨板内固定一直都是国内的首选。由于 Ilizarov 技术的传入,其稳定可靠的固定、灵活的可调性及其兼具固定、矫形、延长功能的优越性能使其成为矫形的首选。由于畸形骨骼和髓腔的不规则性,很少有人在畸形矫正中使用髓内钉。20 世纪 90 年代初,罗先正提出髓内钉可与外固定器相结合进行肢体延长,并对胫骨髓内钉的近端角度和长度根据国人的解剖特点进行了改进。1997 年后,美国的 Paley 和中国的夏和桃的大宗病例将髓内钉与外固定器结合使用治疗肢体短缩,取得了很好的临床效果。多人的临床实践证实了两者结合使用的可能性,减少了人们对骨髓炎这一严重并发症的担心。两者结合使用,发挥了外固定器矫正畸形的良好性能和带锁髓内钉的固定优势,早期利用外固定器进行畸形矫正(一般是短缩),可以减少外固定穿针的数量,减少并发症发生的概率;在后期拆除外固定器,利用髓内钉单独固定,减少外固定器的佩戴时间,已经是较多医师的共识。美国的 Paley 单独用髓内钉矫正膝内、外翻畸形也取得了很好的临床效果;德国已经有肢体延长和骨骼缺损的髓内钉用于临床。现在,国内已有多家医院开展了髓内钉结合外固定器治疗肢体骨骼缺损,髓内钉结合外固定器治疗肢体短缩也有一定的应用。

(一) 髓内钉矫正骨骼畸形的适应证和手术设计

1. 髓内钉矫正畸形的适应证　髓内钉矫正畸形与治疗骨折一样,无髓内钉使用的禁忌证,具有下列情况的长骨畸形可以单独或与外固定器结合使用髓内钉进行矫正。

(1)四肢成角畸形:包括膝关节内、外翻畸形,股骨前弓畸形。

(2)四肢旋转畸形:如小腿内、外旋畸形。

2. 手术设计　手术设计是畸形矫正的第一步,良好的设计是成功的根本。手术设计首先考虑截骨的位置,其次是固定的方式,然后是手术后的调整,这样才能保证手术后的治疗效果。

手术前建议使用模板进行手术设计。截骨既要考虑骨骼畸形的矫正,还要考虑髓内钉的安装,在下肢还要考虑肢体的整体力线。

单纯成角畸形,骨干畸形的截骨位置在畸形的顶点,直接行髓内钉内固定。当畸形的顶点靠近关节端,需要在不影响髓内钉内固定和不影响整体力线的情况下适当远离关节端截骨,以利髓内钉锁钉的安装。然后将断端移位恢复力线。

髓内钉或与外固定结合治疗长骨畸形的方法正在世界各地逐步开展。这种治疗方法,首先要服从畸形矫正的原则,同时要服从髓内钉的使用原则;结合使用外固定器还要掌握外固定器的使用要领,具有外固定手术后的管理经验,否则不能达到很好的临床效果,甚至会因髓内感染而造成严重的后果。

3. 操作要点

(1)截骨操作:可以使用钻孔后骨刀、线锯、摆锯截骨。矫正畸形的截骨要在安装髓内钉之前和扩髓之前完成。单纯用于延长的截骨可以在髓内钉安装前、扩髓之后完成,或扩髓前不完全截骨。

畸形患者的解剖结构可能会发生一些异常,在使用钻孔后截骨和摆锯方法时,防止损伤对侧软组织内的重要结构。

(2)髓腔准备:使用髓内钉进行畸形矫正时,一般都需要进行扩髓,接受这种治疗方式的患者很少患有严重的全身疾病,发生脂肪栓塞的机会也不会很多。因为有时需要偏心扩髓,因此使用刚性髓腔锉的效果会更好。

(3)髓内钉和锁钉的安装:髓内钉的安装与常规方法相同,但是在矫正骨端畸形时,有时为了矫正畸形的需要,髓内钉可能在旋转的位置上安装。无论任何形式的矫正,尾端的锁钉都要在第一次手术时安装。前端锁钉的安装时机视有无针对缩短畸形的延长而定,无延长的病例在手术同时安装;需要延长的病例,在延长结束后、拆除延长器前进行安装。

4. 术后管理　手术后何时负重和如何负重应根据软组织肿胀程度与固定的稳定性综合考虑。

髓内钉与外固定器结合矫正畸形的术后管理,一般遵照外固定术后管理的原则进行。有时还需要通过外固定对残余畸形进行矫正。应加强外固定的针孔护理,预防针孔感染及继发的骨髓炎。

熟练掌握髓内钉理论和使用方法,能够很好的利用髓内钉进行骨折固定就能很好的利用它来矫正畸形。熟练掌握髓内钉的使用要领和外固定的使用原则和技巧,就能够使两者结合,取得很好的临床效果。

(二) 膝关节内翻畸形的矫治

1. **适应证**　膝关节内侧酸痛不适,长时间行走尤为明显,膝关节内翻畸形,双下肢力线通过膝关节中心点内侧。

2. **术前设计**　胫骨结节下截骨、腓骨中上段截骨,外固定器固定,通过外固定矫正畸形,置入髓内钉内固定,拆除外固定器。

3. **目的**　通过截骨矫正小腿近端内翻(膝内翻)畸形,纠正下肢力线,保护膝关节。髓内钉内固定,充分发挥髓内钉的特点,手术创伤小,不用长时间佩戴外固定器,肢体功能恢复快。

4. **手术操作**　麻醉成功后,患者取平卧位,常规铺单,双下肢止血带充气,常规胫骨髓内钉高位入路,开孔,扩髓(备用)。通过微创截骨器截骨,外固定器固定,胫骨近端截骨,通过外固定器矫正双侧胫骨近端畸形,通过髓内钉近端入路,置入髓内钉,远、近端分别锁定,拆除外固定器。

5. **术后效果**　术后双下肢力线正常。膝关节活动范围正常。

6. **小结**　髓内钉结合外固定器治疗膝内翻,疗效确切,手术创伤小,术后只保留髓内钉,方便患肢关节功能锻炼。术后更大程度保留了膝关节功能。

7. **典型病例**　患者男性,42 岁。主因"膝关节内侧酸痛不适,长时间行走后尤为明显"入院。双膝关节内翻畸形(图 7-36A),双侧胫骨近端解剖轴内侧角为 77°(正常 87°)(图 7-36B、C),双下肢力线通过膝关节中心点内侧,偏距 2cm。治疗过程详见图 7-36D~F。

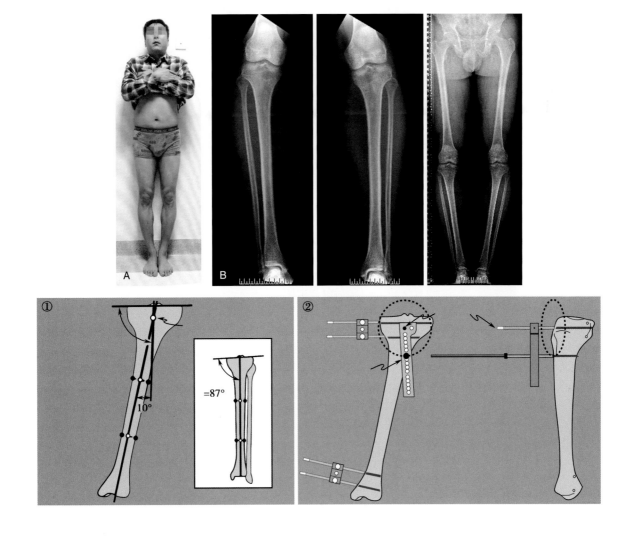

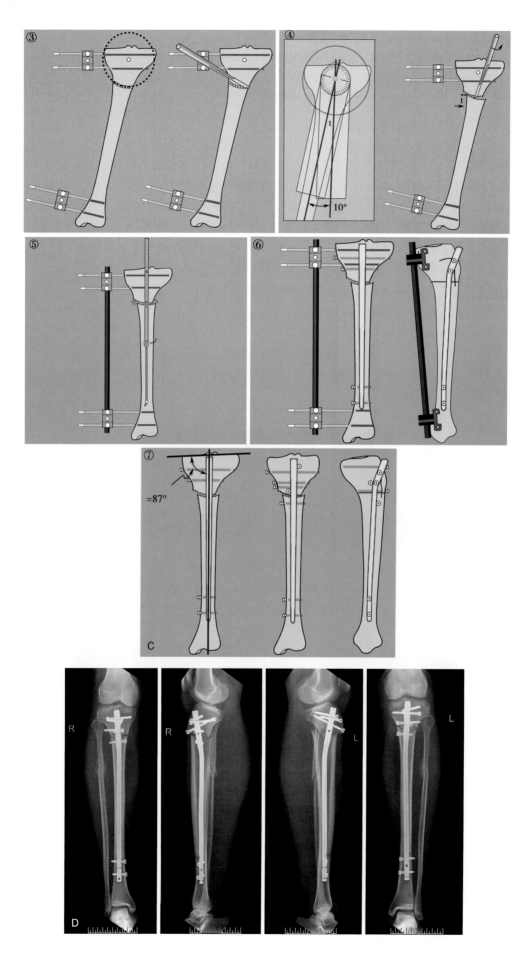

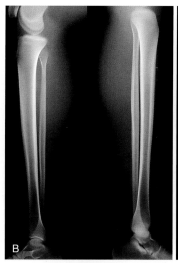
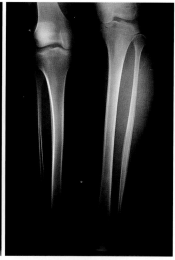

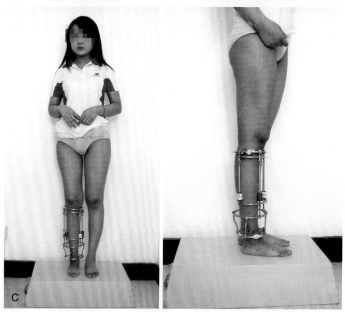

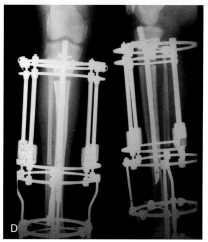
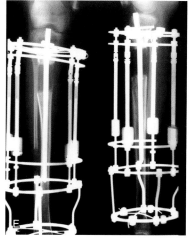

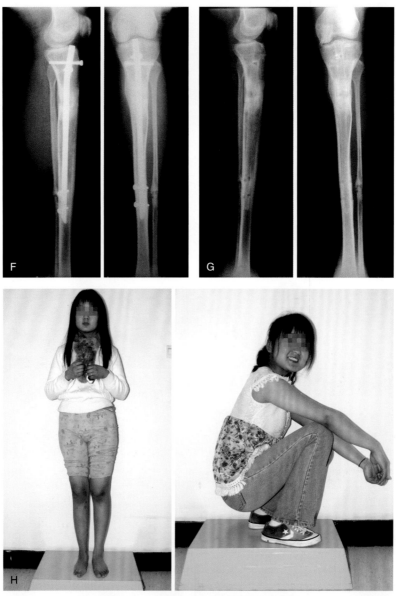

图 7-39　长管状骨旋转畸形矫治病例

A. 术前患者外观；B. 术前 X 线片可见左侧小腿短缩 4cm，膝关节外翻 15°，小腿内旋 30° 畸形；C. 手术行胫骨近端截骨、腓骨中远端截骨，矫正膝外翻及小腿内旋畸形，并行胫骨髓内钉内固定（远端锁钉未置入）及 Ilizarov 外固定器固定；D. 术后第 7 天开始进行骨延长，每天的延长目标为 0.66mm，分 4 次完成；E. 术后 2 个月延长完毕；F. 延长完毕后，经过 20 天的停延期，给予髓内钉远端加锁并拆除外固定器；G. 1 年半后复查 X 线片可见新生骨矿化，拔除胫骨髓内钉；H. 随访可见患者双下肢等长，双下肢力线好，膝、踝关节功能良好。

（杨华清　彭爱民　夏和桃）

第八章 髓内钉治疗的并发症

髓内钉治疗的并发症大致可分为三类：①围手术期并发症；②术后远期并发症；③技术相关并发症。

第一节 围手术期并发症

一、感染

感染是髓内钉内固定手术最严重的并发症之一。

（一）病因

常见病原菌分别为金黄色葡萄球菌、产气荚膜梭菌和阴沟肠杆菌。大多存在易感因素，如：①开放性骨折：Gastillo Ⅱ、Ⅲ型骨折。②术前行牵引治疗，针道污染。为减少牵引针或外固定螺钉处感染，最好在拔除牵引针后5~7天再行髓内钉手术，并在术前应用抗生素防治感染。③骨筋膜间隔室综合征，筋膜切开术后。④多发伤，合并血源性感染。⑤术中切开复位，广泛剥离软组织，未能一期闭合伤口。⑥二次以上手术，反复手术造成骨及周围软组织循环受损，增加感染概率。⑦骨折碎块或扩髓与插钉形成的游离骨块，骨块极易成为感染根源（图8-1）。

文献报道，应用髓内钉治疗股骨干闭合骨折时，术后感染率为0.9%（Winquist）；治疗肱骨骨折时，术后感染率为5.0%（Stern）；治疗胫骨闭合骨折时，术后感染率为3.3%；治疗胫骨开放性骨折时，术后感染率为4.7%~7.3%。在临床上，髓内钉感染病例大多通过病灶清除手术及使用大剂量抗生素即可痊愈。骨折愈合后拔除髓内钉。

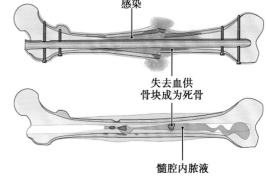

图 8-1 髓内钉内固定术后感染，死骨形成原因示意

（二）临床表现

髓内钉内固定术后感染有明确的外伤史和手术史。根据感染出现的时间，其临床表现也有不同。早期感染为急性感染，多由高毒力的致病菌（如金黄色葡萄球菌、革兰氏阴性杆菌等）所致，主要的临床表现为持续的发热、疼痛、红斑、水肿，伤口出现血肿及延迟愈合等。而迟发及慢性感染多由低毒力致病菌（如凝固酶阴性葡萄球菌等）所致，而患者的临床症状不典型，可表现为持续或逐渐加重的疼痛及局部窦道形成等（图8-2）。

（三）影像学检查

1. **X线** X线片早期表现不明显，晚期显示软组织肿胀、骨腐蚀及骨膜反应等，对比既往检查，当出现新近形成的线性骨膜反应、骨质溶解及皮质骨的不规则排列时，要高度怀疑感染的可能；X线片所体现的骨感染的主要特点为：骨腐蚀；反应性新骨形成但不是骨痂；新骨的形成部位远离骨折断端（图8-3）。需要指出的是：骨腐蚀与破坏在感染后的10~21天才能在X线片上表现出来，因此，X线对感染早期诊断的价值有限。了解髓内钉术后感染范围，有窦道者可经窦道造影X线检查了解大致范围。

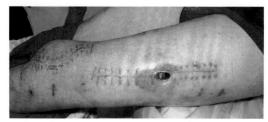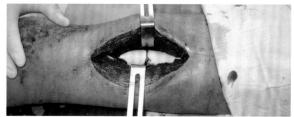

图 8-2　股骨髓内钉内固定术后感染，局部窦道形成与清创术中所见死骨

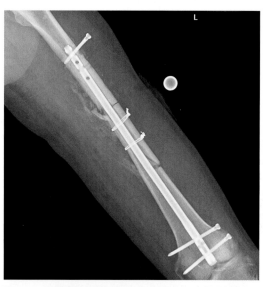

图 8-3　股骨髓内钉内固定术后感染反应性新骨表现

2. CT　CT 平扫能对骨组织的变化进行准确评估，在识别死骨方面具有一定的价值，但因其对软组织的分辨率较差，在急性感染中的诊断作用有限，主要用于慢性感染的评估。髓内钉术后感染在 CT 上可表现为骨质硬化、局部增厚、窦道等改变。需要注意的是，当内固定存在时，CT 扫描的成像质量会下降，CT 三维重建对感染诊断的意义不大。

3. MR　MRI 在诊断骨关节感染方面较 CT 的敏感性更高，其敏感度高达 82%~100%，特异度为 75%~99%，对于感染早期的诊断具有重要价值（感染后 3~5 天即可检测到）。此外，MR 检查能清晰的显示感染的范围，有助于确定清创的界限。当今骨折内固定材料均允许 MR 检查，无须顾虑。

4. PET/CT　在诊断骨折内固定术后感染方面准确性更高，其诊断感染的敏感度超过 95%，特异度为 75%~99%；与 MR 检查相比，最大的优势是可以用于体内放置有金属内置物患者感染的评估。但由于该检查的花费较多，限制了其在诊断感染方面的临床应用。

（四）实验室检查

实验室检查主要通过血清学炎性指标白细胞计数（white blood cell，WBC）、红细胞沉降率（erythrocyte sedimentation rate，ESR）、C 反应蛋白（C-reactive protein，CRP）及降钙素原（procalcitonin，PCT）等对感染情况及严重程度进行评估。

在早期急性感染中，几乎所有患者均会出现 WBC、ESR 及 CRP 的升高，但 WBC 很少超过 $15 \times 10^9/L$。而在慢性感染中，WBC 通常是正常的，约有 65% 的患者会有 ESR 及 CRP 的升高。血清 PCT 是诊断感染最敏感的指标之一，其正常血清浓度<0.1ng/ml，严重感染时可达 50ng/ml，可作为纳入性而非排除性的诊断指标，其检测结果阳性时，表明存在感染，但其检测结果阴性时，并不能排除感染。使用低浓度的临界值能提高诊断的敏感性。需要指出的是，PCT 检查并不能区分是软组织感染还是骨组织感染，此外，利用局部组织中 PCT 浓度评估感染的价值尚需进一步验证。

血清炎性指标的联合应用能提高诊断感染的精确性。Stucken 等研究发现,当 WBC、ESR、CRP 三者均阳性时,感染的发生率为 100%,但需要指出的是,当三者均阴性时,仍有 19.6% 的患者存在感染。在炎性指标的敏感性与特异性方面,Michail 等指出,利用血清炎性指标评估骨髓炎的最佳临界值分别为:WBC 14×10^9/L,ESR 67mm/h,CRP 14mg/L,PCT 0.3ng/ml,在此临界值下,CRP 诊断骨髓炎的敏感度和特异度均最高,分别为 85% 和 83%。此外,Michail 还探讨了不同炎性指标的代谢特点:在治疗起始,骨髓炎患者血清炎性指标的浓度显著高于软组织感染的患者,在接受治疗后,骨髓炎患者血清 WBC、CRP 与 PCT 下降至近临界值的时间约为 1 周,而 ESR 出现显著下降至少需要 3 个月。出现这些结果与炎性指标在体内的代谢密切相关,WBC 的半衰期为 6~8 小时,于感染后 1 小时开始升高,治疗后 2~3 天降至正常;ESR 于感染后 1~2 天开始升高,1 周后达到高峰,治疗数周后才能降至正常;CRP 的半衰期为 18 小时,感染后 4~6 小时开始升高,48 小时后达到高峰,治疗 3~7 天后降至正常;PCT 的半衰期为 24 小时,感染后 6 小时开始升高,24 小时后达到高峰,治疗 5~6 天后降至正常。通过上述分析可以看出,ESR 升高快、下降慢,可作为病情的随访指标,而 CRP 敏感性高,可作为疾病的监测指标。

(五) 治疗

髓内钉内固定术后感染的治疗包括抗感染和髓内钉处理两方面。感染的治疗包括抗生素的应用、病灶清除、伤口冲洗等处理;髓内钉的处理主要是髓内钉的去留问题。

1. 抗生素的应用

(1) 全身抗生素的应用:对于骨组织感染,传统观点认为,病灶清除后应持续静脉用药 4~6 周,但近年来研究发现,口服和静脉用药能够达到近似的疗效,但口服的副作用更低且花费更少。在治疗时间方面,目前尚未有足够的证据表明应用抗生素超过 4~6 周临床疗效更佳。

(2) 局部抗生素的应用:抗生素的局部应用主要用于慢性骨髓炎的治疗。慢性骨髓炎常出现局部骨质缺血硬化、软组织瘢痕化,因而病灶部位血供较差,全身应用抗生素有时很难达到有效杀菌浓度,且常合并有骨不连,病灶清除去除死骨后常会出现骨缺损。因此,局部应用合适的含抗生素载体,不仅能填补缺损,闭合无效腔,阻止瘢痕长入,而且局部高浓度的抗生素能在一定程度上杀灭或抑制细菌。髓内钉感染当前多倾向于去除原髓内钉,可用含抗生素 PMMA 骨水泥包含一较细髓内钉后固定(图 8-4),PMMA 骨水泥是目前最常使用的抗生素载体,但其生物相容性差,释放率低,在体内不能自行降解,需二次手术取出。

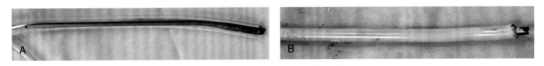

图 8-4　髓内钉添加抗生素骨水泥
A. 细髓内钉插入胸腔引流管内;B. 髓腔周围灌入骨水泥。

2. 病灶清除　充分彻底的病灶清除是外科治疗感染的基础和前提,病灶清除的目的在于尽可能多的去除坏死组织以达到减少致病菌负载的目的。病灶清除的范围包括去除所有的:①失活组织与感染组织;②肉芽和已机化的瘢痕组织;③髓腔脓液及炎性组织;④硬化的骨组织。病灶清除的程度以骨与软组织创面出现新鲜渗血为止。研究表明,扩大范围式的病灶清除术后疗效最佳。可使用髓腔钻协助清除髓腔内的感染组织。

3. 伤口冲洗与负压封闭引流技术的应用　目前,关于伤口冲洗仍存在诸多方面的争议,主要表现在:①高压冲洗还是低压冲洗;②持续冲洗还是脉冲冲洗;③冲洗容量。在冲洗溶液添加剂方面,目前美国食品药品监督管理局(Food and Drug Administration,FDA)仅批准使用生理盐水、灭菌用水及 0.05% 氯己定作为添加剂。而最近的一项临床研究结果表明,在骨关节感染的治疗中,对于采用添加抗生素的溶液冲洗作为常规治疗手段应持谨慎态度。而对于表面活性剂,由于其对机体的副作用较大,不推荐使用。对于在冲洗溶液中添加防腐剂,如碘伏、过氧化氢溶液等,虽然杀菌效果良好,但高浓度时会破坏宿主细胞,导致伤口的延迟愈合。

　　负压封闭引流(vacuum sealing drainage,VSD)技术在内固定术后感染的治疗方面具有独特的优势,通过负压吸引能在一定程度上抑制细菌繁殖,降低组织间隙压力,减轻组织水肿,增加局部血供。国内外诸多研究结果表明,VSD 技术能促进肉芽组织生成,减少使用组织瓣或肌瓣转移来覆盖创面。需要注意的是,VSD技术仅作为骨感染的一种辅助性的治疗方法,在使用过程中应注意其放置时间不宜超过 5~7 天,否则会增加感染风险。此外,应定期检查装置的密闭性及负压的有效性,及时清除管腔内异物,防止堵管的发生。

　　4. 髓内钉处理　建议尽早去除髓内钉、清除病灶及使用抗生素,采用外固定的方式或抗生素骨水泥自制髓内钉对骨折断端进行固定。需要指出的是,不论是急性感染还是慢性感染,保留髓内钉要慎重。

二、脂肪栓塞

　　脂肪栓塞综合征(fat embolism syndrome,FES)是潜在的致死性综合征,是脂肪滴栓塞在肺、脑、肾和皮肤微血管的表现,是长骨或骨盆创伤及髓内钉内固定后常见的亚临床事件。实验表明非扩髓髓内钉比扩髓髓内钉更容易发生 FES(图 8-5)。

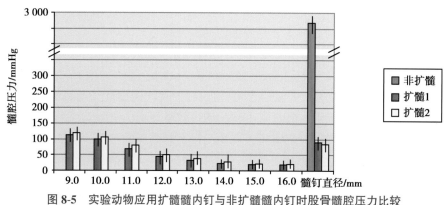

图 8-5　实验动物应用扩髓髓内钉与非扩髓髓内钉时股骨髓腔压力比较

　　单骨骨折时 FES 的发生率为 0.5%~2.0%;多发骨折时其发生率上升至 5%~10%。呼吸窘迫综合征(ARDS)是 FES 少见但严重的后果。Lahiri 报道 FES 发生在伤后 12~72 小时,>90% 发生在伤后 24 小时。

　　1. 病理生理学　FES 的发生有两种理论。

　　(1)机械因素论:机械因素论认为是由于骨、脂肪和骨髓栓子造成症状,这些颗粒在骨折后进入循环系统,较大的栓子堵在肺动脉,造成呼吸困难;较小的栓子通过肺毛细血管前吻合支或卵圆孔进入体循环。急性期蛋白的合成也与脂肪栓子的阻塞有关。体外和体内实验均显示,CRP 与极低密度脂蛋白(very low-density lipoprotein,VLDL)、脂肪乳和乳糜微粒相黏附。由于 CRP 的血浆水平在 FES 出现症状的同时开始上升,所以理论上 CRP 在微颗粒的制造上起着重要作用。

　　(2)生化因素论:生化因素论认为游离脂肪酸是造成 FES 的原因。游离脂肪酸由创伤所继发的甘油三酯溶解或儿茶酚胺释放所动员,进入肺毛细血管床。上述因素共同造成内膜损害,对肺组织细胞也有毒性作用。肺水肿、出血和继发的血栓形成造成器官功能障碍。

　　2. 诊断　FES 的诊断有两种不同的标准。第一种确诊方法是在巨球蛋白血症的基础上存在一条主要体征和四条次要体征。主要体征包括:呼吸窘迫(包括呼吸急促、呼吸困难、PaO_2 下降和 $PaCO_2$ 升高)、脑部受累(如定向障碍、嗜睡及意识模糊、惊厥和昏迷)、瘀斑。次要体征包括:发热(高于 38.5℃)、心动过速、黄疸、血细胞比容下降及肾和视网膜病变。

　　另一种标准则没有这么严格。如果 $PaO_2<60mmHg$,$PaCO_2>55mmHg$,呼吸频率高于 35 次/min 或有呼吸窘迫的临床依据,就可疑诊 FES。

　　FES 只能依靠患者的病史和临床表现来诊断。相关的实验室检查用来评估 FES 的进展。血气分析结果可显示低氧血症。胸部 X 线片显示双侧团块状阴影("暴风雪"样),在肺的上中部尤为明显。心电图可见非特异性 ST 段改变。

3. 预防　一般的预防措施包括：骨折早期妥善处理、保持水电解质平衡和吸氧。在移动骨折患者前必须做妥当的夹板固定以最大限度的减少可能进入循环的栓子数量。股骨单一简单骨折可在损伤后 24 小时内完成最终的骨固定。研究显示，多发伤患者股骨早期固定发生 FES 和 ARDS 的概率很高，建议实施损伤控制，黄金固定时间为伤后 5~7 天。

4. 治疗　发生 FES 时，必须立即采取措施维持充足的血氧浓度。如果低氧血症严重，应行气管插管和机械通气。肺功能通常在症状出现后 3~5 天内恢复。

可用于治疗 FES 的药物包括：肝素（低分子量肝素）、乙醇和皮质激素等综合治疗。

三、深静脉血栓形成和肺栓塞

深静脉血栓形成（deep venous thrombosis，DVT）和肺栓塞（pulmonary embolism，PE）是创伤手术最常见的并发症之一。栓塞可发生在术前、术中或术后，其临床症状和体征往往难以觉察。了解与 DVT 和 PE 有关的危险因素，有助于骨科医师更好的预见患者出现栓塞的风险。

（一）危险因素

1. 骨折的位置　与上肢骨折相比，下肢骨折的患者更容易发生 DVT 和 PE。

2. 患者年龄和健康状况　有以下因素时血栓栓塞风险增加：①高龄；②存在创伤、心脏病、感染、肥胖、Leiden Ⅴ因子所致的活性蛋白 C 抵抗、高胱氨酸血症、肾病综合征和肿瘤等疾病；③有 DVT 和静脉曲张史；④服用避孕药；⑤妊娠期或产后。

3. 骨折手术的时机、范围和时间　延迟手术，尤其是创伤数天后手术会增加血栓栓塞的风险。损伤本身对 DVT 的发生影响很小，而前述的危险因素却发挥着更大的作用。

4. 制动的程度和长度　制动所致的小腿肌肉不活动使静脉淤滞，造成的 DVT 的危险比损伤、麻醉或手术更高。

（二）病理生理学

静脉淤滞、高凝状态和内皮损伤是促进血栓形成的三个主要因素，即血栓危险三角（Virchow 三角）（图 8-6）。循环系统对血栓的反应有赖于侧支引流的程度，可以是良性的（高达 2/3 的血栓患者并无症状），也可发生血管周围的炎症反应或阻塞远端的水肿。当下肢主要静脉（腘静脉、股静脉及髂静脉）形成血栓并脱落时，在肺循环的末端形成的栓子将导致严重的后果。肺动脉或其主要分支的阻塞会引起急性右心扩张，或因肺缺血而致猝死。小分支的阻塞会引起肺栓塞或出血。PE 的病理生理反应主要取决于肺血流受阻的范围、阻塞血管的大小、栓子的个数、心血管系统整体状态及血管活性因子的局部释放。

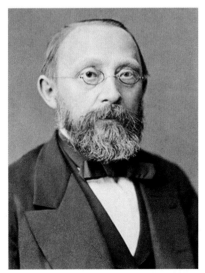

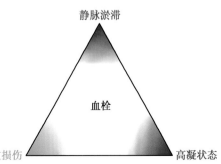

图 8-6　**Rudolf Virchow**（德国，1821—1902）与血栓危险三角

血栓通常双侧同时发生,即使只有一侧肢体受伤或只有一侧有栓塞的临床表现。当血栓发生在腘窝以上(约占 10%),栓塞后果较严重或可致死;发生在膝以下的血栓,造成严重 PE 的风险就很小。

（三）诊断

DVT 的典型表现包括小腿或大腿部不适、静脉扩张及阻塞远端水肿。还可出现 Homans 征阳性、红斑、皮温上升及发热等。这些症状和体征通常在术后 7~10 天出现,但也可能更晚出现。

PE 的表现与肺动脉支阻塞、已存在心肺疾病及是否有肺栓塞有关。共有的症状和体征包括呼吸困难、胸痛、咳嗽、呼吸过速和心动过速。

由于上述症状、体征的特异性很低,所以必须应用诊断性试验来确诊 DVT 或 PE。对于 DVT,可选择无创的彩色多普勒超声。静脉造影是诊断的金标准,但有创、昂贵,且可引起周围静脉的医源性栓塞。

PE 的诊断性试验包括胸部 X 线片、心电图监测、动脉血气分析、灌注 / 通气（V/Q）检查、肺血管造影及螺旋 CT。胸部 X 线片可见 Hampton 峰(提示肺膨胀不全或栓塞区域,图 8-7)或 Westermark 征(与血容量不足有关,图 8-8),但多无特异性。窦性心动过速和胸前导联 T 波倒置是最常见的心电图异常表现。动脉血气会显示 PaO_2、$PaCO_2$ 均下降,同时 V/Q 检查显示高的通气与血流灌注比值(敏感性高但特异性差)。联合应用 CT 和多普勒超声能够更有效的诊断 DVT 和 PE。

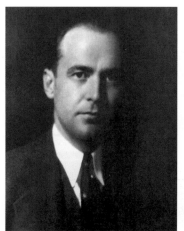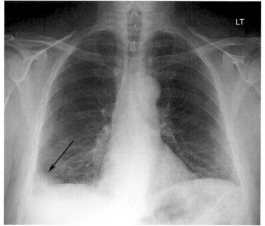

图 8-7　Aubrey Otis Hampton（美国,1900—1955）与 Hampton 峰（箭头所指）

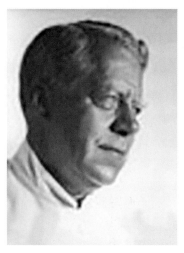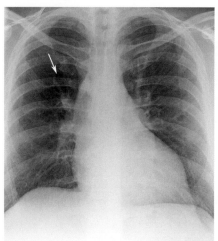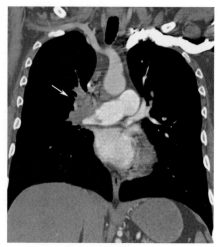

图 8-8　Nils Johan Hugo Westermark（瑞典,1892—1980）与 Westermark 征（箭头所指）

（四）预防

考虑到 DVT 或 PE 带来的严重后果,骨科医师必须注意预防。同时,一旦发生 DVT 或 PE,需要早期识别。方法包括使患者术前状态达到最佳,下肢手术过程中仔细操作及术后的早期活动。

由于有严重出血等潜在并发症的危险,对儿童和年轻的健康成人通常不需要采取药物预防。除此以外,均需药物预防 DVT 和 PE。研究显示,在髋部骨折手术患者中,药物预防可将 DVT 的发生率降低 50%。

低分子量肝素(low molecular weight heparin,LMWH)是髋部骨折或严重创伤患者的理想药物选择,与小剂量肝素或阿司匹林相比,LMWH 能在损伤后即刻很好地预防 DVT 和 PE。

最好是在原始损伤后就开始预防血栓(血红蛋白水平相对稳定)。除围手术期外,还应使用 LMWH 或沙班类口服抗凝药,直到患者的高危状态得到解除。治疗目标是将国际正常化比值(international normalized ratio,INR)保持在 2.0~3.0。

对于抗凝治疗失败或有抗凝禁忌证存在 PE 风险的患者,可放置下腔静脉滤网,高龄患者可选择永久滤网,青壮年应选择临时滤网。

(五)治疗

一旦发生或疑诊 DVT 或 PE,就应开始应用普通肝素或 LMWH(如无禁忌证)直到诊断性试验加以证实或排除。存在 DVT 时,肝素或 LMWH 应持续 2 周。

如果发生 PE,患者应吸氧,并鼓励坐起以利呼吸。请相关科室医师紧急会诊,依据患者的健康状况,采取药物溶栓或行取栓术。

存在可逆危险因素(如手术)的患者,应予以短疗程(4~6 周)的抗凝治疗。原有危险因素不可逆(如肿瘤)的患者,应予以长疗程(6 周以上)的药物治疗。对于复发性 PE 患者,如果大出血的风险较低,应终身行抗凝治疗。

四、成人呼吸窘迫综合征

成人急性呼吸窘迫综合征(ARDS)是指继发于炎症介质释放,肺泡、毛细血管通透性增加的情况(图 8-9)。这种通透性的增加将导致急性肺水肿及严重动脉低氧血症的发生。

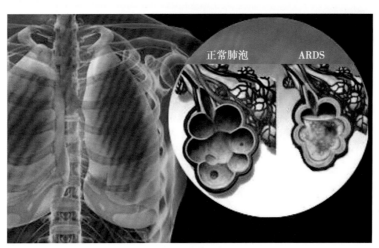

图 8-9 成人急性呼吸窘迫综合征(ARDS)病理改变

发生 ARDS 的患者早期出现呼吸频率增加,同时动脉血气分析显示 PaO_2 和 $PaCO_2$ 均降低。吸氧能很大程度的提高 PaO_2,提示存在肺通气 - 灌注不匹配。随着肺泡和毛细血管病变进展,出现通过萎陷或胀满的肺泡的左向右分流,同时恶化的低氧血症不能通过吸氧来纠正。胸部 X 线片显示双侧叶间裂渗出和特征性的支气管影。

应使用机械呼气末正压通气支持来张开萎陷的肺泡,减少分流。

创伤后 ARDS 的高危因素包括:收入急诊室时的出血性休克、损伤严重性评分高、严重的神经损伤及合并严重软组织创伤的骨折。

研究显示,对多发伤骨折早期固定应慎重,损伤控制手术能最大限度地降低 ARDS 的发生率。

五、筋膜间隔室综合征

筋膜间隔室综合征(fascial compartment syndrome)是指内组织因压力增高而造成循环功能障碍的状况,是闭合髓内钉内固定治疗长骨骨折的主要并发症,常发生于胫腓骨骨折的牵引、复位和扩髓过程中,发生率为 2%~10%。压力增高的机制包括筋膜间隔室内容物增加(出血、毛细血管渗透性增加、毛细血管压力增加、炎症及感染)或筋膜间隔室体积减小(敷料包扎过紧等造成外压增加)。

所有发生在肘部、前臂和小腿的骨折都有可能发生筋膜间隔室综合征。成人的胫骨开放性骨折最容易发生筋膜间隔室综合征,发生率高达 20%。

(一) 病理生理学

筋膜间隔室综合征的病理生理包括动静脉梯度和缺血再灌注损伤两种互为补充的学说。动静脉梯度学说认为:动脉、毛细血管和静脉系统的血流障碍会造成筋膜间隔室综合征。引起血流减少的原因包括低血压、继发于休克或动脉痉挛的血管阻力增加、敷料包扎过紧、内血液渗出造成的组织压力增高。缺血再灌注损伤学说认为:血液流入受阻时即发生缺血,当细胞代谢的缺血损害达到无法保持细胞膜完整性的程度时,毛细血管内膜开始被破坏,细胞内液和血管内液体进入细胞间隙,造成细胞间隙水肿和内压升高。

受累的再灌注既有利也有害。通过提供氧和其他多种细胞代谢底物并冲走代谢副产物,再灌注有助于细胞活动的重建。但新的血流会加重已经存在的细胞损害。局部血管舒张和充血不但会加重筋膜间隔室的水肿,而且会冲走重要的细胞代谢产物。重新建立的血运带来各种分子、酶和细胞(如中性粒细胞),会促进已受损组织的破坏。

(二) 诊断

由于筋膜间隔室综合征表现的症状多种多样,体检也常无决定意义,所以诊断较为困难,临床医师应高度警惕。可根据张力增高、肌筋膜室肿胀、与骨折不相称的疼痛、相应肌肉被动牵拉痛、穿过筋膜间隔室的神经分布区域的触觉减退及可疑病史等症状体征进行临床诊断。

带侧孔穿刺针能够提供筋膜间隔室压力的准确数据,并可以同时测试多个隔室,最适用于急诊室。带侧缝导管也能提供准确的压力值,并具有可留置的优点,这样就可以在一段时间内监测筋膜间隔室的压力。

创伤后早期持续检测筋膜间隔室压力能够预防筋膜间隔室综合征的发生,尤其适用于年轻的骨折、昏迷、多发损伤、颅脑损伤的患者。筋膜间隔室压力和舒张压的差值少于 30mmHg 或筋膜间隔室压力超过 30~45mmHg 时,就应减压。只有当压力差稳步上升或筋膜间隔室压力下降后,才可撤除监测设备。

(三) 治疗

对于筋膜间隔室综合征唯一有效的治疗是立即减压。首先去除所有的包扎敷料,包括石膏和绷带。受累肢体应放置在心脏水平,以利于灌注。如果 1 小时内可见改善,则应反复评估直到恢复。如果情况恶化,必须立即切开筋膜,应保证切开范围足够,切忌保守(图 8-10、图 8-11)。此时必须手术固定骨折,因为筋膜切开后的切口不能使用石膏。保持切口开放 7~10 天,然后通过缝合或植皮(图 8-12)来闭合伤口。

六、神经麻痹

髓内钉内固定手术神经麻痹(nerve palsy)发生率较低。多数患者外伤时即出现神经症状。已有报道的麻痹的神经有腓总神经、坐骨神经、会阴神经、胫后神经、桡神经。手术中出现的神经麻痹,绝大多数不需要任何处理,神经麻痹可自行恢复。完全性神经麻痹时常需 6~7 个月才能完全恢复。主要原因是术中过度牵引或使用辅助复位器械(图 8-13)。避免术中过度牵引可减少神经麻痹的发生。

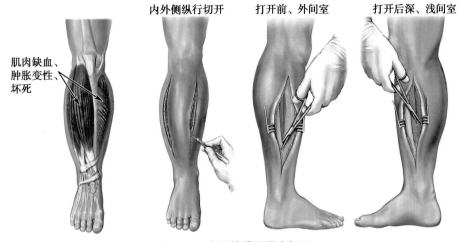

内外侧纵行切开　　打开前、外间室　　打开后深、浅间室

肌肉缺血、肿胀变性、坏死

图 8-10　小腿筋膜间隔室切开

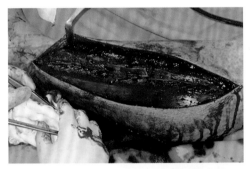

图 8-11　彻底敞开小腿筋膜间隔室减压

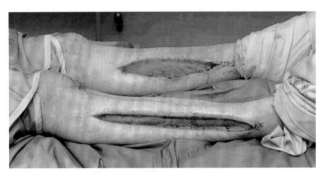

图 8-12　减张创面植皮覆盖

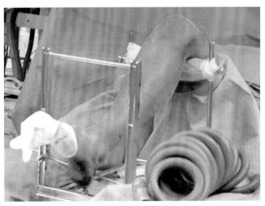

图 8-13　在牵引架牵引下行胫骨髓内钉内固定,注意防止腓总神经损伤

第二节　术后远期并发症

一、畸形愈合

(一)旋转畸形

旋转畸形是髓内钉术后常见并发症,简单骨折少见,复杂的粉碎性骨折多见,以往非带锁髓内钉内固定术后多见。非带锁髓内钉外旋畸形多见于股骨近端 1/3 骨折。Winquist 报道 512 例髓内钉治疗股骨骨

折,超过 10° 的外旋畸形占 8.6%。远端股骨骨折外旋畸形相对较轻。内旋畸形很少发生。所出现外旋畸形的 43 例患者中,7 例有膝关节痛和步态笨拙表现。引起非带锁髓内钉旋转畸形愈合的因素如下。

1. 术中患者位置不当,当髌骨与地面平行时可产生外旋畸形。

2. 术后肌肉力量未完全恢复,未受限制的小腿倾向于外旋。

3. 骨折固定不稳定。

4. 近端 1/3 骨折合并肌肉力量不平衡。

5. 术后拄拐摔倒。

避免上述因素的发生,对减少非带锁髓内钉外旋畸形是有帮助的。在带锁髓内钉手术锁钉固定前,必须透视观察骨折断端骨皮质厚度是否匹配,下肢力线是否准确,确定无误后锁定髓内钉。

（二）成角畸形

成角畸形多见于弹性髓内钉内固定术后(图 8-14),使用刚性髓内钉可最大限度避免此类畸形。但干骺端骨折处理不当,如胫骨远端骨折(图 8-15),仍会产生成角畸形。

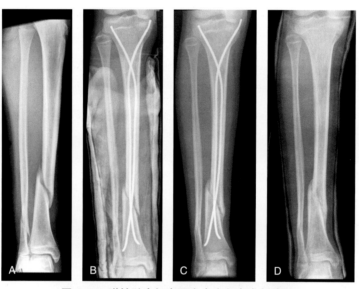

图 8-14 弹性髓内钉内固定产生向内成角畸形
A. 术前;B. 术后;C. 术后 6 周;D. 骨折愈合后取出髓内钉。

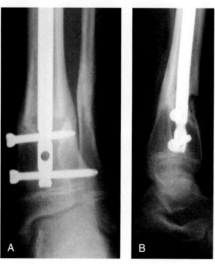

图 8-15 胫骨远端骨折髓内钉内固定产生向外成角畸形
A. 正位 X 线片;B. 侧位 X 线片。

　　股骨外翻畸形的发生率为 1.6%,常发生于股骨远端 1/3 骨折,与髂胫束紧张有关。技术原因也是一方面,如髓内钉过细,骨折断端微动、不愈合产生外翻畸形(图 8-16)。预防方法有:术中外展患肢使髂胫束松弛,选用比较粗髓内钉可以减少外翻。

　　内翻畸形的发生率为 0.8%,多见于股骨中 1/3 骨折。因弯曲的髓内钉偏外侧,推移骨折片造成内翻。在内翻角<5° 的患者中,绝大多数无症状,也不需要处理。

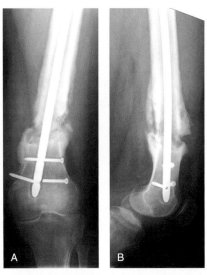

图 8-16　股骨远端骨折所选用的髓内钉过细,骨不愈合产生外翻畸形
A. 正位 X 线片;B. 侧位 X 线片。

(三) 肢体短缩

　　髓内钉治疗肢体骨折时,肢体短缩也是较常见的一种并发症。肢体短缩与骨折类型和内固定物的种类有关。粉碎性骨折由于难以完全实现解剖复位,故术后肢体短缩较为多见。Winquist 的 500 例髓内钉治疗病例中,肢体短缩超过 2cm 的占 2%,其中短缩最长的为 5cm,短缩<2cm 的占 7.1%。Winquist 认为<2cm 的肢体短缩,很少引起下肢或后背疼痛。普遍认为,青年人可以接受 1.5cm 以内的肢体短缩;年龄超过 65 岁以上时,<2.5cm 的肢体短缩仍可接受。使用弹性髓内钉治疗斜形股骨骨折时,牵引和复位不完全易导致出现肢体短缩畸形(图 8-17),但多可接受,特别是儿童。预防方法包括:切开复位、使用刚性髓内

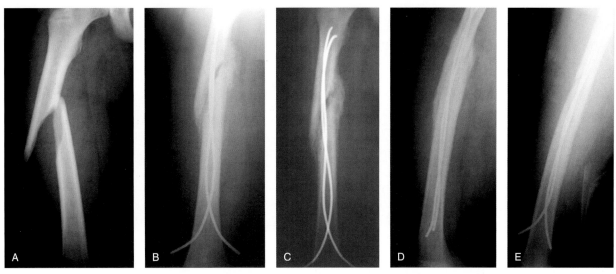

图 8-17　股骨斜形骨折行弹性髓内钉内固定治疗,术后出现轻度短缩畸形
A. 术前;B. 术后可见骨痂生长;C. 术后短缩;D. 骨痂持续生长;E. 骨折完全愈合。

钉、静力锁定。在使用静力锁定髓内钉时,肢体短缩的发生率明显降低,但对于斜形或螺旋形骨折,过早动态化会出现肢体短缩,此类骨折慎行动态化。

二、骨折延迟愈合及不愈合

骨折不愈合的原因包括多种力学及生物因素,如骨折块对位不良或嵌有肌肉或其他软组织、完全分离及骨膜的逐渐回缩。骨折固定不充分(特别是髓内钉过细所致旋转不稳定)可造成骨折不愈合,此时形成大量骨痂,但未能桥接骨折间隙(肥大型骨不愈合)(图8-18)。生物活性差所致的愈合过程中止也是骨折不愈合的原因之一,此时仅有少量或没有骨痂形成(萎缩型骨不愈合)。在某些骨不愈合病例中,骨折断端表面形成软骨组织,而腔内则为清亮的液体(与关节的滑膜液类似),称为假关节形成。另一种骨不愈合称为纤维性骨不愈合,此时骨折断端之间是致密的纤维组织,而无钙化。

判断骨折是否愈合至少要在骨折或手术后9个月。髓内钉治疗骨折时延迟愈合和不愈合的发生率为0~6.3%,主要与患者年龄,骨折类型、部位,以及开放或闭合性骨折有关。

髓内钉内固定后骨折延迟愈合者,亦多为开放性骨折(图8-19),尤以Gastillo Ⅱ、Ⅲ型开放性骨折多见。Stern报道一组用髓内钉治疗的肱骨骨折,延迟愈合率为15%(9例),其中5例发生在肱骨中1/3,3例在近端1/3,1例在远端1/3,4例为开放性骨折。

骨折不愈合或延迟愈合更常见于切开复位的患者(图8-20),有报道切开复位比闭合复位的骨折不愈合或延迟愈合概率高4.3倍。

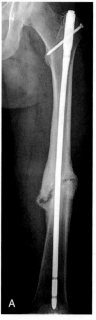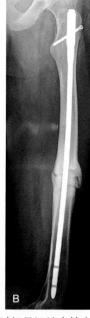

图8-18 因髓内钉过细且远端未锁定导致骨折断端不稳定-肥大骨不愈合
A.正位X线片;B.侧位X线片。

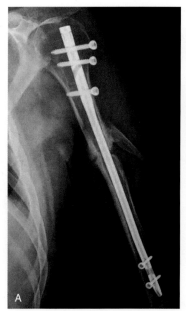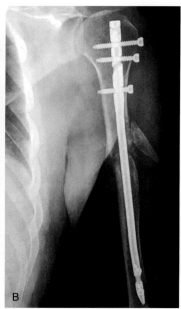

图8-19 肱骨开放性骨折行髓内钉内固定治疗后不愈合
A.术后8周X线片;B.术后6个月X线片。

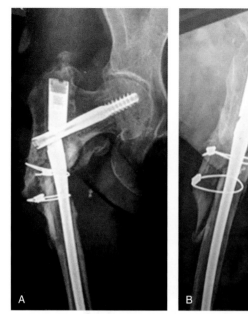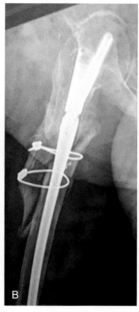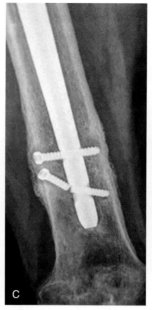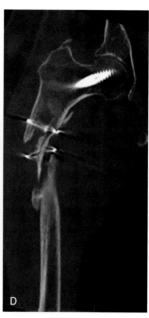

图 8-20 股骨粗隆下骨折切开复位，钢丝捆绑后不愈合
A. 骨折不愈合正位 X 线片；B. 骨折不愈合侧位 X 线片；C. 锁钉断裂；D. CT 重建影像。

发生骨折不愈合或延迟愈合时，应考虑有无内固定相关因素，如固定不牢固［髓内钉过短（图 8-21）、锁钉断裂、髓内钉移位、动力锁定、过早动态化、骨质疏松等］或存在异物刺激（环扎钢丝）。

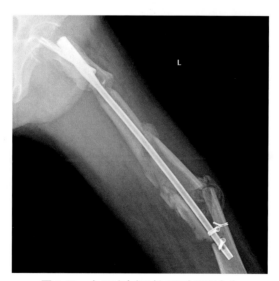

图 8-21 由于髓内钉过短导致延迟愈合

三、术后关节功能障碍

1. **粘连性关节囊炎** 髓内钉内固定术后疼痛，肩关节外展受限，当前屈<100°时，称粘连性关节囊炎。原因是多数肱骨髓内钉经肩袖处的小切口进入大结节的近端后侧，常合并有髓内钉近端移位。粘连性关节囊炎在髓内钉治疗肱骨骨折时常见，常为自限性，骨折愈合拔除髓内钉后，症状会自然减轻和消失，肩关节恢复正常活动。

2. **关节屈曲挛缩和关节僵硬** 肱骨骨折髓内钉内固定后，极少数患者会出现肘关节屈曲挛缩，发生原因可能与患者不敢过早活动有关。治疗胫骨骨折时，可引起踝关节僵硬，发生率达 10%。膝关节僵硬很少有报道。缩短外固定时间、加强早期功能锻炼，可以减少关节僵硬的发生。

3. 创伤性关节炎　涉及关节面的骨折导致关节炎的倾向更高。关节面的粉碎程度、不平整的程度、制动的时间及受累关节的类型都是决定创伤性关节炎发生率的因素。

经关节放置髓内钉(如肱骨顺行髓内钉或股骨逆行髓内钉)过程中或术后发生的退钉都可影响关节(图 8-22、图 8-23),甚至造成创伤性关节炎。

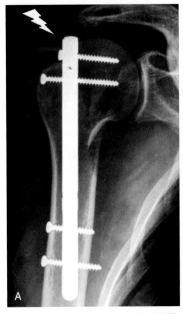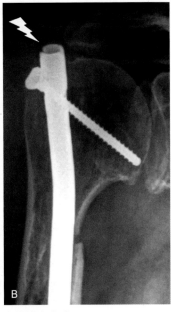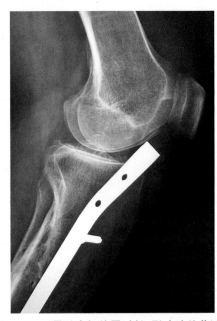

图 8-22　肱骨髓内钉撞击肩峰
A. 肩峰撞击;B. 创伤性关节炎。

图 8-23　胫骨髓内钉外露过长,影响膝关节活动

4. 异位骨化　异位骨化是在特定部位的骨形成,好发于髋臼、髋部(图 8-24)和股骨头、肱骨近端及肘部,是一种描述清楚但理解不深的并发症。虽然骨折闭合治疗也会引起异位骨化,但切开复位内固定后其发生率更高。发生率增高可能是因术中的广泛软组织切除和剥离。其发生机制是多因素的。异位骨化的危险因素包括从损伤到手术的时间延误,中枢神经系统损伤,既往异位骨化史及男性。报道的异位骨化发生率在髋臼骨折手术达 90%,肘部创伤伴中枢神经系统损伤时达 89%。异位骨化在术后 3~6 周后的 X 线片中即可见到,并在 12 周时达到高峰。

异位骨化的预防方法包括二膦酸盐、非甾体抗炎药和小剂量放疗。

异位骨化严重时会造成活动受限和肢体功能障碍,通过临床表现、影像学表现、血清碱性磷酸酶监测及骨扫描来确认异位骨化是否已完全,这一点对于决定是否手术切除非常重要。CT 是判断异位骨化准确位置和选择入路、了解被异位骨化遮挡结构的有效手段。目前主张术后 12~18 个月后再行切除手术。

四、慢性疼痛

手术后慢性疼痛的原因是多因素的,涉及创伤性关节炎、关节强直、静脉和淋巴管破裂、神经瘤和自主神经功能失调及内置物突出等。因慢性疼痛长期服用麻醉剂成瘾所带来的社会 - 心理后遗症也并不少见。

创伤后出现慢性疼痛的患者经常出现焦虑、睡眠障碍、抑郁、肢体功能障碍而无法工作,造成严重的社会 - 心理后遗症。患者长时间经历疼痛、功能受限和抑郁等恶性循环。这些问题的最佳治疗是预防,目前可通过整体的多学科疼痛治疗计划来实现。

五、再骨折

骨折愈合,髓内钉取出后,有再骨折的可能性,除了锁钉空应力集中因素外,取钉操作粗暴也有一定的关系,但再骨折的发生率较取接骨板螺钉后低,根据情况选择保守治疗或手术治疗。

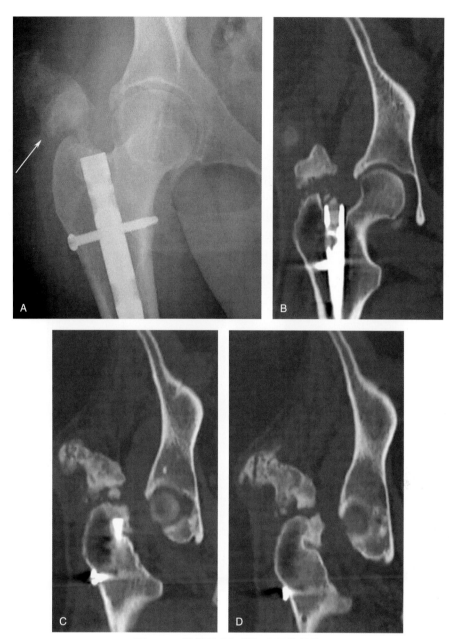

图 8-24　股骨髓内钉进钉点异位骨化
A. 异位骨化(箭头);B~D. CT 重建图像。

第三节　技术相关并发症

技术相关并发症,与外科医师对局部解剖、髓内钉类型、各类髓内钉的适应证的了解不够和手术操作不认真有关。

一、医源性骨折

包括进钉点劈裂、髓内钉穿出髓腔、锁钉孔劈裂。

进钉点劈裂常发生于放置髓内钉时,进钉点偏心致骨折处扩大或增加骨折的粉碎性,造成髓内钉穿破正常皮质。多见于粉碎性骨折和骨质疏松症患者。前者因为粉碎性骨折,常常导致骨折部位塌陷,此时髓内钉可经骨折断端穿出髓腔;后者因为骨质疏松,骨皮质变薄,打入髓内钉时,若钉头在骨皮质处遇到阻力,可穿破骨皮质。仔细选择进钉点可以避免发生这类并发症。

造成医源性骨折的原因包括:进钉点开口位置不准确、髓内钉插入方向不准确、扩髓方向没有沿髓腔走向、扩髓时使用暴力、锁定时动作粗暴、髓内钉过粗等。发生医源性骨折,应采取其他固定措施。

二、内固定断裂

髓内钉失败的原因通常是由于使用了小直径的髓内钉或用于非常靠近干骺端的骨折,如粗隆下骨折(图 8-25)。

髓内钉最常见的主钉断裂原因是骨折不愈合导致的疲劳断钉,尤其是带锁髓内钉更加容易出现此现象(图 8-26)。较大的工作距离(比如在粉碎性骨折)使得作用于内置物的弯曲力和扭转力增加。较细髓内钉交锁孔周围金属材料较少,从而在该处形成力学薄弱点,如果与骨折断端紧密接触,就容易造成断裂。钉的强度与其半径的 4 次方成正比,因此少量增加钉的直径就可显著增加其强度。

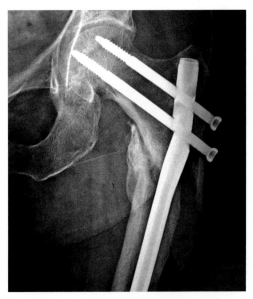

图 8-25　股骨粗隆下骨折髓内钉断裂

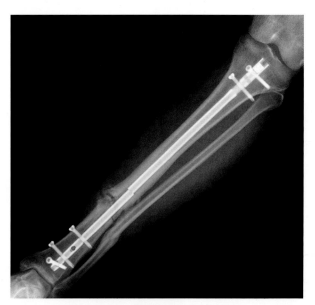

图 8-26　胫骨不愈合、髓内钉断裂

三、锁钉失败

在锁入锁钉时,可因多种原因造成失败,包括锁钉未能准确锁入钉孔内(图 8-27)、锁钉长度过短、锁入不恰当的钉孔等。锁钉对提高髓内钉的整体结构稳定性、防止旋转短缩具有重要作用。锁钉失败严重影响髓内钉的治疗效果。

对于股骨长髓内钉及肱骨顺行髓内钉而言,因髓内钉较长,插入过程中存在应力或因长骨形态存在变异(股骨前弓较大)等原因,插入后的髓内钉常存在形变,造成远端锁定瞄准器不准。大多长髓内钉已经放弃了远端瞄准器。此时,需要徒手锁钉。锁钉失败可发生在制备钉孔的过程中,也可发生在拧入螺钉的过程中。需要在影像增强设备的指导下制备钉孔,拧入螺钉。有时第一个钉孔已经制备好后,不要急于拧入第一枚螺钉,先在第一个螺钉孔内放置 1 枚克氏针,以防骨折远端旋转,造成骨皮质上的钻孔与髓内钉上的钉孔发生移位,造成螺钉不能准确拧入。

肱骨和股骨远端锁钉时,一般建议锁入 2 枚交锁螺钉,以避免应力集中,造成锁钉断裂。少数情况下,也可锁入 1 枚螺钉,但此枚螺钉应放置在远端钉孔中最靠近近端的钉孔内,这样可以避免在髓内钉的工作区间内存在力学薄弱点。此外,螺钉应穿透双侧皮质,以提高把持能力。

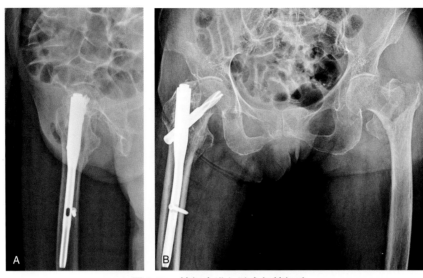

图 8-27 锁钉未进入髓内钉锁钉孔
A. 侧位 X 线片;B. 正位 X 线片。

四、内固定移位

股骨近端髓内钉向上移位,可引起局部疼痛和 Trendelenberg 步态,与髓内钉近端刺激引起臀部滑囊炎有关(图 8-28)。股骨逆行髓内钉退钉(图 8-29)可造成膝关节活动受限及膝关节磨损。

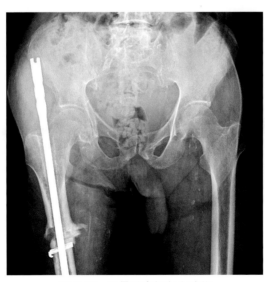

图 8-28 股骨髓内钉向上移位

肱骨近端髓内钉向上移位,可引起肩峰下撞击,肩关节外展受限。肱骨逆行髓内钉退钉,可造成局部皮肤压迫,甚至坏死。胫骨髓内钉向上移位,可妨碍膝关节屈伸,压迫膝前皮肤。虽然使用带锁髓内钉治疗骨折时,髓内钉移位的风险已明显降低,但在骨折愈合过程中亦应拍摄全长 X 线片观察髓钉有无移位(图 8-30)。

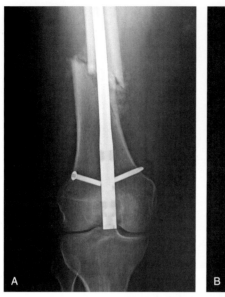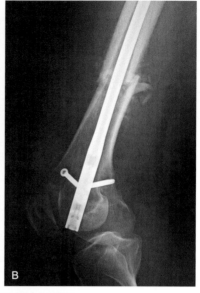

图 8-29　股骨逆行髓内钉退钉
A. 正位 X 线片；B. 侧位 X 线片。

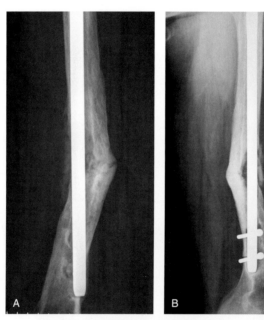

图 8-30　股骨骨折愈合不良，髓内钉移位
A. 正位 X 线片；B. 侧位 X 线片。

五、其他技术相关并发症

在髓内钉内固定手术过程中，可发生神经、血管等重要结构损伤。如放置导丝、扩髓、插钉的过程中，导丝、扩髓钻头或髓内钉穿出骨髓腔，均可造成相应的神经、血管损伤。为避免此类并发症的发生，要求轻柔、细致操作，必要时增加透视次数，确保各步骤均在髓腔内。一旦发现损伤表现，应及时探查修复。

髓内钉治疗为股骨与胫骨干部骨折治疗的"金标准"，但其技术要求较高，需有一定的临床经验。掌握各种类型髓内钉的适应证，针对不同类型的骨折采用不同的复位与固定手术方法，才能获得好的治疗效果并努力减少并发症的发生。

（吴克俭　王晓宁）

第九章

X 线透视导航技术在长骨骨折髓内固定中的应用

近年来,计算机辅助骨科手术技术(computer assisted orthopaedic surgery,CAOS)已经在骨科的不同领域中得到应用。在创伤骨科中,由于骨折形态具有多样性,骨折块直至复位固定前都可能发生移位,因此有必要结合术中 C 臂采集的 X 线透视影像,才能获得解剖结构在导航系统中的准确定位,并实现对手术器械、C 臂及骨折块的实时导航。目前大多数手术室已配备 C 臂,而骨科医师对术中 X 线透视技术和影像非常熟悉,所以导航技术与术中 X 线透视的结合并不会增加手术难度。

第一节 导航技术简介和原理

一、技术简介

最常见的导航技术是基于红外线示踪的原理,其包括红外线的发射和接收。导航仪的摄像头装配有 2 枚红外线影像传感器,用于接收红外线信号。每个传感器可以采集一个二维图像,将两个二维图像同步后(立体影像原理),便可获得对特定物体的三维定位。

主动示踪器和被动示踪器(图 9-1)红外线的发射装置可固定在需要进行定位的手术器械上,通常每个手术器械需要具备 3 个以上的红外线光源,以实现对位置和方向的导航。根据红外线光源的不同,可分为主动和被动导航系统。在主动系统中,红外线光源(light emitting diode,LEDs)固定在手术器械上,可主动发出红外线信号并被导航仪的摄像头接收。在被动系统中,手术器械上仅装配了红外线反射装置,由导航仪的摄像头发出红外线信号,手术器械反射红外线并被摄像头接收。

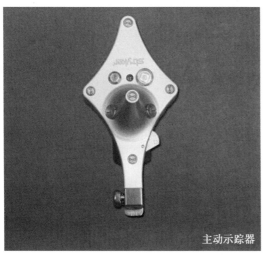
主动示踪器

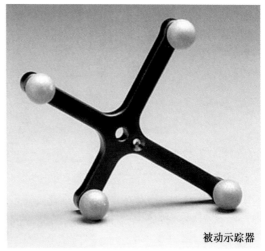
被动示踪器

图 9-1 主动示踪器和被动示踪器

第一代导航系统为主动系统,由于手术器械示踪器需要电缆供电,因而限制了其在手术中的应用。第二代导航系统采用被动系统,尽管避免了电缆所带来的不便,但红外线反射通路在手术过程中容易被遮挡,并且红外线反射装置的污染会直接影响成像质量,因此也具有一定的局限性。最新一代的导航系统为电池供电的主动系统,其结合了第一代和第二代导航系统的优点,并且集成了双向交流电子系统,可自动完成对手术器械的导航和对导航软件的远程遥控。

二、原理

X线透视导航系统包括以下基本组件:C臂示踪器、患者示踪器、导航仪摄像头(红外线接收器)、手术器械示踪器、计算机及显示屏(图9-2)。

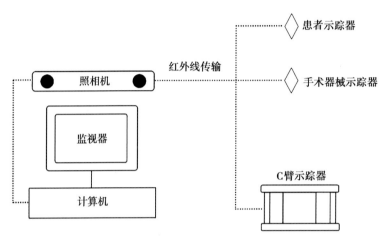

图9-2 导航系统的组件

手术前,于C臂的影像增强器上安装C臂示踪器(图9-3)。该示踪器用于定位C臂,并修正C臂受力形变时所导致的影像变形和X线位移。这一功能的实现是基于C臂示踪器面板内放置的小金属球,操作C臂时导航软件可探测到位于影像平面前的这些金属球的位置,并将其与原先的位置进行比对,从而校正影像变形。

患者示踪器需于术中牢固地固定在患者的骨骼上,可采用单根或多根锚定钉固定(图9-4)。

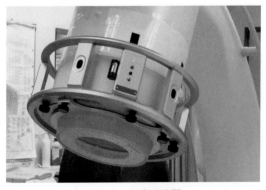

图9-3 C臂示踪器

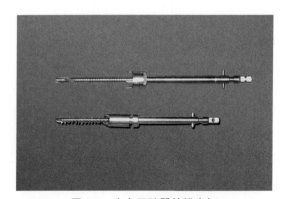

图9-4 患者示踪器的锚定钉

患者示踪器的锚定钉导航仪摄像头可同时接收并定位由C臂示踪器和患者示踪器发出的红外线信号,从而得到患者示踪器相对于C臂影像增强器及X线透视影像的位置,该步骤称为注册(registration)。X线透视导航的注册过程是由导航软件自动完成的。注册后,即使C臂离开手术野,依然可以使用已存储的X线影像作为导航参考。在实际操作中,通常用C臂在相互垂直的两个平面内行X线透视(例如患肢的正、侧位X线片),储存得到的X线影像以用于其后的导航操作。

手术器械示踪器(图9-5)于使用前需针对手术器械的外形进行校准(calibration)。将手术器械的尖部置于校准装置内,导航系统同时采集手术器械示踪器和校准装置的信号,从而获得手术器械尖部相对于示踪器的位置信息。该步骤可于特定器械的生产过程中预设,也可在术中使用校准器来完成,后一方法适用于不同厂家生产的器械。如果要校准手术器械的中心轴,则器械必须是直的;如果仅需对手术器械的尖部进行校准,则不受器械外形的影响。创伤骨科的器械,如螺丝刀、开口器、电钻等,采用手持式校准器(图9-6)便可方便地完成中心轴和尖部的校准。该方法简单易行,可缩短操作过程。

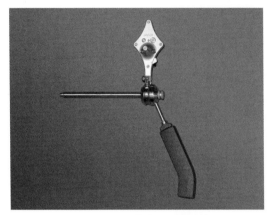

图9-5　手术器械示踪器附件

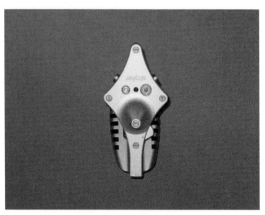

图9-6　手持式校准器

　　计算机工作站和显示屏通常安装在导航仪上。C臂获取X线影像后,系统可存储并将X线影像显示在显示屏上。

　　完成手术器械校准后,导航软件可在已获取的X线影像上实时显示手术器械的位置和方向(图9-7),从而实现对手术过程的导航。X线透视导航具有虚拟手术器械尖部伸长的功能(virtual tip elongation),即使用导航软件对手术器械的尖部进行虚拟延长,从而对内固定物的位置和方向进行预设计和预测量(图9-8)。

　　X线导航系统还可示踪并显示C臂影像增强器相对于已采集图像的位置(图9-9),从而便于调整C臂在手术野中的位置,避免多次X线照射。

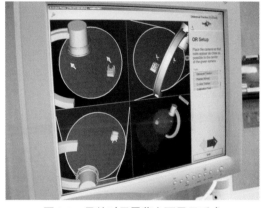

图9-7　导航时于屏幕上可显示手术器械的位置和方向

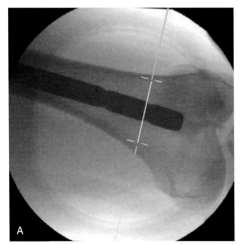

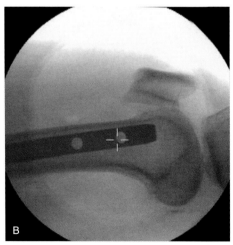

图9-8　利用虚拟尖部延长功能对螺钉长度进行预测量

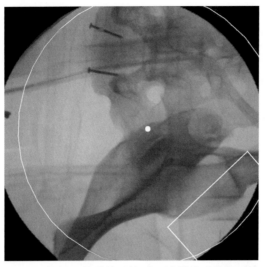

图 9-9 使用 X 线导航系统对 C 臂的移动进行示踪

第二节 导航技术的应用

一、应用范围

在创伤骨科中,骨折块直至复位固定前都可能发生移位,因此相对于其他导航技术,采用术中 X 线透视导航显得相当必要。其可于术中骨折复位后,再采集骨折的 X 线影像并进行导航操作。结合 X 线透视导航,能够避免在术中多次行 X 线透视。对于一些需要 X 线监控的操作,导航能够避免 X 线持续照射。可使用 X 线透视导航的手术操作如下。

1. **带锁髓内钉治疗长骨骨折** 通过采集股骨近端正侧位 X 线影像,可利用导航对开口器进行示踪,以辅助股骨近端髓腔开口的操作。在使用牵引床的情况下,可将患者示踪器固定于髂前上棘;在不使用牵引床时,可将患者示踪器固定于股骨大转子外侧。

髓内钉的远端交锁是 X 线透视导航最常见的应用之一。在目前的技术条件下,此操作依赖于准确的正侧位 X 线影像。通常,将患者示踪器固定在髓内钉近端的手柄上(图 9-10),对电钻及其尖端进行校准后,即可在不进行多次 X 线透视的情况下对远端交锁进行导航。交锁螺钉的长度和直径均可用导航软件进行预测量。

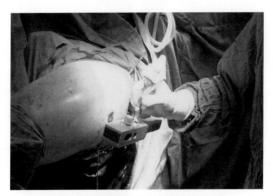

图 9-10 在髓内钉远端交锁的导航过程中,
患者示踪器需固定在髓内钉近端的手柄上

　　2. 转子部骨折的髓内固定(伽马钉)　伽马钉在股骨近端髓腔开口的操作类似于髓内钉(图9-11)。对股骨头拉力螺钉的定位和预测量充分体现了X线透视导航的优点。采集股骨近端X线影像后(前提条件：置入伽马钉的主钉后,骨折块没有或仅发生很小的移位),可同时在正位和侧位X线影像上对股骨头拉力螺钉的置入方向和螺钉所需的长度进行预设计和测量,此过程不需要进行多次X线透视。根据预设计的螺钉置入方向,先在导航辅助下钻入导针,然后就可以准确的置入股骨头拉力螺钉。伽马钉远端交锁螺钉的操作类似于髓内钉。

　　3. 对于复杂的股骨骨折的远端锁定　在采用第二代带锁髓内钉(如长伽马钉)或重建钉行内固定时,可采用导航辅助完成股骨近端内固定和远端交锁的操作(图9-12)。

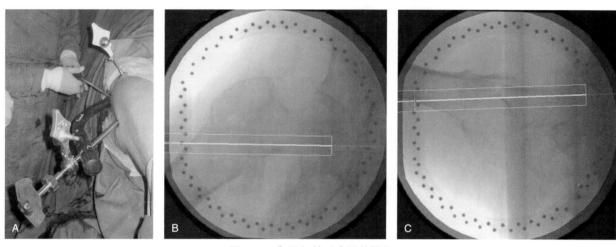

图 9-11　伽马钉的手术导航操作
A.伽马钉手术导航;B.正位X线透视导航;C.侧位X线透视导航。

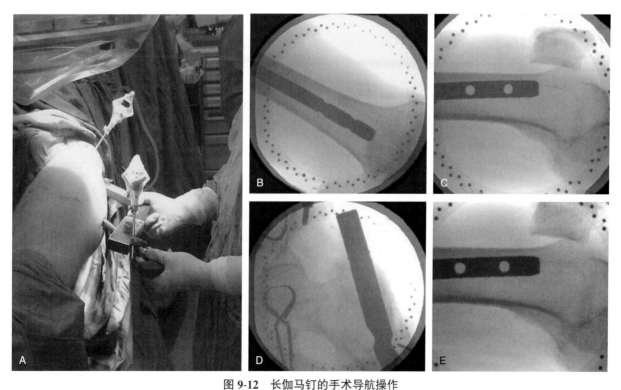

图 9-12　长伽马钉的手术导航操作
A.长伽马钉手术导航;B.远端锁钉正位X线透视导航;C.远端锁钉侧位X线透视导航;
D.近端正位X线透视导航;E.远端锁钉侧位X线透视导航。

4. 胫骨骨折髓内钉的锁定　可采用导航辅助远端交锁(图9-13)。

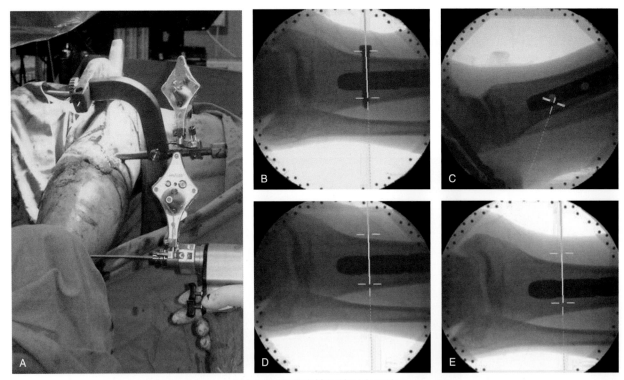

图 9-13　胫骨交锁钉的手术导航
A. 胫骨交锁钉术中导航;B. 正位螺钉置入;C. 侧位导航;D. 正位导航;E. 导航调整。

二、手术流程

1. 骨折复位　麻醉后对患者骨折行闭合复位,并将复位后的患肢固定于手术牵引床上。采集骨折部位的正侧位X线影像并确认复位满意后,储存图像以利于进一步的导航操作。由于缺乏合适的软件和相关器械,目前骨折复位的过程仍无法使用导航辅助。消毒手术野并铺巾。手术野应包含自髂前上棘至股骨远端的区域。消毒牵引针,但手术野中不必暴露牵引针。

2. 髓腔开口　于髂前上棘处用手术刀刺穿皮肤直至骨面,用2mm钻头钻孔后,置入锚定螺钉并固定患者示踪器(图9-14)。开启导航系统后,启动C臂示踪器。通过定位C臂示踪器、手术器械示踪器和患者示踪器,确认系统的准确性。采集股骨近端正侧位X线影像,储存图像以利于进一步操作(图9-15)。手术器械示踪器固定在弧形的开口器手柄部位,采用手持校准器对开口器尖端进行校准(图9-16)。

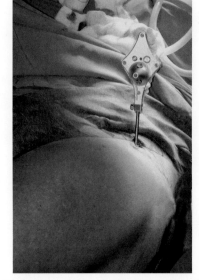

图 9-14　将患者示踪器固定于髂前上棘

于股骨大转子顶部行3~5cm切口,在导航辅助下用开口器在髓内钉进钉点开口至髓腔内(图9-17),通过中空的开口器置入扩髓导针,直至穿过骨折部位。如果复位不理想,则穿扩髓导针时需对骨折部位行进一步复位。在将来,复位的步骤可使用校准过的复位器械在导航下进行(图9-18),目前,由于导航尚无法直接对骨折断端进行示踪,因此复位的步骤仍需在X线透视辅助下完成。

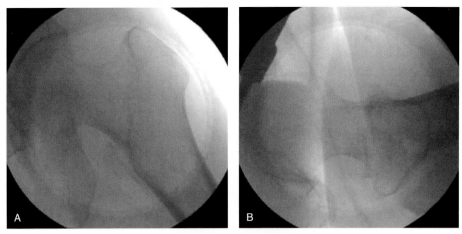

图 9-15　注册完毕的股骨近端 X 线影像,用于导航操作
A. 正位导航;B. 侧位导航。

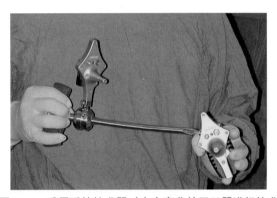

图 9-16　采用手持校准器对中空弯曲的开口器进行校准

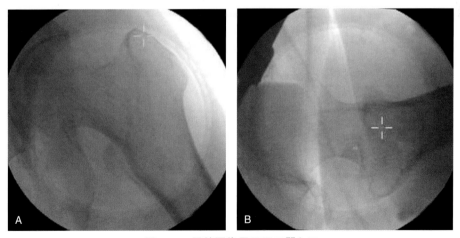

图 9-17　导航图像显示开口器入口
A. 正位导航;B. 侧位导航。

　　3. **髓内钉的置入**　在扩髓导针的引导下进行扩髓。置入髓内钉及近端交锁的操作与标准操作相同,可在无导航的情况下进行。

　　4. **远端交锁**　在进行远端交锁时需要注意,导航的操作对象是髓内钉的 2 个远端锁定孔,而不是远端股骨,因此在操作时需将患者示踪器固定在髓内钉近端的手柄上(见图 9-10),而非患者的髂骨上。用 C

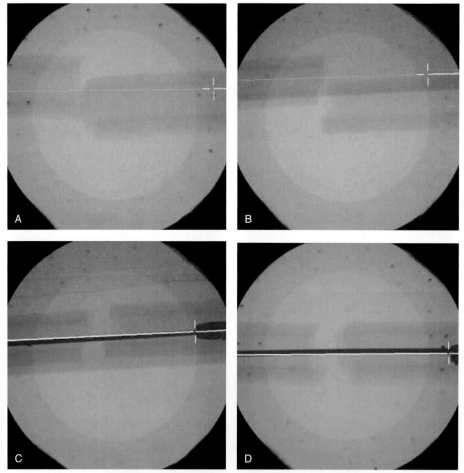

图 9-18　在导航下的复位器械可辅助扩髓导针对骨折断端进行复位
A. 复位前；B. 辅助复位；C. 置入扩髓导针；D. 完成导针置入。

臂采集股骨远端正侧位 X 线影像，使髓内钉的远端锁定孔于侧位 X 线片上显示为完整的圆形。将手术器械示踪器固定在钻头或钻袖上并进行导航。对于这类直的器械，可采用特制的示踪器中心轴适配器（tracker axis adaptor）（图 9-19），对 3.5mm 或 4.5mm 的钻头进行预校准（图 9-20）。使用导航对远端锁孔进行定位后（图 9-21），于交锁位置用手术刀刺穿皮肤，经切口将钻头推进至股骨骨面，通过虚拟尖端延长软件对交锁螺钉的长度进行预测量（见图 9-8）。在导航辅助下钻孔的操作不需要 X 线透视即可实时监控钻头穿过髓内钉远端锁定孔的过程。钻孔的操作依赖于手术医师手部操作的稳定性。用同样的方法可在不进行额外 X 线透视的情况下置入第 2 枚远端交锁螺钉。

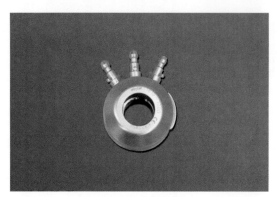

图 9-19　为简化校准过程而特制的中心轴适配器

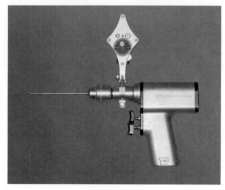

图 9-20　装有示踪器并校准后的电钻及钻头

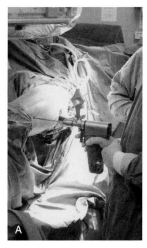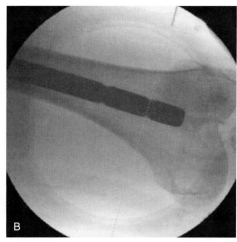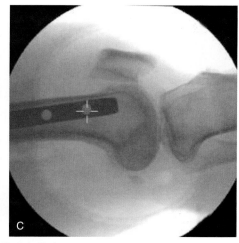

图9-21　导航下瞄准髓内钉的远端锁孔并准备钻孔
A. 术中导航；B. 正位X线透视导航；C. 侧位X线透视导航。

第三节　前景与挑战

　　与其他计算机辅助手术技术一样，X线透视导航仍在发展之中，系统仍需不断改进与完善。相信在不久的将来，通过导航软件和硬件的改进，可加快影像采集的速度并提高注册的准确性。随着图像质量的提高，导航定位将更加准确。导航系统与手术者之间将可以更好的交流和互动。此外，与导航系统相配套的特制创伤骨科手术器械的开发，也是未来研究的方向之一。

　　1. **导航下的骨折复位**　如何利用导航对骨折复位进行实时监控，是导航技术发展的主要方向之一，其目的为减少X线透视并获得更为准确的复位。目前此领域内的研究进展包括：① Frankfurt技术（见图9-18）采用校准后的复位器械结合长骨远端骨折段的X线影像完成复位。当复位器械的长轴与骨折远端骨块的长轴平行时，即可顺利的穿入导针完成复位。此操作需要对骨折进行良好的预复位，并受手术器械设计的限制。②通过导航系统内加载的软件对骨折部位的影像进行分割（segmentation），可以参照健侧肢体的X线影像完成长骨骨折的复位（图9-22）。此操作依赖于对骨折部位图像的分割，对于粉碎性骨折的效果不好。目前，将示踪器安装于不同骨折段的问题仍待解决，另一个问题是如何采用无创的方法获得健侧肢体的X线影像。

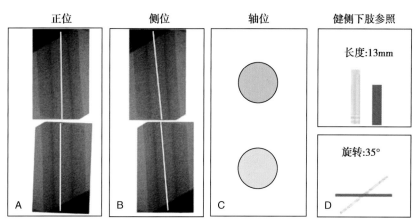

图9-22　分割影像以进行导航下的骨折复位

2. **远端锁定技术**　目前远端锁定的导航操作依赖于标准的正侧位 X 线透视影像,侧位 X 线片上远端交锁孔必须为圆形。要克服这一局限性,可采用以下方法:①由于导航的目标是髓内钉的远端锁孔,对于标准长度和直径的髓内钉,其远端锁孔的位置是相对固定的。由于现在使用的多数髓内钉都很坚固,可以认为髓内钉在置入过程中未发生形变,据此可建立一系列手术器械、内固定物和骨的图像库,从而避免导航过程中的进一步 X 线透视(图 9-23)。②随着导航软件的发展,在髓内钉直径已知的前提下,可预先计算出髓内钉远端锁孔的轨迹,从而利于导航操作。此方法依赖于内固定物数据库的完善及进一步研究。③远端交锁的过程可采用一些外部的力学辅助,例如被动的机械手臂,可提高钻孔及其他手术过程的稳定性和准确性(图 9-24)。

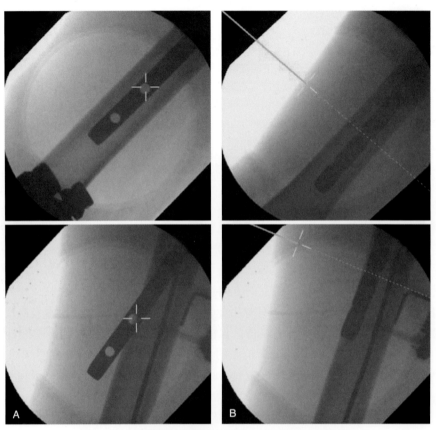

图 9-23　使用数据库里的内固定物图像来辅助远端交锁
A.远端交锁侧位导航;B.远端交锁正位导航。

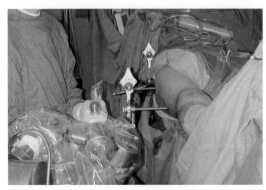

图 9-24　使用机械手臂进行远端交锁的操作

3. **培训与教学**　近年来,X线透视导航技术中的虚拟X线透视技术得到了快速发展,其在外科培训中具有广阔的应用前景,而具体的运用则需要进一步的探索。在建立骨和内固定物的图像库后,可建立虚拟的手术环境以进行手术培训、评估和测试。目前已建成的虚拟手术培训实验室可帮助外科医师进行手术的预设计和操作训练,并可测试手术效果,这就向着在完全虚拟的环境中进行手术培训又迈近了一步。

4. **X线透视导航技术的发展**　如何减少患者示踪器固定时所产生的创伤,以及如何缩短系统准备和固定示踪器所需的时间,是X线透视导航技术所面临的主要挑战。要提高现有的X线透视导航辅助手术的水平,需要设定详尽的使用流程,使骨科医师能够逐步完成操作。目前的导航系统局限于对手术器械进行示踪,如果可以进一步对骨折块进行示踪,将有助于骨折复位,从而填补创伤骨科手术中的一大块空白。此外,要进一步优化内固定物的选择和定位,需要更为详细的内固定物数据库。采用带有自动识别标签(RF-ID)的手术器械可以避免校准的步骤,并且减少使用者对导航软件的依赖性,这些标签中储存了手术器械外形和功能的相关信息,当骨科医师进行导航操作时,软件可自动切换到相关的影像,并预加载器械外形的信息。未来X线透视导航技术的发展,将致力于将导航系统整合到手术室环境中,以进一步提高系统安装速度、改善使用的直观性并增加系统的稳固性。

(鸣谢:本文的图片部分由香港中文大学矫形外科及创伤学系吴伟坚协助提供和编辑)

（梁国穗　施鸿飞）

第十章 撑开辅助装置在下肢骨折髓内钉内固定中的应用

第一节 下肢轴向牵引器复位下肢骨折髓内钉内固定技术

对于成人股骨转子间骨折、股骨转子下骨折、股骨干骨折及股骨下端骨折,闭合复位髓内钉内固定手术是股骨骨折治疗的标准方法之一。采用牵引床闭合复位是目前绝大多数骨科医师在股骨转子间骨折、股骨转子下骨折及股骨干骨折术中采用的传统方法,但是由于牵引床特殊体位的原因限制了术中操作的灵活性,特别是对于体型健壮或肥胖的患者术中操作尤为困难,髓内钉内固定时增加了股骨近端开口的困难。而且,对于下肢多发骨折的患者,是不能应用骨科牵引床进行闭合复位的。另外,应用牵引床复位也有可能导致会阴部神经损伤、健侧肢体骨筋膜隔室综合征及会阴部皮肤损伤等并发症。另外,也有学者应用徒手牵引的方法复位,需要一个助手在术中持续牵引,但是维持复位困难,而且部分骨折难以徒手牵开并维持复位,增加了操作难度。为解决以上问题,王志刚 2010 年研制出了第一代下肢轴向牵引器,辅助股骨干骨折闭合复位内固定。经过不断改良,2017 年成功研发出可以用于股骨及胫骨的通用第四代下肢轴向牵引器,辅助股骨各部位及胫骨各部位骨折闭合复位内固定。

一、下肢轴向牵引器复位的基本原理

对于新型股骨骨折,下肢轴向牵引器的近端支撑点选择在髂前下棘或髂前上棘部位(经皮置入直径 4mm 斯氏针并置入套筒),是不同于以往传统撑开复位装置的重大变革,髂前下棘钢针置入更加安全可靠(图 10-1)。远端于股骨髁部或胫骨结节部位平行于膝关节平面打入 1 枚直径 4mm 的斯氏针,连接远端结构。近端与远端结构中心的连接杆正好位于下肢的机械力学轴线上,撑开复位时,在力学上更加符合下肢生物力学方向,使股骨骨折复位更加容易。下肢轴向牵引器近端的钢针外有一套筒,撑开杆与套筒连接,套筒可以围绕钢针旋转,允许术中下肢适当内收或外展,而不会导致髂前下棘或髂前上棘的钢针松动或导致髂骨骨折。

1. 第一代下肢轴向牵引器 王志刚于 2010 年设计出第一代下肢轴向牵引器(图 10-2),并于 2013 年获得国家实用新型专利。2016 年 2 月,新型股骨撑开复位装置获得发明专利,并实现了专利转化。第一代下肢轴向牵引器的结构特点:中间结构为不锈钢骨架结构,术中透视时存在遮挡 X 线的缺点,而且术中组装较为繁琐,需要对中间连接结构进行改良。

2. 第二代下肢轴向牵引器 2013 年,第一代下肢轴向牵引器经过改良后,中间改为碳素杆连接结构,碳素杆两端仍为双管状结构,近端及远端设计不变,成为第二代下肢轴向牵引器(图 10-3)。

3. 第三代下肢轴向牵引器 在第二代下肢轴向牵引器的基础上,与医疗器械公司合作,进一步改良开发第三代下肢轴向牵引器。改良方案:①在不增加创伤的基础上,将近端钢针位置由髂前上棘调整到髂前下棘,以便降低操作难度,并提高近端支撑强度;②远端由垂直双针半环结构调整为横向单针双环结构,降低了股骨远端穿针的难度及风险;③中间延长杆由第二代的碳素杆双杆延长结构改为可伸缩碳素杆单杆延长结构。通过以上改进,进一步优化了术中操作过程,降低了操作难度(图 10-4)。

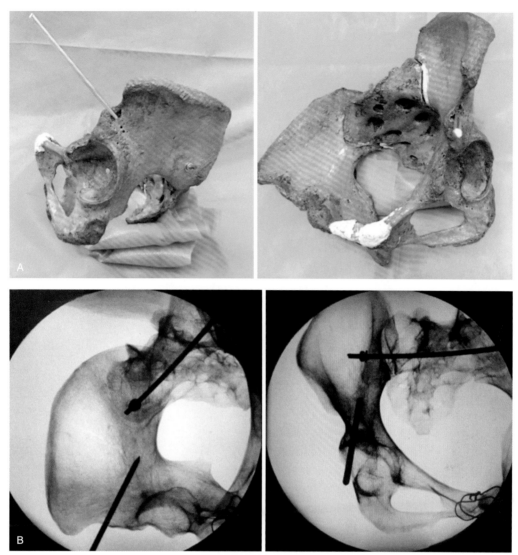

图 10-1　经皮置入髂前下棘钢针的方法

A. 模型示意;B. X 线位置。

在患侧肢体抬高 30° 的情况下,钢针尾端向远端倾斜 20° 左右,置入骨内深度为 5~7cm。

4. 第四代下肢轴向牵引器　2017 年 3 月,在第三代下肢轴向牵引器的基础上,进一步将远端结构改良,远端改为单针万向双边牵引结构,形成了第四代产品。进一步降低了操作难度,提高了应用效果(图 10-5)。

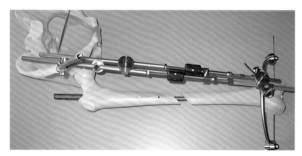

图 10-2　第一代下肢轴向牵引器

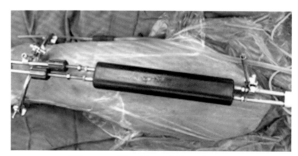

图 10-3　第二代下肢轴向牵引器

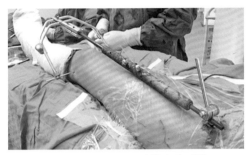
图 10-4　第三代下肢轴向牵引器

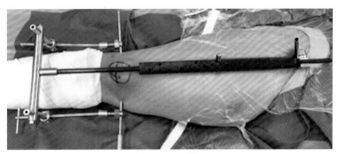
图 10-5　第四代下肢轴向牵引器

二、下肢轴向牵引器在股骨骨折髓内钉内固定术中的应用

(一) 手术体位

下肢轴向牵引器最初只用于股骨干骨折闭合复位髓内钉内固定,并取得了比以往复位方法更好的临床效果。其中的一项关键技术是术中体位的改良,术中采用患侧垫高 25°~30° 的体位(图 10-6),既有利于术中操作,又利于术中透视股骨正位及侧位,特别是能够透视股骨颈的正位及侧位。也正是由于这个体位术中可以透视股骨颈正位及侧位,后来扩大了下肢轴向牵引器的应用范围,使其应用于包括股骨转子间骨折、股骨转子下骨折、股骨颈骨折及同侧股骨多处骨折等手术中的辅助闭合复位。

(二) 股骨干骨折闭合复位顺行髓内钉内固定

利用下肢轴向牵引器辅助进行股骨干骨折闭合复位顺行髓内钉内固定术,解决了骨折断端撑开复位、维持复位的关键难点。在手术操作过程中,允许患肢适当内收,利于近端开口操作,解决了肥胖或健壮患者在牵引床上近端开口困难的问题。对于下肢多发骨折或小腿肢体残缺的患者,不能在牵引床上操作,而下肢轴向牵引器不受这种条件的限制。操作过程见典型病例。

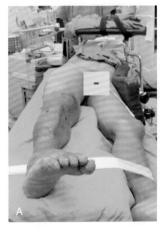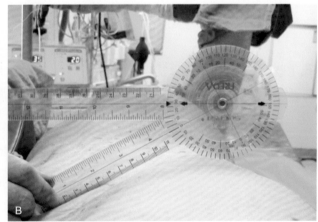

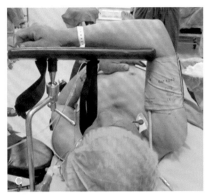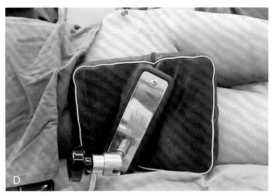

图 10-6　患侧改良体位

A.患者取仰卧位,同时垫高患侧肢体;B.患侧垫高 25°~30°;C.患侧上肢悬吊于床头 F 支架上,以免影响术中扩髓操作;D.健侧髋部应用侧卧位挡架阻挡,防止患者因患侧垫高向健侧滑移。

典型病例:患者男性,28 岁。因车祸导致右侧股骨干骨折。行内固定术前 X 线可见右侧股骨干偏近端骨折,且移位明显;术中利用下肢轴向牵引器撑开复位,并进行透视。在透视监视下完成复位固定(图 10-7)。

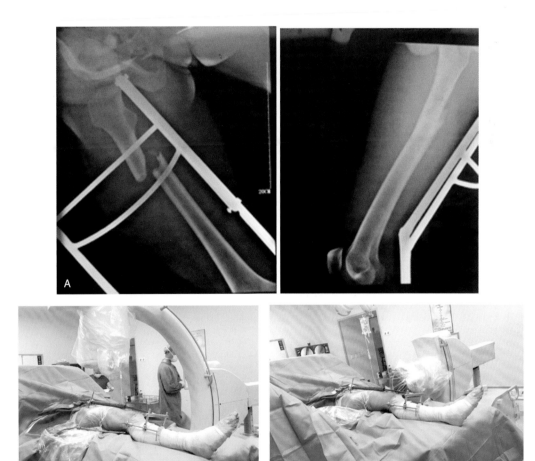

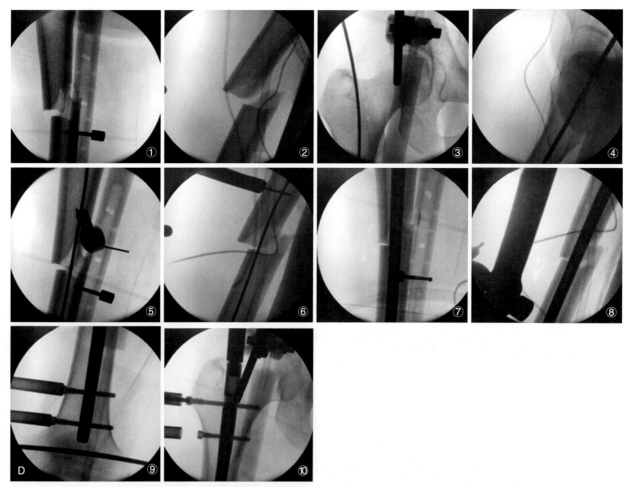

图 10-7 右侧股骨干骨折闭合复位顺行髓内钉内固定病例
A. 术前 X 线片；B、C. 术中应用下肢轴向牵引器撑开复位,应用 C 臂行正位及侧位透视；D. 手术过程：①术中利用下肢轴向牵引器复位,正位透视显示骨折力线良好、下肢轴向牵引器位于下肢生物力学轴线上；②侧位透视显示骨折断端向前移位；③正位透视证实导针位于髓腔中央；④侧位透视证实导针位于髓腔中央；⑤正位透视可见经皮应用克氏针或复位顶锥顶压进行骨折近端复位,并置入导针；⑥正位透视可见经皮应用克氏针或复位顶锥顶压进行骨折近端复位；⑦正位透视可见扩髓后插入髓内钉；⑧侧位透视可见扩髓后插入髓内钉；⑨锁入远端锁钉；⑩锁入近端锁钉。

（三）股骨干骨折闭合复位逆行髓内钉内固定

利用下肢轴向牵引器进行股骨干下段骨折闭合复位逆行髓内钉内固定术,相比徒手闭合复位而言,同样解决了骨折断端撑开复位、维持复位的关键难点。在手术操作过程中,同样采取患侧肢体垫高 25°~30° 体位,利于术中透视正位及侧位,由于膝关节进钉点术中需要屈膝 40° 操作,小腿不需要垫高。操作过程见典型病例。

典型病例：患者女性,75 岁。因摔伤导致右侧股骨干骨折,同时合并膝关节骨关节炎并膝关节游离体。使用牵引器协助复位,完成骨折固定,同时取出了膝关节内游离体（图 10-8）。

（四）股骨转子间骨折闭合复位髓内钉内固定

目前常见的股骨转子间骨折髓内固定系统为 PFNA、Intertan 及 Gamma3 等,所有这些内固定的前提是获得良好的骨折复位。股骨转子间骨折术中传统的复位方法是应用牵引床复位,患肢充分牵引及内旋以恢复下肢长度及骨折对位、对线。然而,应用牵引床复位目前仍存在部分问题,另外,对于部分不稳定转子间骨折,应用牵引床复位后,由于重力作用远端下沉,不利于维持复位。为了避免牵引床应用的不便及可能发生的并发症,新型的股骨骨折下肢轴向牵引器为临床医师提供了一个很好的选择方式。操作过程见典型病例。

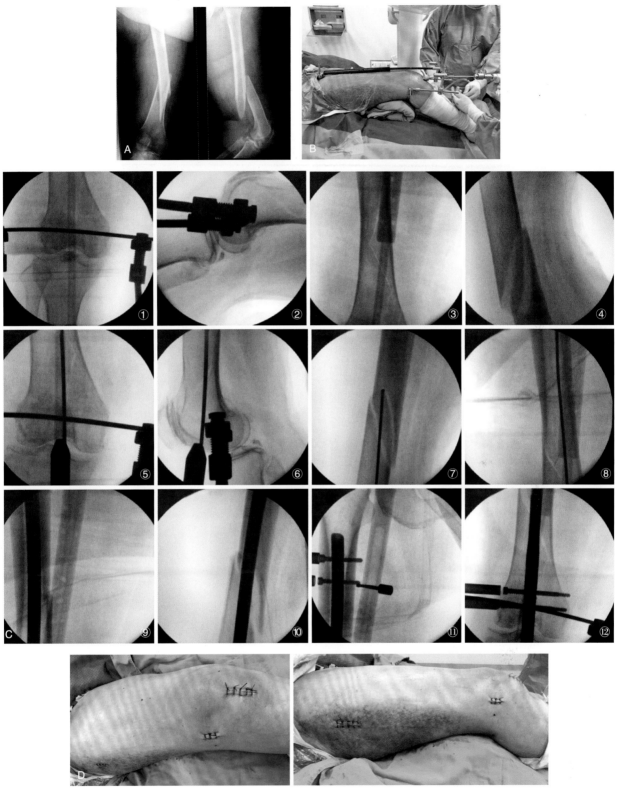

图 10-8　股骨干骨折闭合复位逆行髓内钉内固定病例

A. 术前正侧位 X 线片示股骨下段骨折累及髁上；B. 术中经髌韧带切口利用下肢轴向牵引器撑开复位；C. 术中透视监视手术过程：①术中利用牵引器复位，股骨髁部钢针位于股骨内上髁至股骨外上髁；②侧位位于股骨髁中后 1/3 部位，防止影响扩髓及髓内钉的置入；③透视骨折断端正位，撑开杆显示位于下肢生物力学轴线上；④透视骨折断端侧位，观察骨折端对位情况；⑤经皮劈开髌韧带，股骨远端置入导针，证实导针侧位位置良好；⑥透视正位证实导针位置良好；⑦开口器开口，置入导针，通过骨折断端，透视侧位证实导针通过骨折端；⑧透视正位证实导针通过骨折端；⑨扩髓后插入髓内钉透视骨折端正位；⑩透视骨折端侧位，证实复位满意；⑪锁入近端锁钉；⑫锁入远端锁钉。D. 术后外观。

　　典型病例　患者女性,71 岁。因摔伤导致左侧股骨转子间骨折。使用牵引器协助复位,完成髓内钉内固定(图 10-9)。

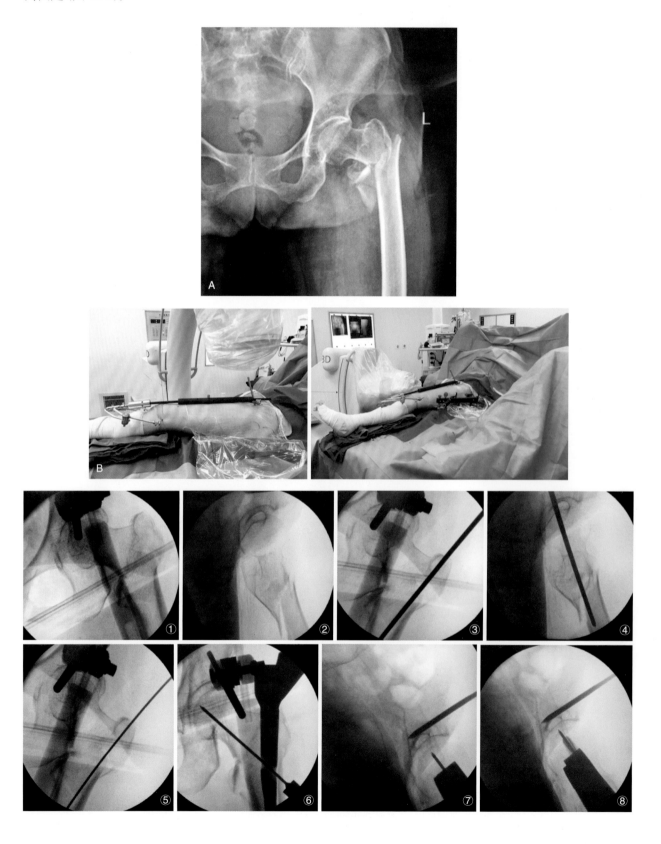

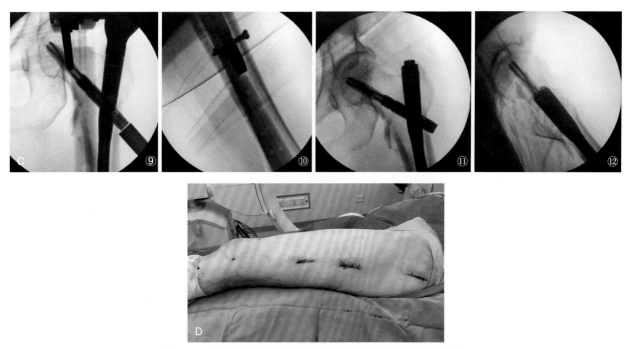

图 10-9　股骨转子间骨折病例使用下肢轴向牵引器协助复位

A. 术前 X 线片；B. 术中应用第三代下肢轴向牵引器复位，并行股骨颈正位及侧位透视；C. 术中透视监视手术过程：①术中利用下肢轴向牵引器复位，正位透视骨折断端可见复位良好，撑开杆位于下肢生物力学轴线上；②侧位透视可见骨折复位良好；③股骨近端开口，正位透视显示从大转子顶点置入的斯氏针位置良好；④侧位透视确定进钉点准确后，套入尖端锐利的套筒，并敲击进入大转子松质骨内；⑤拔出斯氏针，插入髓腔导针并扩髓；⑥插入主钉，定位股骨颈内导针正位位置良好；⑦、⑧侧位导针指向股骨头顶点；⑨确定导针位置正确后，打入近端螺旋刀片；⑩锁入远端锁钉；⑪、⑫ 最后进一步通过正位及侧位透视确定股骨颈内螺旋刀片的位置及深度；D. 术后患者外观。

(五) 股骨转子下骨折闭合复位髓内钉内固定

　　股骨转子下骨折一般采用加长 PFNA、PFN 或加长 Gamma3 等髓内固定系统，手术体位同股骨干骨折及股骨转子间骨折，患者取仰卧位，患侧垫高 25°~30°。术中应用撑开器复位，恢复股骨长度及正位力线，侧位上由于髂腰肌的牵拉，近端往往向前旋转移位，需要经皮克针或复位顶锥的作用纠正近端前旋移位。操作过程见典型病例。

　　典型病例：患者女性，58 岁。因车祸导致左侧股骨转子下骨折。在下肢轴向牵引器的协助下，应用工具纠正移位，完成复位，应用髓内钉进行内固定（图 10-10）。

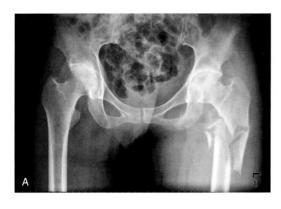

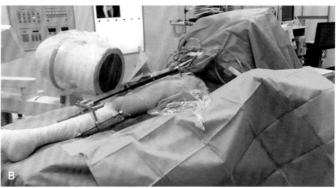

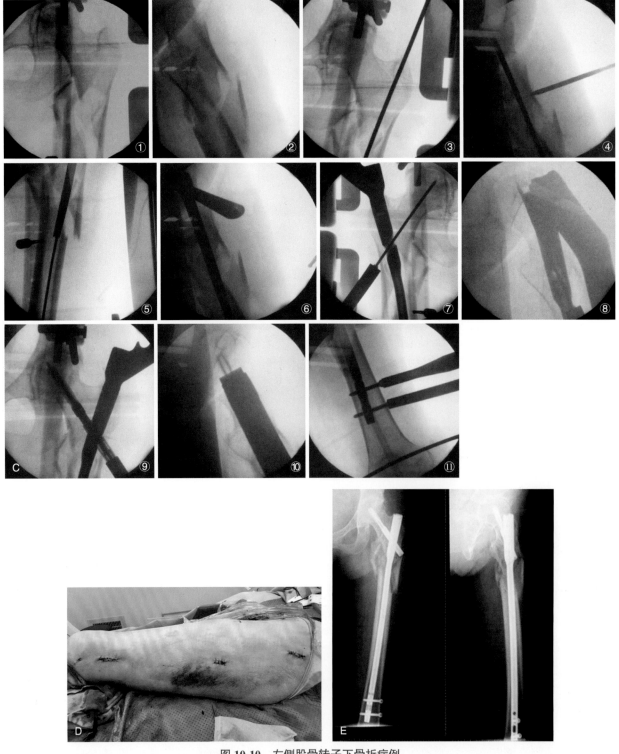

图 10-10 左侧股骨转子下骨折病例

A. 术前 X 线片；B. 术中应用下肢轴向牵引器复位，侧位透视股骨近端；C. 术中透视监视手术过程：①术中利用下肢轴向牵引器复位，首先正位透视骨折断端，显示颈干角恢复良好、撑开杆位于下肢生物力学轴线上；②侧位透视显示骨折断端轻度向前旋转；③于骨折近端开口，在股骨大转子顶点置入斯氏针；④从股骨前方经皮克针向后顶压骨折近端复位，斯氏针进入远端髓腔；⑤通过正位透视确定进钉点位于大转子顶点；⑥侧位透视示导针平行于股骨颈，指向髓腔中央，套入尖端锐利的套筒，并敲击进入股骨大转子的松质骨内，然后，拔出斯氏针，插入髓腔导针，并扩髓；⑦插入主钉，通过正位透视定位股骨颈内导针位于股骨颈中央或下 1/3；⑧侧位透视定位导针平行于股骨颈并指向股骨头顶点部位；⑨确定导针位置正确后，打入近端螺旋刀片；⑩通过侧位透视进一步确定螺旋刀片位置；⑪在髓内钉远端锁入 2 枚锁钉。D. 术后患者外观；E. 术后 6 周复查，骨折断端可见连续性骨痂形成。

（六）同侧股骨多部位骨折闭合复位髓内钉内固定

同侧股骨多部位骨折包括股骨干骨折合并股骨颈骨折、股骨干骨折合并股骨转子间骨折、股骨髁上骨折合并股骨干骨折等。股骨干骨折合并股骨颈骨折可选择闭合复位逆行髓内钉＋股骨颈空心钉内固定；股骨干骨折合并股骨转子间骨折可选择闭合复位加长 PFNA 或加长 Gamma3 等髓内固定系统；股骨髁上骨折合并股骨干骨折可选择闭合复位逆行髓内钉内固定。

在下肢轴向牵引器的辅助下，均可实现上述同侧股骨多部位骨折闭合复位内固定，但术中可能需要应用经皮克氏针复位技术及髓腔内导针置入的"金手指"技术等。手术体位同股骨干骨折及股骨转子间骨折，患侧垫高 25°~30°，以方便术中透视股骨各部位的正位及侧位。

三、下肢轴向牵引器在胫骨骨折髓内钉内固定术中的应用

下肢轴向牵引器最初只用于股骨系列骨折的闭合复位，经过不断改良后，牵引器也可以用于胫骨骨折闭合复位内固定。胫骨平台骨折及胫骨远端骨折，可以通过第三代或第四代下肢轴向牵引器实现闭合复位微创接骨板内固定。胫骨干部的多段骨折，在牵引器的辅助下，可以使胫骨闭合复位髓内钉内固定变得更加简单易行。

1. **撑开器在胫骨骨折中复位的基本原理**　第三代或第四代下肢轴向牵引器可以通用于股骨骨折及胫骨骨折。胫骨骨折复位的基本构型：骨折近端用直径 4mm 的斯氏针置于股骨髁上（置入方法同股骨髁上牵引针），骨折远端用直径 4mm 的斯氏针置于跟骨（置入方法同跟骨结节牵引针），双侧应用牵引器平行牵引复位。撑开复位时，在力学上更加符合下肢生物力学方向，能有效对抗小腿后方肌肉的力量，牵引力均衡，使胫骨骨折复位更加容易。适用于复杂胫骨平台骨折、胫腓骨远端骨折及干部多处骨折的闭合复位。

2. **典型病例**　患者女性，54 岁。因车祸伤导致右侧胫骨多段骨折合并内踝骨折。内固定术中使用牵引器协助骨折复位，完成髓内钉内固定（图 10-11）。

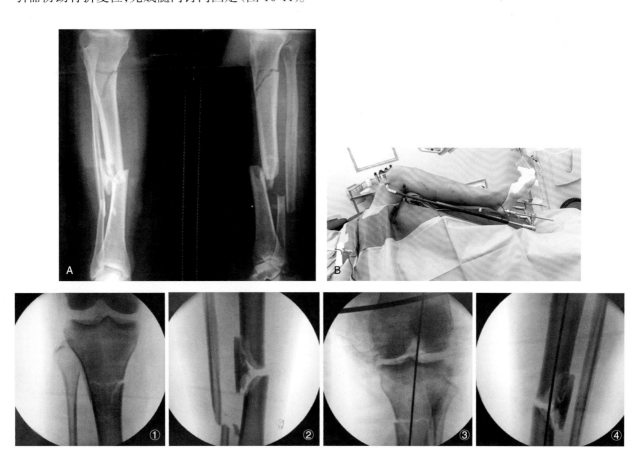

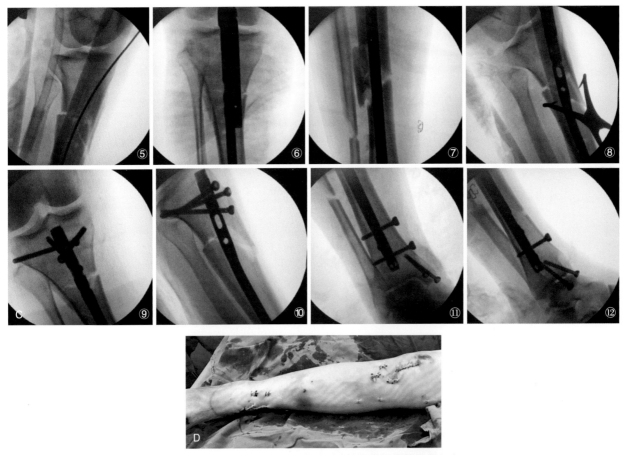

图 10-11　胫骨多段骨折病例使用下肢轴向牵引器协助骨折复位

A. 术前 X 线片；B. 术中屈膝屈髋 90°，膝关节后方抬高支撑，应用下肢轴向牵引器撑开并维持复位；C. 术中透视监视手术过程：①术中应用下肢轴向牵引器复位，通过透视观察骨折近端对位、对线情况；②通过透视观察中段骨折断端的对位、对线情况；③在胫骨近端开口，通过正位透视观察髓腔导针位置；④确定髓腔导针通过中段骨折断端；⑤侧位透视观察骨折近端入钉点；⑥扩髓后插入髓内钉，进一步通过正位透视观察骨折近端的对位情况；⑦透视观察中段骨折断端的对位情况；⑧在骨折近端经皮应用点式复位钳固定骨折断端，或应用阻挡钉技术维持骨折断端的复位位置；⑨锁入近端及远端锁钉后通过正位透视观察骨折近端；⑩通过侧位透视观察骨折近端；⑪ 行内踝骨折切开复位内固定，通过正位透视观察远端踝关节；⑫ 通过侧位透视观察远端踝关节；D. 术后外观照。

　　胫骨中段单一部位骨折，可徒手行髓内钉内固定，手术操作相对简单，一般不需要特殊的牵引器械维持复位，但是对于胫骨多段骨折，特别是累及近端或远端的胫骨骨折，应用牵引器维持复位，能够保持胫骨的力线，为髓内固定操作提供了相对稳定的环境，降低了操作难度。

（王志刚　张保中）

第二节　张氏牵引复位器在下肢骨折髓内钉内固定中的应用

　　随着微创技术的发展，现代医学对骨折治疗方式提出了更高的要求，在尽量不破坏软组织的情况下，完成对骨折的复位成为广大骨科医师追求的终极目标。为此，中国工程院张英泽院士以现代医学为基础，借鉴中国传统医学经验，提出骨折顺势复位理论。"顺势复位"的核心是顺应机体的自然生理特性，保护骨折断端及其周围软组织，最大限度减少干预性次生损伤，对骨折进行有效复位。其主要内容包括：①骨折复位力量的方向与肢体机械轴线一致；②复位力量符合软组织与骨关节的运行轨迹；③利用骨折周围的肌肉、韧带、关节囊等软组织封套作用将牵引力转化为挤压力和推顶力使骨折复位；④骨对骨之间双向牵引，力量直接作用在骨骼上高质量复位；⑤最大限度地保护软组织，减少对软组织的次生损伤和激惹。

张英泽院士根据顺势复位理论自主研发了"张氏牵引复位器"。它可以在没有骨科牵引床的情况下在术中提供持续、有效的牵引作用，其牵引力线与下肢机械轴线一致，符合人体正常生理特性。它不仅能够依靠软组织挤压作用间接复位侧方移位的骨折块，还可以快速纠正下肢力线及关节脱位。"张氏牵引复位器"可以完全替代骨科牵引床，具有以下优点：①牵引力线与下肢力线和肌肉牵拉方向一致，容易达到较好复位；②牵引为骨骼之间的牵引，力量大；③可以在保持复位的情况下调整体位；④不会造成会阴部牵拉伤。

"张氏牵引复位器"由牵引弓、连接杆、牵引支撑架、叉状髂骨组件、骨折顶压杆和牵引把手组成(图 10-12)。

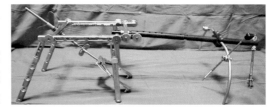

图 10-12　张氏牵引复位器

1. **适应证**　四肢长骨骨折，主要包括：尺桡骨骨折、肱骨骨折、股骨颈骨折、股骨粗隆间骨折、股骨干骨折、股骨髁上骨折、胫骨平台骨折、胫骨干骨折、胫骨远端粉碎骨折和踝关节骨折。

2. **手术体位**　仰卧位。

3. **内固定物**　髓内钉或髓内钉＋接骨板。

4. **典型病例**

(1)病例 1：患者男性，47 岁，右侧股骨干多段骨折，复位困难。内固定术中使用张氏牵引复位器，降低复位难度，完成复位和髓内钉内固定。影像学检查如图 10-13A 所示。

手术过程：术中安装张氏牵引复位器，于髂前上棘后侧 5cm 处做 2cm 小切口，暴露髂骨翼，将叉状髂骨组件卡在髂骨翼上，以螺钉固定；远端牵引针于髌骨上缘 1cm 水平横穿股骨远端，安装牵引弓。将叉状髂骨组件和牵引弓通过碳素杆连接，转动牵引把手进行牵引复位(图 10-13B~E)。

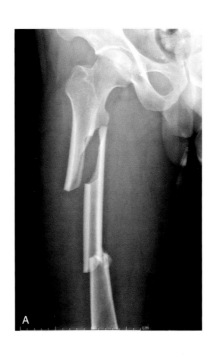

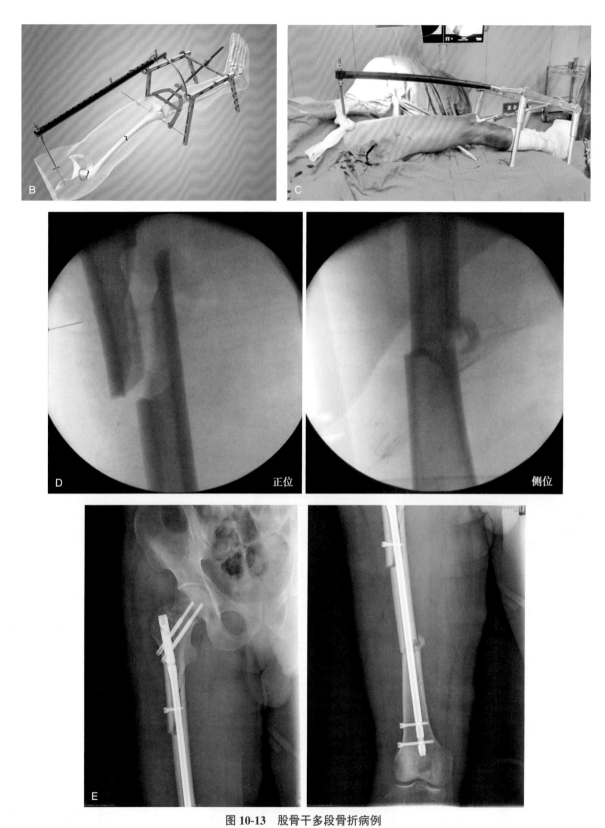

图 10-13　股骨干多段骨折病例

A. X 线片示右侧股骨干多段骨折;B. 张氏牵引复位器安装示意;C. 术中张氏牵引复位器安装情况;
D. 复位完成后通过正侧位透视观察复位位置满意;E 术后 X 线片示复位满意。

　　(2)病例 2:患者男性,61 岁。左侧胫腓骨多段骨折。术中使用张氏牵引复位器,降低复位难度,完成复位和髓内钉内固定。影像学检查如图 10-14A 所示。

手术过程如下。

1）术中安装张氏牵引复位器：近端牵引针于胫骨结节上缘水平向后 3cm 处横穿胫骨近端或膝关节上 3cm 水平横穿股骨髁，安装张力牵引弓；远端牵引针于踝关节上方 1cm 水平横穿胫骨远端或于跟骨后下 1/3 处横穿跟骨，安装牵引弓。将远、近端两组牵引弓通过碳素杆连接，转动牵引把手进行牵引复位（图 10-14B、C）。

2）复位完成后屈膝位常规置入髓内钉，透视下如图 10-14D。

3）术后 X 线片示复位满意（图 10-14E）。

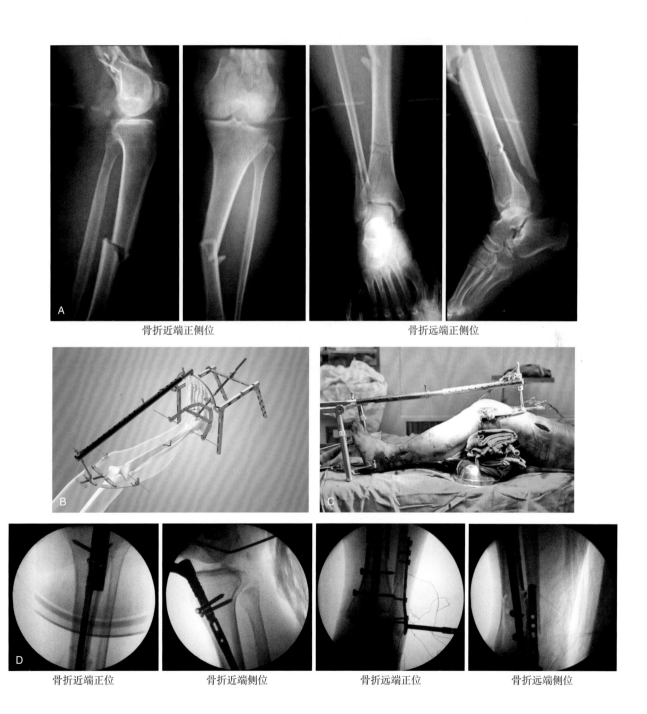

骨折近端正侧位　　　　　　　　　　　　　　骨折远端正侧位

骨折近端正位　　　　骨折近端侧位　　　　骨折远端正位　　　　骨折远端侧位

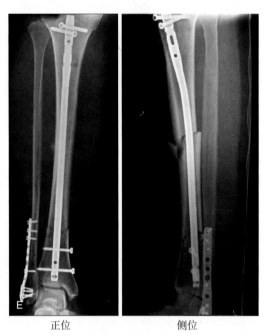

正位　　　　　　　　　侧位

图 10-14　胫腓骨多段骨折病例

A. X 线片示胫腓骨多段骨折;B. 张氏牵引复位器安装示意;
C. 术中张氏牵引复位器安装情况;D. 术中透视;E. 术后 X 线片。

　　张氏牵引复位器体现了人体生理和生物学特性。该复位器顺应肢体的机械轴线、软组织和骨关节的运行轨迹及四肢长骨牵引力的分布规律来治疗骨折,利用软组织张力进行顺势复位,提高复位的效率和效果,同时最大限度地保护骨折断端及其周围软组织的生物学活性,减少干预性次生损伤,有助于骨折愈合,可以使患者更好、更快的恢复伤前肢体功能。

（张英泽）

下篇
各论

第十一章　锁骨骨折的髓内钉治疗

第一节　概　　述

锁骨骨折是青壮年常见的骨折之一,约占全身骨折的 6%,80% 发生于锁骨中段。受伤机制多为作用于肩部的间接暴力导致。以往研究认为,锁骨骨折主要采用保守治疗,但保守治疗后往往出现骨折畸形愈合、肩关节活动受限等问题。随着内固定和手术技术的发展,愈来愈多的研究支持对移位的锁骨骨折采用手术治疗。锁骨骨折的固定器械主要包括接骨板、髓内钉和外固定架等。接骨板螺钉是目前应用最广泛的内固定器械,但其有软组织损伤大、需剥离骨膜和二次手术取出的缺点。而髓内钉具有微创置入,软组织损伤小的特点,逐渐得到一定的应用。

由于锁骨的生理功能和解剖形态不同于其他管状骨,因此锁骨髓内固定应该遵循其特点。带螺纹的锁骨弹性髓内钉(elastic clavicular intramedullary nail of thread,ECINT)具有微创、复位满意、功能恢复好、骨折愈合后取钉简便的优点。如为闭合复位髓内固定,其优点更为明显。

髓内钉的手术指征与接骨板固定的手术指征相同:锁骨中段骨折移位或短缩超过 2cm,多段骨折,或合并有血管、神经损伤。

应用髓内钉的禁忌证包括:粉碎性骨折、内或外侧 1/3 骨折、开放性骨折。目前锁骨骨折的髓内固定装置主要有克氏针、Push 钉、Hagie and Rockwood 钉、钛质弹性固定髓内钉、髓内螺钉、第二代髓内钉等。

术前要拍摄锁骨全长 X 线片,确认锁骨大小适合髓内钉规格。

髓内钉内固定相关的并发症包括:钉尾突出软组织,内固定移位导致复位丢失,内固定物断裂。

第二节　锁骨弹性螺纹髓内钉

一、概述

锁骨弹性螺纹髓内钉的头端为正圆锥形尖,其后有 1.0~15.0cm 长且纹深 0.3mm 的自攻螺纹;钉体为圆柱形,钉长为 25.0~35.0cm,直径为 1.5~2.5mm;尾端为逐渐变扁、变尖的扁三角形尖刃。整体具有一定的弹性以适应锁骨髓腔的弧形解剖特点。短螺纹钉适用于横形和短斜形的稳定性骨折,有自动加压作用;长螺纹钉适用于粉碎性不稳定性骨折,有抗短缩作用(图 11-1)。

髓内钉应是全程贯穿于髓腔内,且和髓腔形状一致,达到与髓腔多点接触。锁骨髓腔呈弧形管状,决定了髓内钉应具有一定的弹性,才能达到完全适应髓腔进行固定。髓腔中坚固的骨小梁增加与髓内钉的接触,使较细的弹性髓内钉达到良好固定。近端正圆锥形尖,使钉能顺应锁骨髓腔壁的弧度而不易穿破皮质骨。锥形尖后的自攻螺纹,使髓内钉旋入髓腔时能够自动进入近端,且由于螺纹丝底部的直径与钉体相同,故钉的近端强度与中部相同,该螺纹还能防止自动退钉或进钉带来的并发症,自攻的设计利于旋入和旋出髓内钉。髓内钉远端呈扁三角形,在逆行穿钉时有利于自然穿出皮质骨和皮肤。锁骨周围的肌肉和韧带可维持断端持久性加压作用,因此横形和短斜形骨折用短螺纹髓内钉时,有促进骨折愈合的作用,粉碎性骨折用长螺纹髓内钉时,有抗短缩畸形的作用。另外,断端的弹性微动可刺激骨生长。锁骨正位 X 线片上表现出钉形态是直的,事实上是向前上弧形弯曲的。锁骨弹性螺纹髓内钉以上的结构特点是刚性髓内钉所不具备的。锁骨弹性螺纹髓内钉适用于锁骨除胸骨端外的各种类型骨折。

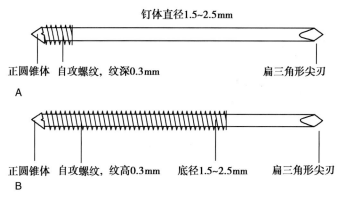

图 11-1 锁骨弹性螺纹髓内钉的结构示意
A. 短螺纹钉;B. 长螺纹钉。

二、手术操作

(一)术前准备

除常规术前检查外,要拍摄包括肩关节在内的锁骨 X 线片,做好髓内钉的直径和钉型选择。横形和短斜形骨折用短螺纹髓内钉内固定,长斜形或粉碎性骨折须用长螺纹髓内钉。

(二)体位

体位对术中操作至关重要,尤其是闭合复位髓内固定手术。患者仰卧于手术床上,半坐位上半身抬起,头偏向健侧,背部肩胛骨间用软枕垫高,上肢消毒后无菌巾包裹手部,自然放在手术台上,保持肩部外展状态,有利于骨折断端的提起和复位。

(三)麻醉

一般采用颈丛神经阻滞麻醉,也可以采用全身麻醉。

(四)手术步骤

可采取切开复位穿钉术和闭合复位穿钉术。闭合复位穿钉术更微创,没有皮肤切口斑痕,不影响美观,减少感染机会。如果复位困难可采用切开复位穿钉术,手术在直视下操作,操作时间相对短,但软组织损伤较重。

1. 切开复位穿钉术 以骨折处为中心,沿锁骨纵轴在锁骨前或上方做长约 3cm 切口,显露骨折断端,牵开颈阔肌,尽量不剥离骨膜。用巾钳式复位钳将骨折的远端提起,扁三角形的钉尾自骨折远端逆行旋入,将要穿出肩部皮肤时,用止血钳抵住皮肤,使其穿出时皮肤周围张力均匀。钉的螺纹端与远侧骨折断端平齐时,行骨折复位,复位后再顺行旋钉至锁骨近端 2.0~4.0cm 处。顺行旋入髓内钉时,使其自动沿髓腔内壁旋入近端,不能强行打入,防止穿透骨皮质。移位不大的碎骨折片用软组织包埋,移位大的蝶形骨折片用可吸收缝线捆扎固定。钉尾在距皮肤 0.5cm 处剪断,弯曲髓内钉尾端保留于皮外,或提拉皮肤使钉尾朝下置于皮下,冲洗、缝合切口(图 11-2)。

2. 闭合复位穿钉术 在触摸摩擦感明显的皮肤处,用巾钳式复位钳经皮提起骨折外侧端,弹性螺纹髓内钉的扁三角形钉尾,经皮刺入外侧骨折断端,旋入远端并自动穿出锁骨皮质和皮肤。使钉的螺纹端完全缩入远侧骨折断端时,再行骨折复位。此时钉的近端自动进入皮下。在保持患侧肩部外展位的情况下,用两把巾钳式复位钳同时提起远、近骨折断端进行复位,当触摸锁骨在一条直线上时,顺行穿钉至锁骨近端 2.0~4.0cm 处。移位大的骨折片可行撬拨复位。整个过程最好是在 C 臂的监视下操作,以防止误穿钉。

如果旋入髓内钉的过程中自动进钉停止,说明钉不在髓腔内,需要另行调整骨折断端。髓内钉穿过骨折线时,触摸检查到锁骨的连续性立即恢复。于贴近皮肤 0.5cm 处剪断髓内钉,弯曲髓内钉尾端,朝下方埋于皮下或置于皮外(图 11-3)。

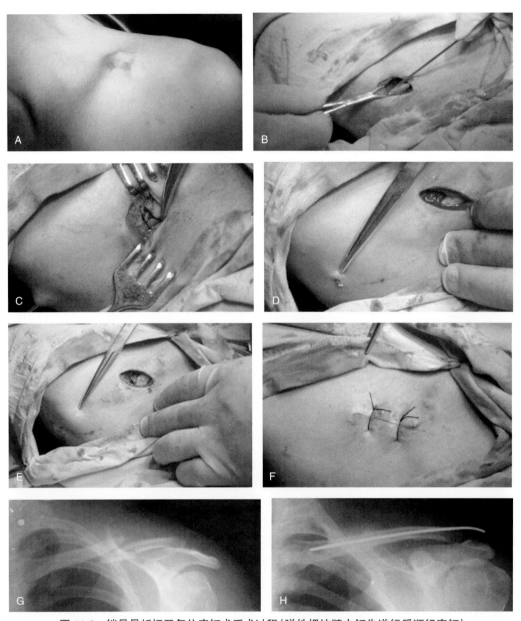

图 11-2 锁骨骨折切开复位穿钉术手术过程(弹性螺纹髓内钉先逆行后顺行穿钉)
A. 锁骨骨折外观畸形;B. 逆行穿钉;C. 顺行穿钉,大的骨折片复位后用可吸收缝线固定;D. 钉尾可以留在皮外;E. 钉尾也可以通过提拉皮肤留在皮内;F. 手术后缝合 2 针;G. 术前 X 线片;H. 术后 X 线片

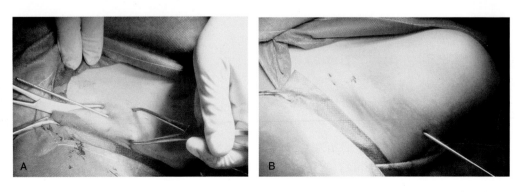

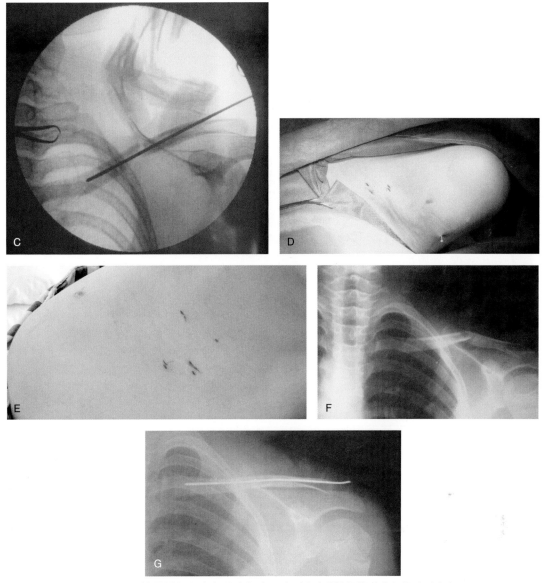

图 11-3　锁骨骨折闭合复位穿钉术手术过程（弹性螺纹髓内钉闭合穿钉）
A.闭合提起骨折远端,钉尾逆行穿入远端髓腔;B.用巾钳式复位钳经皮复位骨折后顺行穿钉;C.C 臂监视;
D.经皮闭合穿钉完毕;E.弯曲髓内钉钉尾留于皮下,只看见 5 个皮孔;F.术前 X 线片;G.术后 X 线片

　　术中不能扩髓后穿钉,否则影响复位和固定效果。骨折复位及穿钉时避免损伤肺尖、纵隔、神经丛及血管,特别是闭合复位髓内固定。穿钉时应注意要在断端复位满意后实施,以利于髓内钉进入骨折近端的髓腔,不能强行复位。术中不剥离或少剥离骨膜。留于皮下的钉尾不宜过长,最好不超过 0.5cm,因为过长的针尾压迫局部皮肤致红肿或形成压疮。不主张钉尾留在皮外,因为增加感染概率。

　　(五) 术后治疗与康复

　　术后制动 3~7 天后做无痛肩部功能锻炼,并逐渐增加活动范围,平时可用三角巾悬吊 4~6 周。术后注意防止肩锁关节过多和过强的运动,因为髓内钉会受到弯曲应力作用,导致疲劳断裂。术后 6~16 周,依据 X 线片中骨折愈合情况,旋出髓内钉。钉尾留在皮下的病例,在局部麻醉下,切开约 0.5~1.0cm 的切口,旋出髓内钉。

（王永清　刘振宇）

第十二章　肱骨近端骨折的髓内钉治疗

肱骨近端骨折是临床常见的骨折类型,约占全身骨折的 5%。其中多数为无移位或轻度移位的稳定骨折,可通过保守治疗获得相对满意的预后,而移位的不稳定型骨折则通常需要进行外科干预。手术治疗主要包括闭合复位经皮克氏针固定、髓内钉内固定、切开复位接骨板内固定及肩关节置换术等,其目的是使骨折解剖复位、稳定固定、早期进行功能锻炼及最大限度的恢复肩关节功能。治疗方法的选择需结合患者骨折的类型、移位程度、骨质量、自身条件与个人需求等。

治疗措施的选择显著影响着骨折的预后,新型内固定器械的出现及患者自身对早期功能康复的需求使得肱骨近端骨折采取手术治疗的比例在逐年增高。在过去的几十年里,肱骨近端髓内钉技术的发展取得了长足的进步。特别是近几年,肱骨近端髓内钉的创新设计和改进不断提高着临床治疗的水平,与肱骨近端骨折接骨板螺钉固定技术具有相辅相成的功能效果。肱骨近端髓内钉能减小骨折固定力矩,提高抗折能力,可应用金属锁定螺钉直接固定小结节,固定稳固,且操作借助导向器变得更佳容易。髓内钉内固定能以较小的软组织损伤代价,为复位后的骨折提供稳定固定,早期恢复肩关节活动,从而改善患者的临床预后(图 12-1)。

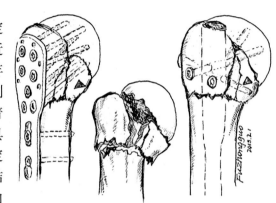

图 12-1　髓内钉及接骨板螺钉均可完成对一般类型肱骨近端骨折的固定,但前者软组织损伤更小,且为中心型固定,抗折能力更强

在使用髓内钉治疗肱骨近端骨折时,有一些技术上的要点。其中主要包括:术前对骨折类型及损伤程度的评估;术中对肩袖的处理、对软组织的保护、大小结节的解剖复位、血供保留、骨折复位技巧及术后的康复治疗等。

一、术前评估

1. **影像学评估**　在考虑使用何种手术方式治疗肱骨近端骨折之前,必须完善 X 线检查。包括前后位、腋位及肩胛 Y 位的 X 线检查。在拍摄 X 线片的过程中,可能由于肩部活动会造成骨折移位变化,但这些 X 线片可以提供骨折基本的对位、对线,从而与对侧正常的肱骨近端结构进行比较。

标准的锁骨前后位 X 线片可以被用于评估骨折的冠状位对位情况。腋位 X 线则可以评估骨折断端的屈伸情况,尤其是小结节骨块的损伤情况。腋位 X 线片也可用来观察盂肱关节的变化。CT 检查有助于判断骨折的复杂程度,为医师制订具体的手术方案提供进一步的参考。

2. **骨折分型和手术适应证**　根据患者自身状况和骨折类型的不同,在肱骨近端骨折的手术适应证方面存在差异性。肱骨近端髓内钉的适应证主要有 NEER 两部分、部分三部分及少部分四部分肱骨近端骨折,且骨质量较好、无明显骨缺损、结节骨块较完整,尤其适用于治疗干骺端粉碎性、骨折劈裂及伴有肱骨干骨折的肱骨近端骨折。

二、手术方法

1. **麻醉及体位**　推荐选择全身麻醉下手术,因其具有更好的安全性及便利性。

成也体位、败也体位,术中体位的选择对于骨折复位及固定效果尤显重要。通常情况下患者固定于沙滩椅位,不影响透视,头部被牢固固定以避免对臂丛神经的牵拉;如果没有专业的沙滩椅手术床,尽量把患者的手术侧肩关节放置在床缘外侧,铺单前通过活动肩关节以试验穿主钉时是否顺畅(图 12-2)。当然也可选择平卧位,在患肩下方垫高。无论选择哪种体位,必须保证能够牵拉肢体使肱骨头位于肩峰前方。既往的经验表明,沙滩椅位具有更多优势。

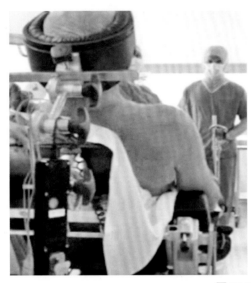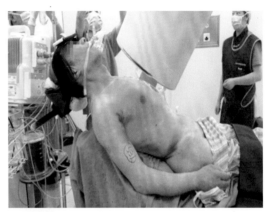

图 12-2　沙滩椅位
患者头部应牢固固定,充分暴露肩关节,且肩部在术中能充分活动以满足复位和固定的需要。

在消毒铺巾前,对整个肩部及肱骨近端区域进行前后位和轴位的透视以确认手术过程中可以完成肱骨近端的透视。术中连续透视有助于确认骨折复位情况及螺钉的最佳位置,从而避免螺钉进入关节。

2. **进钉点选择**　进钉点的选择能够很大程度上决定最终的复位效果。合理的进钉点位于肱二头肌后方肱骨头顶点,肱骨干正侧位 X 线片的解剖轴线上。定位杆的位置和方向必须经过正侧位的透视进行确定,如果位置不良,必须进行调整。常见的错误是定位杆太过偏外或偏前,而这都将导致骨折复位不良的原因,因为髓内钉的近端终点不在最佳骨质部位并有可能损伤冈上肌止点从而影响髓内钉的固定强度。定位杆扩开肱骨头后,插入髓内钉,将髓内钉尽量贴近坚硬的软骨下骨,因此髓内钉需进入软骨下2~3mm。

新型髓内钉的手术操作需通过肱骨头外侧缘置入肱骨近端髓内钉对肱骨近端骨折进行固定。这和传统的在冈上肌止点劈开肌腱入路不同。宁可牺牲一部分肱骨头外侧的关节面来减少对肩袖造成的损伤或者撕裂,从而避免在骨折愈合后遗留肩部疼痛(图 12-3)。在髓内钉的发展和演变过程中,出现主钉由弯钉变小角度或直钉的趋势,使髓内钉对肩袖的干扰变小。进钉点因偏内侧,破坏的是冈上肌而不是冈上肌肌腱,肌肉要比肌腱容易愈合(图 12-4)。

为了获得一个更靠近内侧的进钉点,可以在三角肌的前、中肌肉束之间采用标准的劈开三角肌入路进行手术(图 12-5)。通常,由于肩峰内外的宽度及它的突起,从内侧插入髓内钉会比较困难。将肩关节轻度后伸就可以比较轻松的从肩峰前外侧暴露内侧进钉点,同时也不会破坏喙肩韧带(图 12-6)。同时内侧打入主钉能够通过更多骨量区,起到有效固定肱骨头的效果(图 12-7)。

操作过程中须注意避免腋神经的损伤,尤其是从外向内打入螺钉时。切开皮肤后,从三角肌到骨骼之间进行钝性剥离。如髓内钉打入过深,从外向内的锁定螺钉就更容易损伤腋神经。斜行置入肱骨头的螺钉也可能对腋神经及其分支造成损伤。后外侧螺钉和远端锁钉则相对不那么容易损伤神经。

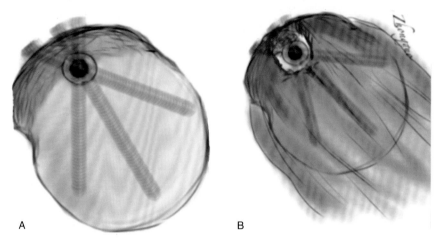

图 12-3 早期的肱骨近端髓内钉进钉点更加偏外侧,容易导致肩袖肌腱部的损伤,
影响患者的康复效果
A. 进钉点偏外侧;B. 肩袖肌腱部的损伤。

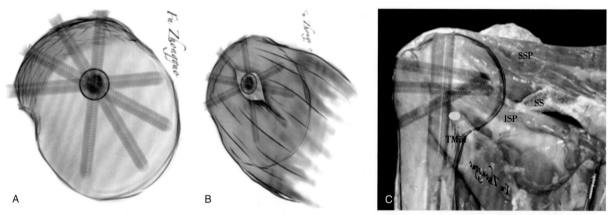

图 12-4 改进型的髓内钉进钉点更加偏内侧,保护了冈上肌止点部的腱性结构,从而避免了后期肩痛及活动障碍等手术相
关并发症
A. 进钉点偏内侧;B. 肩袖肌腱部未损伤;C. 进钉点与肩袖的关系。
SSP:冈上肌;ISP:冈下肌;SS:肩胛冈;TMin:小圆肌。

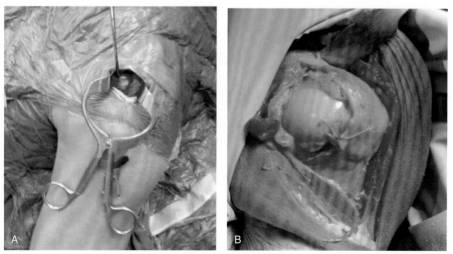

图 12-5 小切口可显露清晰的进钉点解剖区,合理的体位和切口可有充分的空间进行进钉点选择
A. 小切口;B. 肱骨近端解剖。

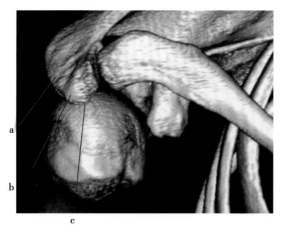

图 12-6　肩峰前缘纵向切口，会比较容易的显露最大的肱骨上端解剖区

a 线为肩峰前角与后角中点三角肌纤维方向切口线；
b 线为肩峰中线与前角的中点沿三角肌纤维方向切口线；c 线为肩峰前角起点沿三角肌纤维方向切口线。

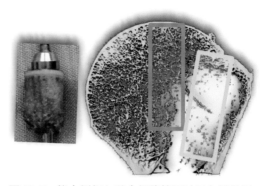

图 12-7　偏内侧打入髓内钉能够通过更多骨量区，使得固定更加牢靠

　　3. 骨折复位及髓内钉置入　手术应恢复肱骨头相对于肩胛盂的位置。对于一些简单的骨折例如单纯外科颈骨折，通过克氏针的摇杆技术可达到满意的效果（图 12-8）。此外，如果能够掌握好肱骨头部的进钉位置和角度，通过向肱骨干置入髓内钉就可以完成复位（图 12-9）。同前所述，肱骨头进钉点的正确选择对于避免内翻复位不良非常关键。如果采用经皮入路，可以通过另外一个单独的小切口置入经皮复位工具来将内翻的肱骨头向上撬起。

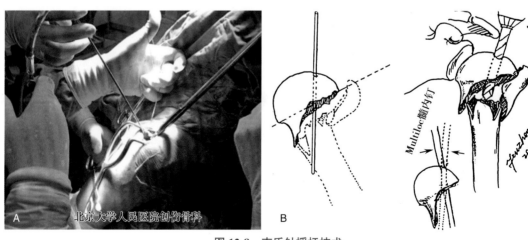

图 12-8　克氏针摇杆技术
A. 术中情况；B. 克氏针摇杆技术示意。

　　4. 髓内钉锁定固定　髓内钉的近端和远端均使用螺钉进行锁定。对于近端锁定，必须形成角度稳定性。应尽可能将锁定螺钉拧入骨质良好的肱骨近端后内侧区域，但是应避免螺钉进入肱二头肌肌腱沟。近端至少需要置入 3 枚锁定螺钉固定肱骨头，这对于骨质疏松和严重干骺端粉碎的患者尤其重要。为避免螺钉穿入盂肱关节，钻孔的时候应注意不要钻透软骨下骨，并通过多方向透视来证实。近端的螺钉需要进行良好的埋头处理以避免肩关节外展时出现肩峰下撞击。对于原始骨折为内翻移位或者骨折内侧粉碎的肱骨近端骨折尤其需要使用肱骨距螺钉。骨折断端内侧的轻微嵌插对于维持良好的骨折复位是一个非常重要的因素（图 12-10）。

　　5. 肩袖结构的复位固定　在三部分肱骨近端骨折中，肱骨头会在附着的肩袖结构的牵拉下发生典型的旋转移位。在进行切开复位手术时,可以临时使用克氏针进行固定,将克氏针放置在不影响髓内钉的位置。对于复杂的骨折类型也有许多复位工具和复位技巧,包括在肩袖肌腱上进行缝合后将肱骨头从内翻位牵开,或者是采用肩部拉钩进行撬拨,也可以使用微创的经皮复位工具进行复位。从上方进行骨折复位时,可以更好地控制结节骨块,这个方法与进行前侧接骨板复位固定时一样容易。

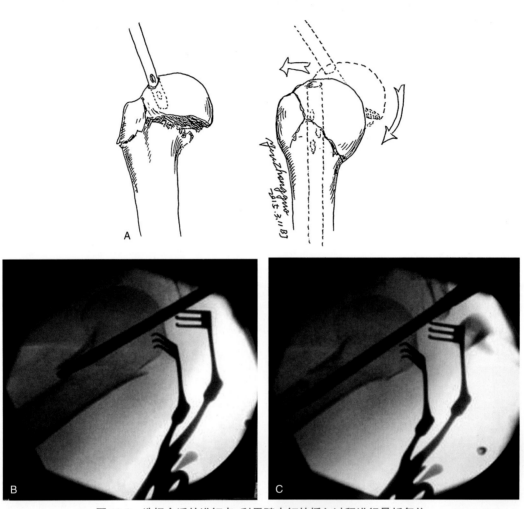

图 12-9 选择合适的进钉点,利用髓内钉的插入过程进行骨折复位
A. 进钉点;B. 复位前;C. 复位后。

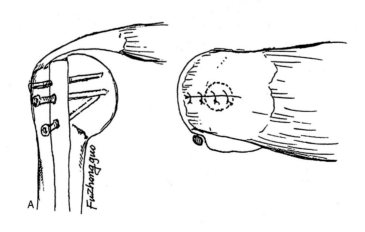

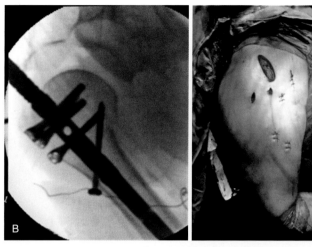

图 12-10　肱骨近端髓内钉近端锁定及肱骨距螺钉固定术
A. 手术示意；B. 术中情况。

　　当肱骨头解剖复位后,处理移位的结节骨折块就会变得容易。因为结节骨折块的移位>3mm 就会造成机械撞击,改变肩袖的作用力,进而改变肩关节的动力学,所以结节骨折块必须解剖复位。复位的结节骨折块可以通过克氏针固定,但是对于骨质疏松或者结节骨折块粉碎的患者,通常需要使用缝线捆绑缝合的方式进行处理。

　　牢固的缝线可以将肩袖重建固定在肌腱位于骨质上的止点。将肩袖前方的部分(如肩胛下肌肌腱)和后方的部分(如冈下肌肌腱和小圆肌肌腱)固定在一起,包裹肱骨头,重建形成肱骨近端的解剖结构(图 12-11)。

　　髓内钉治疗两部分肱骨近端骨折是目前的金标准,如图 12-12 所示病例,采用髓内钉治疗可达到满意复位固定,且软组织损伤较小,患者预后满意。

图 12-11　完成骨折复位后,重建肩袖结构

三、术后康复

　　术后应给予镇痛治疗,患肢吊带制动固定。术后第 1 天即开始主被动恢复运动。术后 6 周进行对抗重力的锻炼。当出现骨痂愈合迹象时,就进行力量锻炼。至少应观察受伤后 1 年的功能恢复情况。

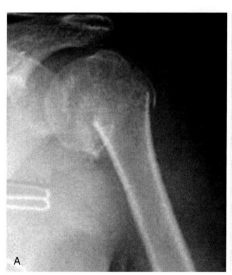
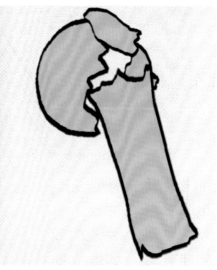

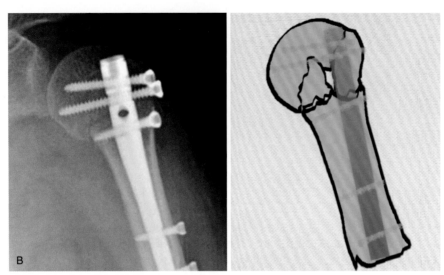

图 12-12 两部分肱骨近端骨折利用髓内钉内固定达到满意复位
A.髓内钉内固定复位前;B.髓内钉内固定复位后。

四、术后并发症

医源性肩袖损伤造成的肩部疼痛是肱骨干骨折顺行髓内钉内固定的常见并发症。术后常见的其他并发症有肩峰下撞击征、螺钉穿出肱骨头关节面、螺钉松动、复位丢失等(图 12-13)。肱骨近端髓内钉在治疗AO A 型和 B 型骨折中较为有效,C 型骨折因累及关节面,很难通过单纯的髓内钉内固定达到关节面的复位。目前认为,以下病例不适合应用髓内钉治疗:肱骨头骨折块较小、粉碎的四部分骨折、肱骨头劈裂、合并严重骨质疏松者。

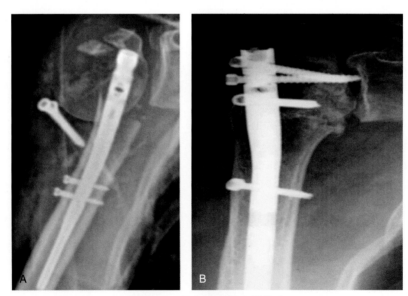

图 12-13 髓内钉内固定并发症
A.螺钉松动,复位丢失;B.螺钉穿出,肩胛盂磨损。

五、总结

肱骨近端髓内钉及其技术一直都在发展。基本的治疗原则是复位重建解剖关系、维持骨折部位的稳定、保护血供和早期进行功能锻炼。采用新一代的肱骨近端髓内钉及其技术可以更好的改善疗效。虽然还很难就移位型肱骨近端骨折的手术适应证达成共识,但已有大量患者通过髓内钉治疗获益。应用髓内钉治疗肱骨近端骨折的技术会对临床医师提供很大帮助,但熟练掌握髓内钉技术需要一定的学习过程,医师通过系统培训可以少走弯路、少犯失误。

(付中国)

第十三章　肱骨干骨折的髓内钉治疗

第一节　概　　述

肱骨干骨折约占全身骨折的 1%~3%。骨折可发生在任何年龄段,多由创伤所致,高能量损伤和开放性骨折往往合并肢体的血管、神经损伤。桡神经损伤见于肱骨干远端骨折和开放性骨折。

一、应用解剖

肱骨干近端起自肱骨外科颈,远端达肱骨髁。近端髓腔为圆柱状,中段为圆锥形,远端则变为前后扁平的形状。肱骨头 1/3 球形,位于近端,球顶为关节面,球底与肱骨近端相连。肱骨头轴线与肱骨干成130°~135°。肱骨髓腔轴线通过肱骨头底关节面的边缘。肱骨近端的解剖颈将肱骨头和大、小结节分开。肱骨远端为扁三角形连接肱骨髁,两侧为内外侧上髁,中为鹰嘴窝。肱骨髁纵轴线与肱骨轴线不在一条直线上,约成 30°~50° 的前倾。

肱骨干中上 1/3 外侧为三角肌粗隆,为三角肌的附着点。肱骨周围肌肉分为屈肌和伸肌两个间隔。肱二头肌、肱肌、喙肱肌和肱桡肌位于前间隔内,主要的神经血管束包括肱动静脉、正中神经及尺神经,位于肱二头肌肌腱沟内侧。后间隔内主要为肱三头肌和桡神经。桡神经穿过三角肌,在后方骨干中段走行于桡神经沟内,穿过肌间隔向远端走行。桡神经在肌间隔内相对固定,骨折移位时容易受到损伤。腋神经和旋肱后动脉起自偏后的位置,在肩峰下 5~6cm 处从外侧由后向前绕过肱骨外科颈(图 13-1)。

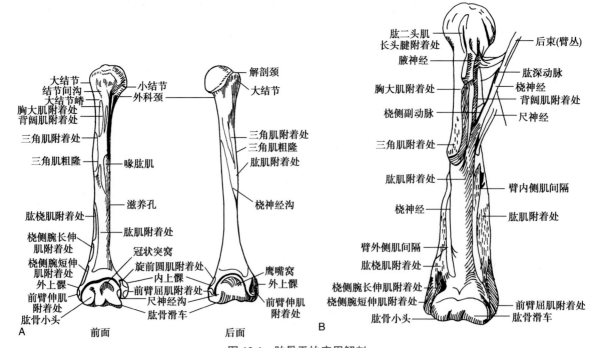

图 13-1　肱骨干的应用解剖

A.肱骨的解剖标志;B.与肱骨相邻的血管、神经结构。

二、临床分型

根据不同的分类依据,可将肱骨干骨折分为不同的类型。根据骨折是否与外界相通分为开放性骨折和闭合骨折。根据解剖部位可分为三角肌以上型和三角肌以下型(图13-2)。根据骨折的程度可分为完全骨折和不完全骨折。根据骨折线的形态可分为纵形、横形、斜形、螺旋骨折、多段和粉碎性骨折。根据是否存在内在病因分为正常骨折和病理性骨折。

Müller 于 1990 年提出的骨折 AO 分型,共 3 类、9 组、27 亚组(表 13-1、图 13-3)。

表 13-1　肱骨干骨折的 AO 分型

12A 型 = 简单骨折	12B 型 = 楔形骨折	12C 型 = 复杂骨折
12A1 型简单骨折、螺旋形	12B1 型楔形骨折、螺旋楔形	12C1 型复杂骨折、螺旋形
12A1.1 型近端	12B1.1 型近端	12C1.1 型有 2 个中间折块
12A1.2 型中段	12B1.2 型中段	12C1.2 型有 3 个中间折块
12A1.3 型远端	12B1.3 型远端	12C1.3 型多于 3 个中间折块
12A2 型简单骨折、斜形（≥30°）	12B2 型楔形骨折、弯曲楔形	12C2 型复杂骨折、多段
12A2.1 型近端	12B2.1 型近端	12C2.1 型有 1 个中间节段折块
12A2.2 型中段	12B2.2 型中段	12C2.2 型有 1 个中间节段折块附加楔形骨折块
12A2.3 型远端	12B2.3 型远端	12C2.3 型有 2 个中间节段折块
12A3 型简单骨折、横形（<30°）	12B3 型楔形骨折、粉碎楔形	12C3 型复杂骨折、无规律
12A3.1 型近端	12B3.1 型近端	12C3.1 型有 2 个或 3 个中间节段折块
12A3.2 型中段	12B3.2 型中段	12C3.2 型有限粉碎（<4cm）
12A3.3 型远端	12B3.3 型远端	12C3.3 型广泛粉碎（≥4cm）

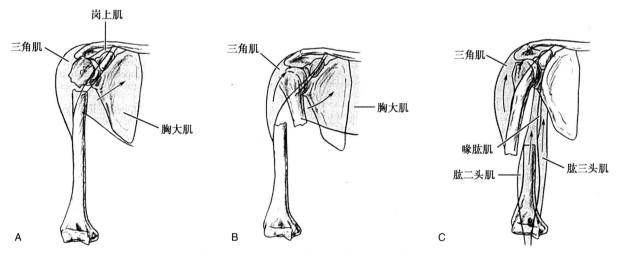

图 13-2　肌肉止点和肱骨干骨折移位的关系

A. 胸大肌止点以上的骨折可引起近端骨折块的外展和外旋;B. 胸大肌和三角肌止点之间的骨折可引起近端骨折块内收,而三角肌收缩造成骨折的短缩和向外移位;C. 三角肌止点以下的骨折可造成近端骨折块外展。

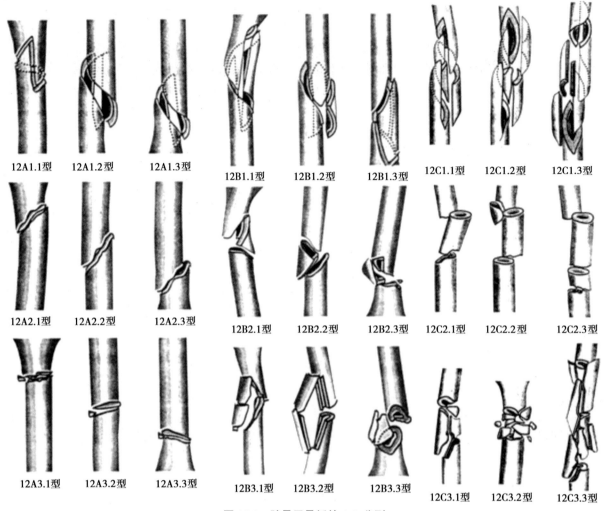

图 13-3　肱骨干骨折的 AO 分型

三、治疗方法

肱骨干骨折的治疗目标是尽早获得骨愈合,最大限度地保留上肢功能,尽量减少并发症。治疗方法的选择取决于骨折情况、患者因素、医师的能力及客观医疗条件(表 13-2)。

表 13-2　肱骨干骨折常见治疗方法及其优缺点

方法	优点	缺点
功能性支具	简单,价廉 稳定的愈合率	患者不适主诉 恢复周期长 经常随诊评估
接骨板	快速 可行桡神经探查 避开肩肘关节 不需要 X 线透视 愈合率很高	需要切开显露 显露和扰动桡神经 需要较多剥离 对骨质疏松骨固定不佳 瘢痕大
多根弹性髓内钉	快速 愈合率高	不能交锁

续表

方法	优点	缺点
带锁髓内钉	快速 可早期负重 是负荷分担装置 适用于骨质疏松骨	需X线透视 影响肩(顺行)或肘(逆行)关节
外固定	快速骨稳定 适用于严重软组织损伤或污染的复杂骨折	针道炎症和感染 活动受软组织-固定针的界面限制 愈合率较低

　　肱骨干骨折采用髓内钉内固定的结果良好,其优点包括:①髓内钉属于髓内固定,更接近骨折的机械轴线,因此所承受的弯曲应力远小于接骨板,应力遮挡效应也明显减少,取出内固定后产生的应力性骨折也大为减少;②采用髓内固定所需的切口较小,同时不直接显露骨折断端,有利于保护骨折断端的血运。

四、肱骨髓内钉的种类

　　肱骨髓内固定系统包括弹性髓内固定系统和坚强髓内固定系统。可经肱骨大结节顺行穿钉,也可通过肱骨髁上逆行穿钉。弹性髓内钉不能提供坚强的内固定,对控制骨折的轴向移位和旋转移位效果略差,因此建议术后早期采用其他制动措施(夹板或功能支具)来增加骨折断端的稳定性。带锁髓内钉可提供更好的骨折断端稳定性和良好的功能结果,临床应用广泛。

　　肱骨髓内钉适用于肱骨除远端10cm以远的骨折和肱骨头骨折以外的几乎所有骨折。肱骨干骨折髓内固定所需的闭合穿钉技术要求高。坚强髓内钉不适用于髓腔细、髓腔封闭或存在畸形的患者。

第二节　逆行弹性髓内钉

　　弹性髓内钉,特别是多根弹性髓内钉,因操作简单、效果良好,在临床上得到较为广泛的使用。一般成年人肱骨髓腔长度约30.4cm,平均直径为9.9mm。用于治疗肱骨骨折的弹性髓内钉长度一般在20~30cm,直径有3.2mm、3.5mm和4.0mm三种规格可供选用。

一、手术方法

　　肱骨髓内钉的插钉方法依据骨折部位分为两种入路,即逆行穿钉法和顺行穿钉法。前者插钉入点位于肱骨干鹰嘴窝上方,适用于肱骨远端1/3骨折。后者插钉入点位于肱骨大结节处,适用于肱骨干中1/3和近端1/3的骨折。此处主要介绍逆行穿钉法。

　　1. **体位**　患者取侧卧位或俯卧位均利于操作,此时将患肢外展90°放置透X线的上臂支架,前臂屈曲90°悬吊在上臂支架外缘。牢固固定躯干,摆放C臂透视,通过旋转C臂获得整个肱骨的正位和侧位像(图13-4)。

　　2. **入路**　于肱骨远端背侧,鹰嘴窝上方做一长约4cm的纵向切口,切开肱三头肌筋膜后,钝性剥离肱三头肌,推开肱骨下端背侧的骨膜;在鹰嘴窝上方3~4cm处,钻第1个孔。钻孔时要用C臂确定钻孔位置,要求该孔位于肱骨髓腔远端上方1~2cm。于第1孔上方再依次向上钻2~3个孔,每个孔之间距离约2~3mm;用锐利骨刀凿除各孔间的骨桥,形成一骨槽,并用椎板咬钳将其扩大至0.5cm×3.0cm的骨窗,以便能容纳4根3.2mm直径的弹性髓内钉(图13-5)。

3. **插钉** 牵引患肢,尽可能恢复上肢长度。将选好的长短合适的 C 形弹性髓内钉经肱骨远端的骨窗徐徐打入。当髓内钉头端达到骨折断端时,助手用手法维持骨折复位,继续敲打髓内钉尾端,即可穿过骨折部位。若骨折为长蝶形、长斜形或粉碎性骨折,髓内钉头端穿过骨折断端时可发生困难,此时应将髓内钉旋转 180°,使其头端外形适应斜形骨块的断状面形状,然后缓缓敲打髓内钉尾端;当头端接近骨折块时,再将髓内钉旋转 180° 后,继续打入髓内钉,直到钉头位于肱骨头软骨下 1cm 处为理想位置。用同样方法打入第 2、第 3 或第 4 根髓内钉,并使髓内钉整齐的排列并充满髓腔。把 C 形髓内钉平衡、对称地置入髓腔内,可以更有效地维持骨折复位和控制骨折断端旋转(图 13-6)。

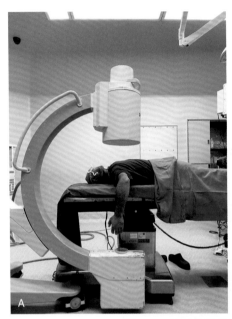
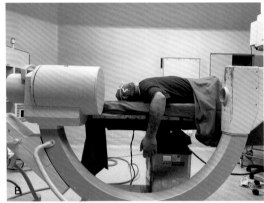

图 13-4　俯卧位逆行放置弹性髓内钉时 C 臂的摆放
A. 观察肱骨正位;B. 观察肱骨侧位。

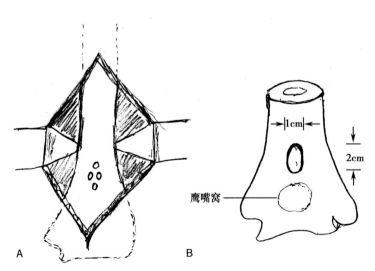
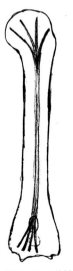

图 13-5　弹性髓内钉入点
A. 用钻头和尖刺在皮质上开窗;B. 完成的皮质窗。

图 13-6　弹性髓内钉充满髓腔,固定肱骨骨折,在肱骨头内张开,控制旋转

二、术后处理、康复和临床疗效

弹性髓内钉不能提供坚强的内固定，无法有效控制骨折的轴向移位和旋转移位，因此建议术后早期采用其他制动措施（夹板或功能支具）来增加骨折断端的稳定性。同时，提倡术后早期活动，即在术后第1天就开始功能锻炼，床旁被动活动以肘关节的屈伸练习为主；鼓励患者做肩肘关节的主动活动。康复锻炼持续6周左右。锻炼过程中定期摄片，检查骨折断端的位置。

第三节　带锁髓内钉

肱骨带锁髓内钉可顺行，也可逆行插入。顺行插入可以固定骨折线距离肱骨髁上约4~5cm，肱骨大结节2~3cm以远的各类闭合骨折和Ⅱ度以下的开放性骨折。

通过术前X线片估计髓内钉的直径、皮质厚度、扩髓程度和髓内钉的长度。根据患者的身材、肱骨形态选择合适的髓内钉。

一、手术方法（以顺行带锁髓内钉为例）

1. **体位**　患者一般采用半坐位（沙滩椅位）或仰卧位。患侧尽量靠近手术床边缘。头转向对侧，以增加肩部的显露。手术床应能透X线。在同侧肩胛下垫一小的布巾卷。C臂可放在患肢同侧或对侧。通过调整患肢位置和球管位置，拍摄标准的肱骨正位、侧位、肩胛Y位片（图13-7）。

2. **手术切口**　在肩峰外缘沿Langer线做切口兼顾了皮肤的美容，但多数医师采用垂直于Langer线而平行于三角肌纤维的切口。皮肤切口自肩峰外侧向远端4cm。切开三角肌，触及大结节。三角肌切开不要超过4~5cm，以免损伤腋神经。

3. **进钉点**　进钉点在正位X线片上为大结节内侧沟内。在侧位X线片上，进钉点正在肱骨干的中轴线上。一旦确定进钉点，

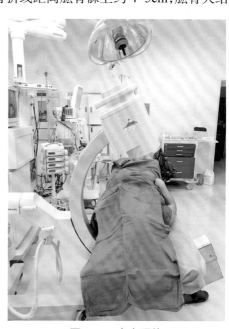

图13-7　术中照片
将C臂放置在手术床对侧，获得肱骨正位像。

按照扩髓髓内钉近端部分同样的角度（10°~15°）将斯氏针插入肱骨近端（图13-8）。沿三角肌纤维方向钝性分开并从肩袖止点和大结节上掀起三角肌。用撑开器维持肩袖入路。沿肩袖纤维方向紧靠其止点内侧锐性切开肩袖。在肩袖两侧置2根缝线以利牵开和以后的修补。

4. **插入导针、确定髓内钉长度**　通过螺纹斯氏针用8mm的空心钻头扩大近端，随后去除斯氏针。使用扩髓髓内钉时，应将球形头扩髓导针插入进钉点，在C臂协助下穿过骨折断端，并打入鹰嘴窝上方的远端肱骨中央，距离鹰嘴窝1~2cm。用第2根同样长度的导针测量第1根导针髓内部分的长度，以选择合适长度的髓内钉。

5. **扩髓和穿钉**　如果需要扩髓，应使用弹性髓腔锉。扩髓的动作应轻柔，避免损伤桡神经。如果怀疑骨折断端有软组织嵌顿，可做一小切口，显露骨折断端，保证扩髓时不会卷入软组织。扩髓至鹰嘴窝上方时动作应轻柔，也可不扩此处。髓腔远端的骨质较硬，扩髓可对扩髓钻头产生阻挡应力，甚至卡住扩髓钻头，因此扩髓遇到困难时应耐心、仔细，避免使用暴力而造成骨皮质被穿破。扩髓直径应超过髓内钉直径0.5~1.0mm。切忌插入直径超过扩髓直径的髓内钉。对于开放性骨折，一般不采用扩髓髓内钉。

扩至所需直径后，利用交换管将球形头导针换为平头导针。然后，沿导针缓慢插入髓内钉并经过骨折断端。髓内钉的锁定导向器有助于控制旋转，指引髓内钉的方向。髓内钉近端的弧度应指向外侧。髓内钉的近端应埋入骨皮质内，以免引起肩峰撞击。

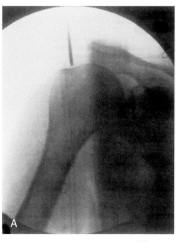
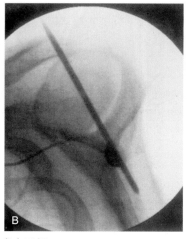

图 13-8　术中透视

A. 交锁髓内钉进钉点的正位 X 线片；B. 同一进钉点的肩胛 Y 侧位 X 线片。

6. 近端锁定　顺行带锁髓内钉插入时，近端必须锁定，以免髓内钉向近端滑移撞击肩关节。肱骨近端锁定可通过瞄准器来完成，但若操作不当，容易损伤神经及血管。因为腋动、静脉恰好位于肱骨外科颈内侧皮质稍后 3cm 的区域内，当锁定螺钉呈水平或斜向下时，螺钉稍微穿透骨皮质便可损伤血管，所以最好在透视下钻孔。此外，腋神经主干紧贴肱骨颈后面，特别是肱骨内旋时，腋神经主干几乎紧贴肱骨，此时若从前向后钻孔并拧入锁定螺钉时，易损伤腋神经主干。一旦腋神经受损，将出现三角肌麻痹。在肱骨干上端外侧，腋神经呈树枝状分布，损伤其中任何一支，均将不同程度地影响三角肌肌力。因此，当在肱骨外侧钻孔并拧入锁定螺钉时，可先于肱骨干外侧插入一弯血管钳直到骨面，然后纵向将小神经分支分开，再于血管钳两齿之间插入钻头套筒钻孔，以避免损伤腋神经分支。值得注意的是，任何近端锁钉穿过内侧皮质时（如肱骨内旋），均会损伤腋神经。因此，应该避免近端螺钉穿透内侧皮质。

7. 远端锁定　远端锁定大多在透视下徒手完成。推荐从前向后锁定远端，即在肱二头肌肌腱外侧缘做一 2cm 的纵向切口，钝性分离肌肉组织。在透视下调整肢体方向，使远端非滑动锁孔呈圆形。注意髓内钉必须足够长，使其远端锁定螺孔位于肱二头肌肌腱外侧；若误使锁定螺孔偏向肱二头肌肌腱内侧时，则有损伤肱动脉和正中神经的危险。若为滑动锁孔，锁钉应放在椭圆形锁定孔的远端，以利于轴向加压。术后及时摄片，确认锁定位置和骨折断端的情况（图 13-9）。

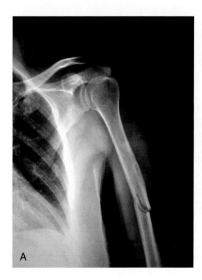
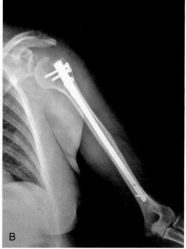
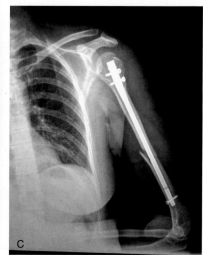

图 13-9　顺行髓内钉治疗肱骨干骨折

患者女性，52 岁。左侧肱骨干骨折，行顺行交锁髓内钉内固定术。A. 肱骨干骨折术前；
B. 肱骨干骨折术后正位 X 线片；C. 肱骨干骨折术后侧位 X 线片。

二、顺行和逆行穿钉法的比较

顺行穿钉法是目前较为成熟的内固定技术。肩部疼痛及肩关节功能障碍是顺行穿钉法的主要并发症,文献报道的发生率是 49%~62%。多数学者认为,肩袖的损伤程度与术后肩部疼痛的发生率及疼痛程度有关,主要原因包括:①术中损伤肩袖及周围组织,在顺行穿钉手术操作中,穿钉部位通常选在肱骨大结节顶点的内侧,需在肩袖部位做切口。在肩关节内操作,骨锥等扩孔时不可避免会损伤冈上肌肌腱及肩峰下滑膜囊,甚至有时会发生大结节骨折。②髓内钉尾端未完全埋于骨面下,肩关节活动时钉尾部撞击损伤肩袖。大结节骨折时为防止骨折块过度分离,髓内钉不能完全埋于骨面下,从而使肩袖无法修复。有学者报道髓内钉治疗肱骨骨折引起的肩关节功能部分丢失,绝大多数患者在内固定物取出后可以恢复肩关节功能。顺行穿钉法易损伤肩袖,故手术中肩部切口定位需正确,只能精细的劈开而不能损伤肩袖,并应仔细修复肩袖。Riemer 等首先注意到应用肩峰下前侧切口可降低术后肩部并发症的发生率。将钉尾封帽埋于软骨下 3~5mm,避免钉尾对肩峰的摩擦,也是防止肩痛的措施之一。只要术中避免粗暴操作,保证钉尾位于关节面下 0.5cm 及锁钉牢靠不致钉尾上浮,顺行髓内钉术后对肩关节功能的影响能够控制在可接受的范围之内。由于顺行髓内钉治疗肱骨骨折可导致肩关节功能部分缺失,因此有学者推荐用逆行带锁髓内钉治疗肱骨干骨折。

逆行穿钉法本身有两大优势:①后方入路局部解剖简单,无重要的血管、神经等组织,不易造成手术操作引起的副损伤;②所有操作均在关节外进行,不影响肩袖或肩峰下间隙,对肘关节及肩关节均不造成损伤,有利于肩、肘关节早期功能锻炼。在逆行穿钉时,进钉点骨皮质边缘的应力增高,操作不当可造成入钉口皮质劈裂、对侧皮质穿破、髁上骨折等严重并发症。进钉点的确定和准备是手术成功的关键。鹰嘴窝入路优于髁上入路,与肱骨髓腔的线性相关性更好,而髁上入路仍可用于肘关节伸直僵硬的病例。入钉口大小要与钉尾大小相匹配,入钉方向尽量靠近髓腔轴线,以利于髓内钉进入。髓内钉的插入应尽量采用手动方式,动作应轻柔,以防止髓内钉折弯而影响近端锁钉的准确锁入甚至断钉、滞钉,同时也可以预防骨的劈裂,尤其对存在隐性骨裂或者位于远端 1/3 处骨折更需小心。

第四节 并 发 症

一、肩痛及肩关节活动受限

肩痛是顺行髓内钉的最常见并发症,原因包括采用外侧经三角肌入路导致的肩袖损伤,或髓内钉近端未完全埋入骨皮质导致的肩部撞击(图 13-10)。

肩关节活动与髓内钉插入路径有关。顺行插入直钉时,其进钉点位于肱骨头关节面,常常损伤肩袖和肱骨头外侧关节面,所以肩关节活动将受到不同程度的限制。而顺行插入弧形钉时,进钉点位于大结节,不侵犯关节面,因此肩关节活动受限制较少。

术中喙肩韧带切断与否也影响肩关节功能的恢复,术中切断喙肩韧带,肩关节功能的优良率达 95%。

目前比较一致的观点是,肩关节的活动恢复在很大程度上取决于原发性创伤的轻重,而与髓内钉技术本身无明显关系。

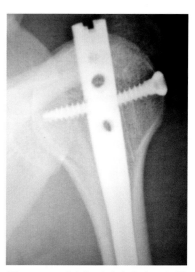

图 13-10 髓内钉近端未完全埋入骨皮质导致的肩部撞击

二、医源性骨折

包括入点处骨质劈裂、髓内钉穿出骨髓腔、锁钉时劈裂。

骨质劈裂常发生于顺行穿钉时,如进钉点距大结节较远,外侧骨皮质已开窗,这样打入髓内钉时,可撞击对侧骨皮质,引起骨劈裂。仔细选择进钉点可以避免发生这类并发症。

髓内钉穿出骨髓腔可发生于粉碎性骨折和骨质疏松症的患者。前者因为粉碎性骨折,常常可致骨折部位塌陷,这样髓内钉可经骨折断端穿出髓腔。后者因为骨质疏松,骨皮质变薄,在打入髓内钉时若钉头在骨皮质处遇到阻力仍继续穿钉,可穿破骨皮质。对于前者,可采用多根直径小的髓内钉,以恢复骨折部位的塌陷,如并列使用 3 根 3.2mm 直径的髓内钉,即可使塌陷的髓腔恢复至正常。对于后者,若在插入髓内钉时遇有阻力,应将髓内钉稍稍退出并改变方向后,再行打入,这样可避免钉头穿破骨皮质。

行肱骨髓内钉手术时,除肱骨髓腔非常宽大外,均建议使用扩髓技术。扩髓时,先用最小号的扩髓器,逐渐扩大髓腔。如果髓内钉插入时阻力仍较大,则说明扩髓不充分,需再次扩髓。一般认为,应该手动插入肱骨髓内钉而不是应用锤子打入,后者容易导致髓内钉弯曲及医源性骨折。当然,过度扩髓可能会导致节段性骨坏死、骨不连及感染。对于一些特别细小的、即使是直径最小的髓内钉也无法插入的髓腔,一定要充分扩髓,但容易造成骨折断端血供破坏,导致骨坏死;且肱骨髓内钉一般采用手动扩髓,由于用力不均匀非常容易导致骨折断端过度扩髓,使髓内血供破坏。建议在一次扩髓后,待髓腔表面的温度下降后再次扩髓。需要指出的是,如术前测量 X 线片发现肱骨髓腔最狭窄处内径<7mm,或术中最小号扩髓器无法通过肱骨干最狭窄处时,应采用或改用接骨板内固定。

造成医源性骨折的原因包括进钉点开口位置不准确、髓内钉插入方向不准确及扩髓插钉时使用暴力等(图 13-11)。故在选择切口时,应尽可能使开口位置与髓腔在同一直线上,否则髓内钉打入时有较大困难,可能会导致医源性骨折,同时还可能产生成角畸形。而对于逆行髓内钉,如果开口位置与髓腔不在同一直线上,扩髓时可能使前方皮质变薄,甚至造成缺损。在扩髓及打入髓内钉时,为了使扩髓器同髓腔在一条直线上,应尽可能屈曲肘关节,切口不应太小,且尽可能贴近鹰嘴窝的上缘。

发生医源性骨折,应采取其他固定措施,并注意保护桡神经。

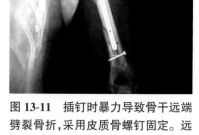

图 13-11 插钉时暴力导致骨干远端劈裂骨折,采用皮质骨螺钉固定。远期获得愈合

三、三角肌异位骨化

较少见,可见于合并颅脑损伤的患者。可用吲哚美辛来预防,或采用小剂量放疗。

四、感染

关于肱骨髓内钉术后的感染,国内外文献报道均较少。但值得引起警惕的是髓内钉近端接近或达到肩关节,一旦发生感染,则可波及肩关节。

五、骨折不愈合

随着带锁髓内钉的广泛使用,治疗失败的病例也成为非常棘手的问题,其中以骨折不愈合较常见。12~16 周仍无骨折愈合迹象,应考虑骨折不愈合。骨折不愈合的相关因素包括患者因素、骨折因素及治疗因素。骨折断端分离可能是因髓内钉顺行打入时远端对抗阻力不足造成。顺行打入时,如果选择较长的髓内钉,有可能顶住肱骨远端的狭小髓腔,最终打入时导致骨折断端的分离。而逆行髓内钉恰好相反,可以对骨折断端产生一定的压力。与股骨、胫骨不同,如肱骨髓内钉治疗后发生不愈合,简单地更换一个髓内钉常常无济于事,需辅以植骨或改用接骨板固定。对少见的顽固性骨折不愈合,可应用带血管蒂骨移植技术。髂骨取骨植骨最为理想,但需要另做切口,供区并发症较多,为克服这种缺点,可采用合成植骨材料,此外还可选择生物植骨材料(如脱矿化骨基质、骨形态发生蛋白及组织生长因子)。

六、畸形愈合

骨折愈合定义为疼痛消失,骨折处无反常活动,同时 X 线片有愈合的证据。肱骨属于非负重骨,轻度的畸形愈合可由肩胛骨代偿,因此其复位标准是四肢中最低的。轻度对线不良(矢状面成角<20°,冠状面成角<30°,旋转畸形<15°,短缩<2.5cm)完全可以接受。

大多数患者都能很好的耐受大约 3cm 的肱骨短缩。对于合并桡神经损伤,需要吻合神经的病例,可以短缩肱骨以便一期无张力修复神经。同样,存在无活力的骨折段或开放性骨折合并节段性骨缺损时,可以考虑在固定时即刻行肱骨短缩。畸形愈合可分为成角畸形、旋转畸形及短缩畸形。大多数患者能够很好的耐受 20°~25° 的成角、15° 的旋转及 2~3cm 的短缩畸形,并获得满意的功能。

(高　鹏　张保中)

第十四章 尺、桡骨骨折的髓内钉治疗

第一节 尺、桡骨的解剖及功能特点

前臂由尺、桡骨组成,两骨藉骨间膜相连,近侧与远侧的上、下尺桡关节是前臂旋转运动的基础。

桡骨近端细小,远端较近端逐渐变宽,远端横截面略呈梯形。远端掌侧骨面平滑,背侧骨面不平,有数条纵沟,其内有背侧伸肌腱通过,沟间纵嵴为伸肌支持带附着部。中线稍偏内侧有一明显结节,称 Lister 结节,为重要骨性标志。桡骨头上方的杯状面与肱骨小头构成关节,其周边部也有关节面,称柱状唇,与尺骨的桡骨头切迹构成上尺桡关节。尺骨近端粗大,远端细小,并变为圆形构成尺骨小头。尺骨小头的远端呈圆形关节与三角纤维软骨盘相对,侧方的弧形关节面与桡骨的尺骨切迹形成下尺桡关节面。尺骨较直,但整体存在突向背侧的弧度,约 6.4°。桡骨形态较复杂,存在较长的旋后弓及较短的旋前弓,旋后弓凸向尺侧,顶点位于桡骨结节水平,旋前弓凸向桡侧,顶点位于旋前圆肌粗隆水平。在肘关节侧位、前臂中立位X 线片中,旋前弓均约 13°,而旋后弓在桡骨正位 X 线片中约 4°,在侧位 X 线片中约 6°。桡骨的最大弧度及桡骨最大弧度定点比值是重要的解剖参数。桡骨最大弧度的定义:在前臂正位 X 线片上桡骨结节至桡骨远端最尺侧连线到桡骨最大外侧弧度的垂线的长度。桡骨最大弧度定点比值的定义:桡骨结节至桡骨远端最尺侧连线为 X,该连线与桡骨最大外侧弧度线的交叉点与桡骨结节的连线为 x,x/X × 100% 即为此值。前者正常值为 15.3mm,后者正常值为 59.9%。只要桡骨最大弧度定点比值不超出正常的 5% 则前臂旋转功能优良,而过矫和校正不足均可导致前臂旋转功能不良和握力下降。

赵一清曾对国人尺、桡骨进行测量,尺骨髓腔略成圆形,自尺骨鹰嘴到茎突连线的近端 1/4 开始,向远端延伸,最狭窄处约于此线中点远侧 1cm,直径 4~5mm。桡骨髓腔呈漏斗形,远端 1/4 为漏斗体,髓腔较宽大,此段骨折不适于用髓内固定。髓腔近端为柄,中 1/3 髓腔非常狭窄。尺、桡骨骨折的治疗在复位时,应尽可能接近解剖复位,尤其是旋转复位,否则会引起旋转弓的异常,进而影响尺桡关节的关系导致前臂功能受限。

前臂骨间膜为一致密的纤维结缔组织,远、近侧较薄,中央 1/3 较厚韧,又称中央束,对前臂稳定性有重要作用,文献报道,切断中央束,前臂稳定性减少 71%。有观点认为,骨间膜于旋后位(旋后 20°)时最紧张,旋前位时松弛。前臂骨间膜提供肌肉的起止,也由桡骨向尺骨传导应力,同时也为前臂旋转活动限定了一个最大活动范围。

桡骨头的柱状唇与尺骨的桡骨切迹组成上尺桡关节的骨性结构。环状韧带与尺骨的桡骨切迹构成一个纤维骨环,包绕桡骨头,其被肘关节的外侧及内侧韧带的前部加强。上尺桡关节的下部被方形韧带加强,其内侧连接于尺骨切迹的下缘,外侧附着于桡骨颈。桡骨头的旋转受桡骨头限制,旋前时,方形韧带的后部纤维紧张,旋后时,前部纤维紧张。

尺骨头的侧方关节面及桡骨的尺骨切迹组成下尺桡关节的骨性结构。切迹的远侧缘有三角纤维软骨盘附着,软骨盘止于尺骨茎突的基底。旋转活动中,三角纤维软骨盘在尺骨头上以尺骨茎突为轴前后旋转滑动,旋前时其背侧缘紧张,旋后时其掌侧缘紧张。尺骨茎突与桡骨茎突不在一个水平上,桡骨茎突较尺骨茎突长约 10~12mm。下尺桡关节掌、背侧有下尺桡前、后韧带加强,旋前时,下尺桡后韧带紧张,旋后时,下尺桡前韧带紧张。

前臂的旋转肌按其功能分为两组。旋前肌组:旋前圆肌及旋前方肌;旋后肌组:旋后肌及肱二头肌。

前臂的旋转运动角度因年龄、性别及职业等差别很大,屈肘平均为90°,前臂旋转平均约为旋前90°、旋后85°。前臂的旋转运动很复杂,尺骨固定与否导致前臂的旋转运动轴不同。尺骨不固定时,前臂旋转范围大一些;尺骨保持固定的情况下,前臂旋转轴由桡骨头中心到尺骨茎突基部、三角纤维软骨盘附着处。正常前臂的旋转运动中,尺骨也在肱尺关节处轻微运动。

在前臂的神经中,桡神经浅支在桡骨髓内钉穿入时较易被损伤,应予以注意。桡神经浅支初行于桡动脉外侧,两者有一定距离,在前臂中部逐渐靠近。桡神经浅支自肱桡肌尺侧穿深筋膜浅出,浅出点约在前臂中1/3,至桡骨茎突最远端平均长度8.05cm。在浅出处,桡神经浅支位于头静脉的外侧,向远端至茎突附近经其深面与之交叉而位于头静脉内侧。桡神经浅支多在茎突近侧4~5cm处分为内、外两支,经茎突进入手背。内支与拇长伸肌腱交叉,外支经拇短伸肌腱、拇长展肌腱之间进入手背。

第二节　尺、桡骨骨干骨折的髓内钉治疗

一、历史回顾

髓内固定系统用于前臂骨折的治疗,始于20世纪20—30年代,是应用金属圆针穿于髓腔内的固定,1913年,Shone应用银制金属针穿入尺、桡骨骨干髓腔行内固定治疗。20世纪40年代以后,Dickson等始用钢制斯氏针用于前臂骨折的髓内治疗,因其直径较细,临床效果欠佳。其后,Rush、Kuntscher等相继设计出更粗一些的髓内固定金属钉。1954年,Street设计四方形髓内钉并用于临床。1959年,Sage设计并使用三棱形髓内钉用于前臂骨折的治疗。直至目前,又有数种髓内钉系统用于临床,如True-flex钛制预弯髓内钉系统、Cole的不锈钢直行带锁髓内钉系统、改良的Street钛制髓内钉系统,Fore-sight预弯锁定髓内钉系统等。较广泛流行的有Sage设计的髓内固定系统、Fore-sight预弯锁定系统等。虽然目前带锁髓内钉内固定系统用于前臂骨折仍有争论,特别是对于桡骨的髓内固定,但对于尺骨的髓内固定效果目前是比较肯定的。

髓内钉优于加压接骨板之处为:①根据使用的开放或是闭合穿钉技术,只需要少量剥离或不剥离骨膜;②即使采用开放穿钉技术,也只需要一个较小的手术创口;③使用闭合穿钉技术,一般不需要进行骨移植;④如果需要去除髓内钉,不会出现骨干应力集中所造成的再骨折。同加压接骨板和螺丝钉固定不一样,髓内钉内固定的可屈曲性足以形成骨旁骨痂。Sage根据经验推荐,需要切开复位的骨干骨折都应做骨移植,通常使用钻和扩髓器时即可获得足够的用于移植的骨材料,因此不需另外采取移植骨。

二、髓内钉设计类型

1. **Sage设计的髓内固定系统**　根据文献,最早广泛使用的前臂髓内钉系统是由Sage于1959年研制成功的。当时他曾对120具尸体的桡骨做解剖,并对555例使用髓内固定治疗的骨折作了详细的回顾。根据他的设计,预弯的桡骨髓内钉可以保持桡骨的弧度,三角形的横截面可以防止旋转不稳定。桡骨和尺骨Sage髓内钉的直径足以充满髓腔,能够做到牢固固定。尺骨髓内钉的长度有22.9cm(9英寸)、25.4cm(10英寸)和27.9cm(11英寸)三种,两端都有螺纹,呈直形,每边宽度为4mm。桡骨髓内钉的长度自20.3~27.9cm(8~11英寸),边宽4~5mm,远端具有螺纹,近端为圆柱形。直行的Sage尺骨髓内钉几乎可用于所有尺骨干骨折。预弯的Sage桡骨髓内钉适用于骨干骨折(除桡骨近侧1/4或远侧1/3骨折以外)。对Sage髓内钉内固定来说,若骨折位于肱二头肌结节区或在其近端,因骨折块太短而不宜使用。若骨折位于桡骨远端1/3,远端骨块的髓腔可能太大,也不适合使用Sage髓内钉内固定。如果髓腔最狭窄处的直径<3mm,也不应使用桡骨髓内钉。由于髓内钉比髓腔扩大器略大,过度扩髓会在插入髓内钉时造成骨干劈裂。虽然在有些医疗机构,传统的Sage髓内钉仍在使用,但目前还有更多新的髓内钉设计系统在应用。

2. **True-flex钛制预弯髓内钉系统**　髓内钉的直径分别是4mm和5mm,其横截面呈星形,以防止旋

转。桡骨髓内钉有四种长度(19~25cm,以2cm长度递增),按左右分别预先弯曲。尺骨髓内钉呈S形,有五种长度(21~29cm,以2cm长度递增),左右相同。根据Herbert螺丝钉双向调节原理,用一个有螺纹的钉帽可预防骨折短缩。髓内钉的远端必须紧抵软骨下骨,以防止短缩。

3. Cole的不锈钢直行带锁髓内钉系统 它可用一套螺丝钉装置将远端锁住。这些逐渐变细的不锈钢自攻钉(stainless steel taper,SST)的直径是3.5mm,并逐渐变细成一个方形尖端。由于这种髓内钉不是预弯的,因此理论上必须用髓内钉打入端的螺丝钉和非打入端的螺丝钉装置保持桡骨的弧形。这套螺丝钉固定装置在插入时,需要在骨骼上钻一个3/16英寸(0.48cm)的洞。SST髓内钉有五种长度(18~26cm,按2cm长度递增)。桡骨和尺骨、左前臂和右前臂都用同一种髓内钉。

近年来,国内曾经应用的ForeSight直形钉系统,由Smith & Nephew公司生产,产品特点是无解剖弧度设计,需术前预弯至正常尺、桡骨所需弧度,钉的直径为4.0和5.0mm,近端和远端都有2.7mm锁钉,远端设计有凹槽以增强旋转稳定性。

我们常用的前臂髓内钉系统是Santamental公司生产的The BeTe Nail前臂髓内钉系统(图14-1)。尺骨钉钛制、直形,具有轻度凸背侧弧形,近端直径8mm,有多枚锁孔,远端直径3~4mm,三棱形,无锁钉,主钉具有各种长短;桡骨钉钢制,直径3mm,三维立体构型,具有不同长短,远、近端各有一折角,中部具有凸向桡背侧的弧度,与皮质接触,立体防止旋转。

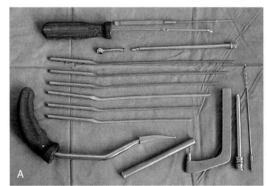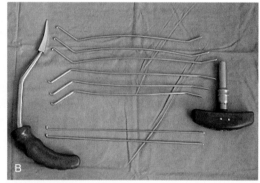

图14-1 Santamental公司生产的前臂髓内钉系统
A.尺骨钉设计;B.桡骨钉设计。

Acumed公司髓内固定系统近来进入国内市场,其设计特点是已预制尺、桡骨基本解剖弧度,髓内钉钉干呈棱形,有凹槽提供转动稳定性。近端锁钉是3.5mm皮质骨螺钉,远端无锁钉,髓内钉钉头锋利,以利于嵌入干骺端,增强旋转稳定性(图14-2)。

三、适应证和禁忌证

前臂骨折应用髓内钉内固定的原则及适应证同总论所述。几乎所有前臂的骨干骨折均可应用髓内钉治疗,在不同设计的前臂髓内钉系统中,由于设计的原因,固定骨折的部位、范围有少许区别。这些骨折都可首先使用闭合复位髓内穿钉技术,而同样的方法在其他长骨干骨折中的应用目前已很成熟。

前臂骨折应用髓内钉内固定的禁忌证是:①活动性感染;②骨骺未闭,若髓内钉需穿过骺板固定时;③髓腔直径过小不能使用,一般与所选髓内钉类型相关,通常<3mm不宜使用。

四、手术方法

(一)手术前准备

1. 病例选择 也就是尺、桡骨髓内钉的适应证,前面已提到,这里不再赘述。但需要注意的是,不同设计的髓内钉系统,其能够达到骨折固定的范围虽大同小异,但也有所区别。

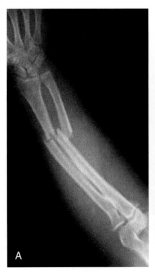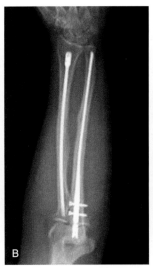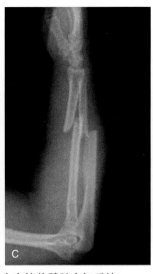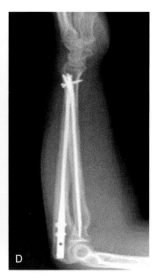

图 14-2　Acumed 公司生产的前臂髓内钉系统

2. 髓内钉的长度及直径　需依据术前对健侧肢体的大体测量、术前 X 线片的测量,术中插钉前在透视下证实并在插钉后通过透视进行调整。理想的钉长应满足钉尾进入尺骨鹰嘴或桡骨茎突 0~0.5cm,以避免术后肌腱的摩擦、断裂,以及引起其他并发症而影响功能。钉头端则进至桡骨小头或尺骨茎突下,以维持复位避免短缩。髓内钉直径的选择,因国人骨骼较欧洲人种偏细,因此以 3~4mm 应用居多,但应根据具体病例的髓腔宽窄进行调整。

3. 髓内钉的预弯　有些设计需要预先做钉的预弯,以符合尺、桡骨的解剖弧度,如 True-flex 钛制预弯髓内钉系统的髓内钉。可术前根据 X 线检查进行预弯,术中透视下再做稍许调整。这类髓内钉,经预弯而维持正常的解剖弧度非常重要,否则会影响复位,进而影响前臂的旋转功能。

（二）术中体位

患者体位可选择仰卧位或侧卧位患肢屈肘下垂。后者类似于倒打肱骨髓内钉时的体位。我们习惯于取患者仰卧位,这样患肢可根据术中入路、切开需要置于胸前或外展台上,并方便术中透视。

（三）髓内钉入路

无论哪一种髓内钉内固定系统,尺骨钉的入口都是在尺骨近端鹰嘴尖处,定位于正、侧位髓腔中心的交叉点。一般尺骨钉多为直形,可以将钉的直、弯、弧度情况做稍许调整。桡骨钉入口根据不同钉的设计有所不同,其原则是根据钉设计的弧度、预弯等情况加以调整。如 Ture-Flex 和 SST 桡骨髓内钉的插入口是在 Lister 结节尺侧的尺侧拇长伸肌腱下;ForeSight 桡骨髓内钉则在 Lister 结节桡侧的桡侧腕伸肌腱下插入;Sage、Santamental 桡骨髓内钉入点在桡侧腕长伸肌肌腰和拇短伸肌肌腰之间的桡骨茎突。所有桡骨髓内钉均应正确插入,并将钉尾埋于骨内,以避免发生肌腱磨损和断裂的并发症。

（四）闭合复位及切开复位

一般情况下,闭合复位能够成功并同时顺利插钉,尤其是简单骨折,不需要切开复位。但对于多段或粉碎性骨折,根据术中需要可小切口（1~2cm）微创暴露断端,不剥离或尽可能少（1~2mm）地剥离断端骨膜,在直视下复位并穿钉,避免反复闭合复位导致神经损伤、骨质劈裂、软组织损伤加重及术后骨桥形成等并发症。一般情况下,即使是切开复位,在断端无骨缺损的情况下,我们也不建议植骨。前臂骨折对于复位的要求相对于长管状骨来说更高,需要尽可能地恢复骨折的对位、对线,尤其是旋转对位及尺、桡骨的旋转弓。复位后,建议通过术中透视证实上、下尺桡关系正常,特别是对于尺骨上 1/3 骨折合并桡骨头脱位（孟氏骨折）、桡骨中下 1/3 骨折合并下尺桡关节脱位（盖氏骨折）,否则会影响旋转功能。

（五）髓内钉的置放

不同设计类型的髓内固定系统,其髓内钉的放置各不相同,但都包括与把持器或定位器连接、插入髓腔、锁定等步骤,不逐一尽论。但必须注意,插入操作一定要顺髓腔轻柔进入,截面圆形设计且远端带锁的髓内钉可轻微旋转插入,如 Fore-sight 髓内钉。而截面呈多边形的髓内钉,通过骨折断端后,不宜旋转进入,以免减弱骨折远端防旋稳定性,可插入或轻锤击入,如 Santamental 尺骨髓内钉。如术中感觉插钉阻力较大,需再次证实进钉点、进钉方向及髓腔宽窄,骨折近端髓腔在必要时可进行扩髓。锁钉应注意避免损伤局部神经,尤其在桡骨近端头颈附近锁定时,避免损伤桡神经深支。同时应注意锁钉长短,特别是在尺骨近端锁定时,避免进入关节面。

术中可通过手法牵引、成角、断端推顶、把持及微创器械撬拨,甚至小切口辅助复位、穿钉,同时术中间断透视监视,直到主钉插入远端髓腔。需要注意的是,插入远端髓腔后应尽量避免暴力锤击导致皮质劈裂,可在轻微旋转的同时插入,最后 3~5cm 可轻叩插入,以避免远端早期防旋能力减弱。

1. **示例 1** 桡骨骨折术中复位穿钉技巧(图 14-3)。

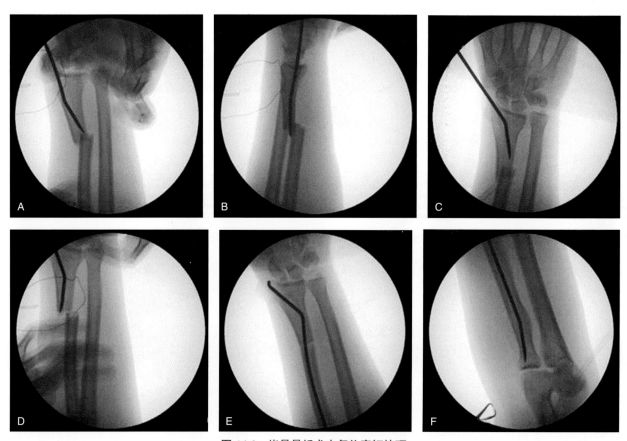

图 14-3 桡骨骨折术中复位穿钉技巧
A. 正位透视示髓内钉到骨折断端;B. 侧位透视示髓内钉到骨折断端;C. 正位透视示手法复位;D. 侧位透视示手法复位;E. 髓内钉穿过骨折断端;F. 髓内钉远端达到适合长度。

2. **示例 2** 尺骨骨折术中复位穿钉技巧(图 14-4)。

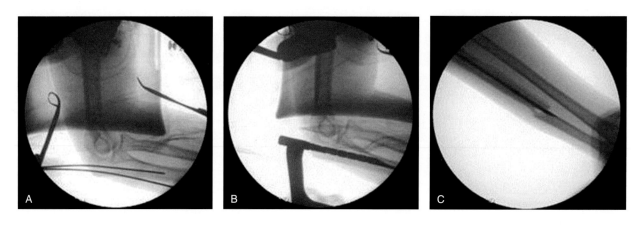

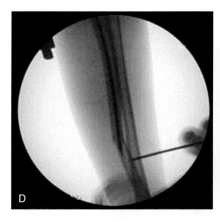
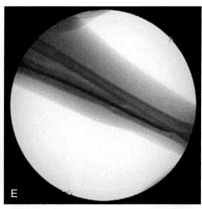
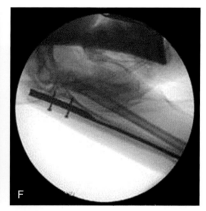

图 14-4　尺骨骨折术中复位穿钉技巧

A. 透视下克氏针确定入钉点；B. 插入髓内钉；C. 髓内钉穿出断端；D. 克氏针经皮辅助复位；E. 复位后插入髓内钉；
F. 髓内钉近端长度适合。

(六) 术后处理

如适应证选择恰当，术中骨折固定稳固，术后麻醉恢复后即可早期进行非持重功能锻炼。若骨折粉碎，考虑稳固性不足时，或伴上、下尺桡关节脱位的病例，则建议用前臂过肘石膏保护固定 3 周，使损伤的韧带初步修复后再开始功能锻炼。

五、并发症

前臂髓内钉手术时可能出现的并发症包括神经损伤、骨质劈裂及术后骨桥形成等，目前我们未出现前臂髓内钉断裂、螺钉松动断裂等失败病例。

1. **神经损伤**　前臂骨折反复复位插时有损伤骨间神经的可能，术中复位插钉时应轻柔，避免反复穿钉，必要时行小切口切开复位。桡骨入路时有损伤桡神经浅支的可能，但目前缺乏文献报道，首都医科大学附属北京友谊医院桡神经浅支损伤发生率为 1%。术中进钉点暴露时应仔细操作，避免损伤桡神经浅支。

2. **骨质劈裂**　术中骨质劈裂常发生于髓腔准备及插主钉时，首都医科大学附属北京友谊医院率为 2%，发生于骨质疏松及髓腔较窄的病例。另外，在早期病例，术者应避免进钉点的不当偏移，否则会造成插钉时鹰嘴处骨质劈裂。

3. **术后骨桥形成**　创伤性前臂骨折后骨桥形成，文献报道发生率为 2.6%~6.6%，其常见于双骨折在同一水平、骨及软组织损伤严重，骨折延期固定、术中植骨及颅脑损伤的病例，其处理包括常见骨桥切除、骨间间隔物充填及切除后低剂量放疗。

4. **骨折不愈合**　骨折不愈合的发生率文献报道为 3.7%~10.7%，早期首都医科大学附属北京友谊医院的临床资料由于严格控制手术适应证，因此未出现不愈合的病例，但随着后期临床实践的快速增加，指征的增宽，逐渐出现个别骨折不愈合的病例。分析其原因主要有：①原始骨折断端粉碎，初始稳定性差，骨折远、近端主骨块接触面积少，不能有效维持骨骼长度；②选择的髓内钉的有效工作长度较短，稳定固定的效果较差；③术后患者过度、过早的功能锻炼使断端应力增加，稳定性减弱，影响骨折愈合。

5. **典型病例**　患者女性，19 岁，前臂尺、桡骨双骨折。行尺、桡骨髓内钉内固定术后，尺骨钉工作长度不足，尺骨骨折不愈合。首次术后 12 个月再次行尺骨手术，术后骨折愈合，功能好(图 14-5)。

6. **术后退钉**　术中桡骨髓内钉退钉现象常发生于术后肢体功能锻炼开始后，首都医科大学附属北京友谊医院在应用 Santamental 公司生产的 The BeTe Nail 前臂髓内钉系统时，由于该系统桡骨钉无锁定螺钉，故桡骨退钉发生率为 5%，多数病例患者无不适主诉，个别患者存在桡骨钉尾刺激皮肤表现(图 14-6)。

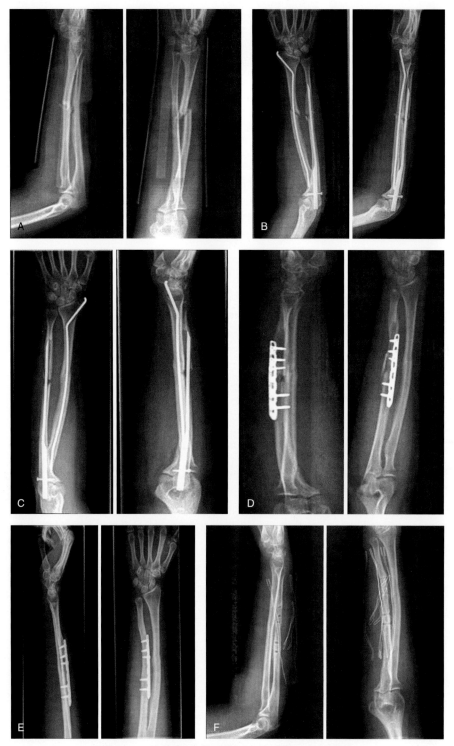

图 14-5　前臂尺、桡骨双骨折术后尺骨不愈合病例

A. 术前 X 线片；B. 术后 4 周 X 线片；C. 术后 12 个月 X 线片；D. 尺骨二次接骨板螺钉内固定手术后 X 线片；E. 尺骨二次接骨板螺钉内固定术后 9 个月 X 线片；F. 尺骨二次接骨板螺钉内固定术后内固定物取出后 X 线片。

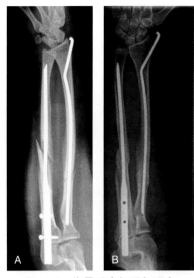

图 14-6 桡骨髓内钉退钉现象
A. 术后 X 线片;B. 骨折愈合,髓内钉退钉。

第三节　特殊类型尺、桡骨骨折的髓内钉治疗

一、尺、桡骨开放性骨折的髓内钉治疗

对于前臂开放性骨折的治疗应遵循 Gustilo 分型治疗原则,虽然许多 Gustilo Ⅰ 型、Ⅱ 型骨折能够在早期做内固定,而无创口不愈合及骨髓炎的并发症,但我们倾向于延迟固定,这样会更为安全。在彻底清创的基础上,待伤口在 10~14 天愈合后,局部无感染表现时,即可选择髓内钉内固定。对于单骨骨折,由于延迟固定骨折,骨折断端重叠所造成的短缩畸形和软组织挛缩,一般行小切口切开辅助复位即可。对有广泛软组织损伤的前臂双骨折,为了避免短缩畸形,并方便软组织处理,需要进行植皮等治疗时,可采用外固定支架、髓内钉先期固定前臂,待前臂骨折稳定后,再进行皮肤移植和其他软组织手术。

二、孟氏骨折及盖氏骨折

尺骨上 1/3 骨折合并桡骨头脱位,于 1814 年首先由 Monteggia 对此种骨折脱位进行报道,因此又被称为孟氏骨折。而桡骨中下 1/3 骨折合并下尺桡关节脱位,是于 1934 年首先由 Galeazzi 来描述的,因此又被称为盖氏骨折,据统计其发生率是孟氏骨折 7 倍。

(一) 分型

1. 孟氏骨折分型　Bado 于 1967 年将孟氏骨折分为四型(图 14-7)。

Ⅰ 型:尺骨中或上 1/3 部位骨折伴有桡骨头前脱位,其特点是尺骨向前成角畸形。

Ⅱ 型:尺骨中或上 1/3 部位骨折伴有桡骨头后脱位,常有桡骨头骨折,通常尺骨骨折向后成角。

Ⅲ 型:尺骨骨折恰位于冠突远侧,伴有桡骨头前脱位。

Ⅳ 型:尺骨中或上 1/3 部位骨折,伴有桡骨头前脱位,并伴有肱二头肌结节下桡骨上 1/3 骨折。

在各型骨折中,最常见的为 Ⅰ 型骨折,可能存在几种损伤机制,包括前臂尺侧缘受直接打击和在极度旋前位或过伸位时跌伤。跌倒时产生的压缩力在造成尺骨骨折的同时,肱二头肌的强大旋后力将桡骨头向前牵拉造成其前脱位。

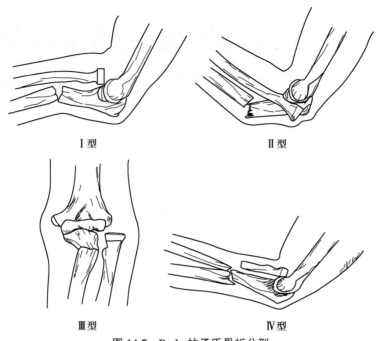

Ⅰ型　　　　　　　　　　　　Ⅱ型

Ⅲ型　　　　　　　　　　　　Ⅳ型

图 14-7　Bado 的孟氏骨折分型

2. 盖氏骨折分型　常见如下分型。

Ⅰ型：桡骨远端的青枝骨折合并尺骨小头骨骺分离，均为儿童病例。

Ⅱ型：桡骨骨折，合并下尺桡关节脱位，桡骨可向掌、背侧移位，下尺桡关节掌、背侧韧带，三角纤维软骨盘断裂，骨间膜可有损伤。

Ⅲ型：桡骨骨折，合并下尺桡关节脱位，以及下尺桡关节掌、背侧韧带和三角纤维软骨盘断裂，且骨间膜损伤严重。

（二）治疗

1. 孟氏骨折的治疗　曾经有很多争论，特别是关于保守治疗的指征及效果、环状韧带重建与否、桡骨头切除的效果等。Boyd 和 Boals 报道了 159 例孟氏骨折，提出对尺骨骨折用加压接骨板或髓内钉做牢固的内固定，对桡骨头做闭合复位。病例中大多数桡骨头脱位均可用手法复位，急性损伤采用此法治疗，效果优良者几乎达 80%。目前的意见比较统一，即尺骨需要复位内固定，而环状韧带及桡骨头脱位的治疗方式需要视尺骨骨折固定后的具体情况而定。骨折复位后尺桡关节脱位的治疗需用石膏固定，根据受伤机制及其引起的损伤情况，有人建议：Ⅰ型、Ⅲ型、Ⅳ型旋转中立位固定，曲肘 110°；Ⅱ型，曲肘 70° 固定。一般情况下，桡神经深支的损伤，在桡骨头复位后均能自行恢复。

关于脱位的治疗，如果闭合复位不能取得满意的效果，则对桡骨头做切开复位或重建环状韧带。经验表明，对于大多数Ⅰ型损伤可采用对尺骨骨折做牢固的内固定、桡骨头闭合复位，术后将肘关节屈曲于 90° 以上，前臂旋后位悬吊固定 6 周。

环状韧带或关节囊阻碍了桡骨头复位的患者，则需要对桡骨头脱位做切开复位，修复或重建环状韧带，并对尺骨骨折做牢固的内固定。

2. 盖氏骨折的治疗　桡骨骨干部位的骨折，由于肌肉（旋前方肌、肱桡肌、拇外展肌等）的牵拉，闭合复位难以维持桡骨的复位，需行髓内钉内固定或接骨板螺钉内固定，骨折解剖复位后，一般可使远端下尺桡关节复位。如该关节仍然不稳定，应置前臂于旋后位并用 1 枚克氏针临时横穿固定。6 周后去除克氏针，并开始做前臂主动旋转活动。因此盖氏骨折的治疗首选内固定，包括接骨板螺钉内固定和髓内钉内固定手术，由于伴随关节囊及韧带的损伤，因此需术后石膏固定 4~6 周。

首都医科大学附属北京友谊医院自 2003 年 10 月至 2007 年 3 月收治的尺、桡骨骨折的髓内钉内固定治疗病例共 94 例,其中尺骨骨折 35 例,桡骨骨折 38 例,尺、桡骨双骨折 21 例,男性 78 例,年龄 21~55 岁,平均 36.2 岁,女性 16 例,年龄 25~58 岁,平均 40.5 岁,均为外伤所致闭合性骨折,伤后 2~5 天行手术治疗,平均 3.2 天,治疗方式为闭合复位或小切口有限切开复位髓内钉内固定术,术后骨折长度、对位、对线及旋转复位良好。术前若伴有上、下尺桡关节脱位则复位后行石膏单托前臂旋后位固定 3 周,否则术后可早期进行功能锻炼。病例随访 1~26 个月,平均 13 个月,术后骨折全部愈合,愈合时间 8~14 周,平均 10.2 周。并发症有:术中骨质劈裂 2 例,桡神经浅支挫伤 1 例,无血管、肌腱损伤,无骨髓炎、不愈合、骨桥形成及内固定失败病例,并发症总发生率为 3.2%,术后半年 Anderson 功能评价,优 68 例,良 22 例,可 4 例,总优良率为 95%(图 14-8~ 图 14-10)。

首都医科大学附属北京友谊医院认为,髓内钉用于前臂骨折的治疗有其独特的优势,特别是对于合并骨质疏松症的患者、多段骨折、粉碎性骨折及某些软组织条件差的开放病例。由于近年来带锁髓内钉设计的发展,使得其应用逐渐广泛及成熟,虽然目前应用于前臂还有一些争论,但我们认为,带锁髓内钉治疗前臂骨折,具有创伤小、并发症少、疗效满意的特点,是一个效果较为肯定的方法,但在临床中需要掌握一定的熟练技术及适合的指征。

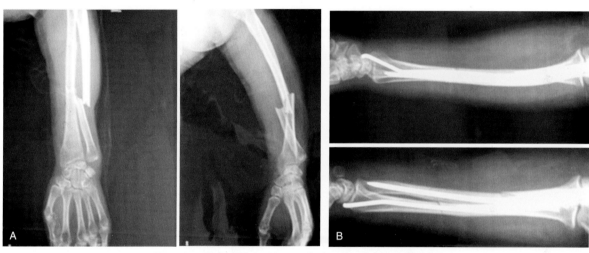

图 14-8　患者女性,62 岁。外伤致尺、桡骨中远端双骨折
A. 术前 X 线片;B. 行尺、桡骨骨折髓内钉复位及内固定术,术后 12 周骨折愈合,前臂功能优。

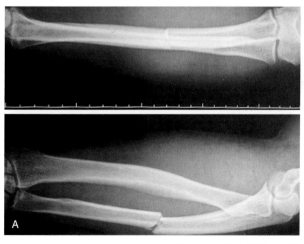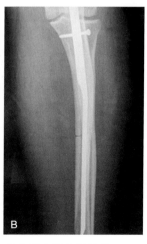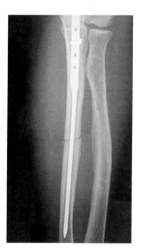

图 14-9　患者男性,50 岁。外伤致左侧尺骨骨折
A. 术前 X 线片;B. 行尺骨骨折髓内钉内固定术,术后 10 周骨折愈合,术后半年功能优。

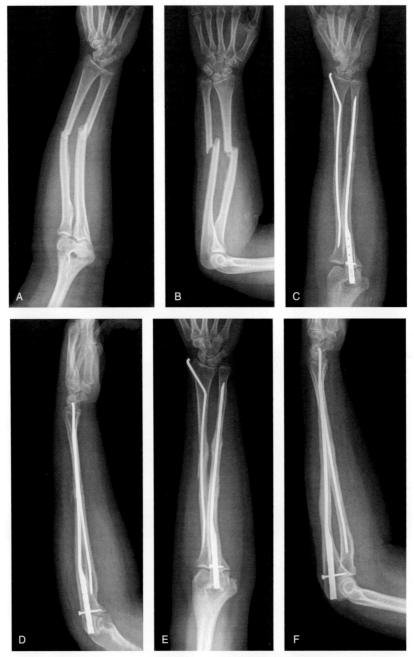

图 14-10 患者女性,48 岁。闭合性前臂双骨折
A. 术前正位 X 线片;B. 术前侧位 X 线片;行尺桡骨骨折髓内钉内固定术,术后
10 周正位 X 线片(C)及侧位 X 线片(D)可见骨折愈合;术后 1 年正位 X 线片
(E)及侧位 X 线片(F)可见骨折愈合好。

(赵 亮 白晓冬)

第十五章　股骨转子周围骨折的髓内钉治疗

股骨转子周围骨折主要指股骨近端的关节囊外骨折,包括股骨颈基底、股骨转子间及转子下骨折。股骨转子周围是老年人骨质疏松性骨折的好发部位,由于严重的骨质疏松可使骨量明显减少、骨质结构遭到破坏,是易发生骨折的内在重要因素,因此股骨转子周围骨折是老年人的好发骨折。随着人均寿命的增加,社会老龄化,股骨转子周围骨折的发病率明显上升。与股骨颈骨折相比,股骨转子周围骨折的患者年龄更大,内科合并症更多,增加了手术风险。因此,尽早恢复患肢功能、控制卧床并发症成为治疗股骨转子周围骨折的关键。

股骨转子周围骨折手术治疗的内固定物主要包括顶板系统和髓内固定系统。随着髓内钉的发展,其在临床得到了广泛使用。Küntscher 设计了 Y 形钉,这种钉是先向股骨头、颈部打入一个边缘凸起的钉,然后通过凸起部位插入一细的髓内钉进入股骨。Seligson 报道应用 Y 形钉的优良率达 80%,但不适用于不稳定的股骨转子周围骨折。Ender 设计了一种可弯曲的细钉,可逆行插入到髓腔,Jeffries 报道 225 髋应用此种可弯曲细钉,优良率为 84%,但由于其容易出现外旋畸形及插钉处疼痛,未能得到广泛使用。20 世纪 60 年代中期,Zickel 发明了一种髓内钉治疗股骨转子间骨折,骨愈合率达到 97%,然而由于远端没有锁钉,应用也受到限制。英国的 Haldon 及法国的 Grosse 在学习了 Ender 钉的经验后,发明了髋部髓内钉,即 Gamma 钉。1989 年法国的 Grosse 教授首先应用 Gamma 钉治疗股骨转子间骨折,并于 1990 年在新奥尔良召开的第 57 次 AAOS 会议上由 Grosse 和 Taglamg 首先报道。此钉是在股骨髓内钉的基础上,加上平行于股骨颈轴线的拉力螺钉研制而成,其突出特点是使股骨干与股骨头、颈在髓内连成一体,形似字母 γ 符号,故称为 Gamma 钉,此内固定装置特别适合于股骨转子周围各种类型骨折的内固定。

随着技术的不断发展,相继出现了改良的第三代 Gamma 钉及 PFN、PFNA、Fixion PF 等股骨近端髓内固定材料,它们以其杠杆力臂短、弯曲力矩小等生物力学优势和手术创伤小的技术优势而成为股骨转子周围骨折理想的内固定材料。联合加压交锁髓内钉系统(intertrochanteric antegrade nailing system,InterTAN)是用于股骨近端骨折治疗的新型髓内固定材料。InterTAN 头钉采用独创的联合交锁钉结构,术中提供直线性加压及更好的把持力,复位过程中对抗股骨转子间旋转,预防内固定材料周围骨折,组合钉交锁螺纹能减少术后负重产生的 Z 效应,为患者早期负重提供了坚强的支持。本章将分别介绍以上系统在股骨转子周围骨折治疗中的应用。

第一节　骨折机制及分型

股骨转子周围位于股骨干 - 颈交界处,主要由松质骨构成。此处是躯体重力向下肢传导的关键部位,承受剪切及旋转的应力均较大。由于松质骨含量较多,是骨质疏松性骨折的好发部位,其机械强度在老年人明显降低。骨折多为粉碎性,松质骨被压缩,骨缺损严重,特别是内后侧缺损,失去骨支撑,骨折极不稳定,易发生髋内翻畸形。而股骨近端外侧壁是因髓外固定治疗股骨转子间骨折发生失败时提出的新观念,是指股外侧肌嵴以远的股骨近端外侧皮质。当外侧壁失去完整性,髓外固定的内置物(髋部滑动加压螺

175

钉)固定的股骨头、颈骨块失去外侧支持,容易向外侧移位,固定失效,应尽量保持外侧壁的完整性。而髓内钉治疗股骨转子间骨折时,股骨近端外侧壁发挥的作用尚存在一定争议:一种观点认为,完整的股骨近端外侧壁能为髓内钉置入股骨头颈的固定物提供支撑,降低主钉的杠杆应力,预防螺钉切出;另外一种观点认为,髓内钉近端粗大的主钉已经为置入股骨头颈的固定物提供支撑,外侧壁发挥的作用并不重要,对髓内固定的疗效无影响。

一、股骨转子周围骨折分型

股骨转子周围骨折有两种常用的分型方法:Evans 分型和 AO 分型。

1. Evans 分型　是根据骨折线方向及大小转子是否形成独立骨折块而作的分型(图 15-1)。

Ⅰ型:骨折线由外上向内下走行,无移位。

Ⅱ型:有移位。

Ⅲ型:合并有小转子或大转子的三部分骨折。

Ⅳ型:合并有大小转子分别形成独立骨折块的四部分骨折。

Ⅴ型:骨折线由大转子下向内上走行的不稳定骨折。

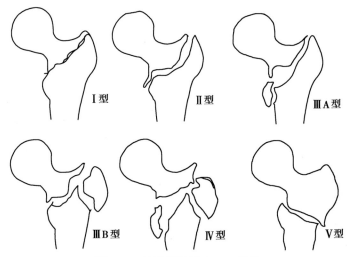

图 15-1　转子间骨折 Evans 分型

2. AO 分型　是根据骨折的部位、形态、严重程度、对其治疗的难易及预后所作的分型:转子周围骨折在 AO 分型中属于 31-A,再进一步分为 A1 型(简单经转子)、A2 型(经转子粉碎)、A3 型(逆转子间)三型,每一型再细分为三个亚型,A1.1 型、A1.2 型、A1.3 型、A2.1 型、A2.2 型、A2.3 型、A3.1 型、A3.2 型、A3.3 型(图 15-2)。AO 分型详尽地描述了股骨转子周围骨折,对于指导临床治疗和预后有很重要的意义。2018 年版(即第 3 版)的修订稿对股骨转子周围骨折分型进行了彻底更新(图 15-3)。

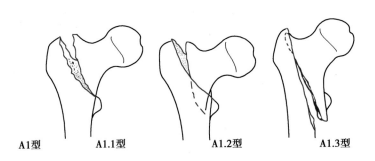

A1型　　A1.1型　　A1.2型　　A1.3型

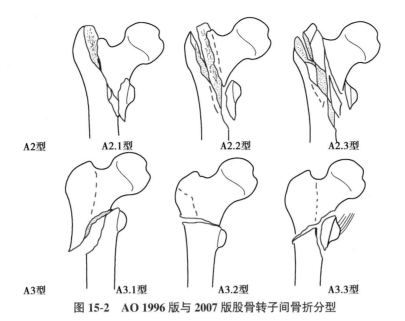

图 15-2　AO 1996 版与 2007 版股骨转子间骨折分型

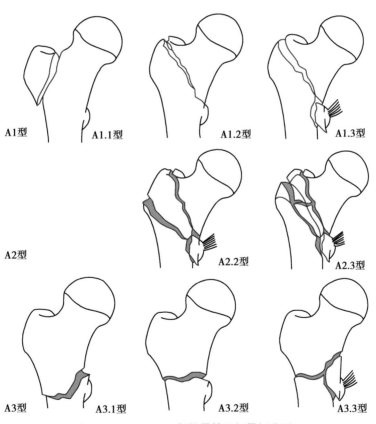

图 15-3　AO 2018 版股骨转子间骨折分型

二、其他分型

　　Boyd 和 Griffin 在 1949 年将股骨转子下骨折归为股骨转子周围骨折的一个亚型,此后大多数作者将这一骨折定义为股骨小转子和股骨干峡部之间的骨折。Fielding 根据骨折位置将股骨转子下骨折分为三型:Ⅰ型,骨折位于股骨小转子水平;Ⅱ型,骨折位于股骨小转子下 2.5~5.0cm 范围内;Ⅲ型,骨折位于股骨小转子下 5.0~7.5cm(图 15-4)。横形骨折与这一分型吻合较好,斜形骨折和粉碎性骨折可能累及上述分型一个平面以上,应根据骨折发生的主要部分的位置来分型。

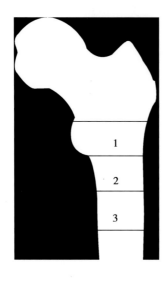

图 15-4　转子下骨折 Fielding 分型
1- 骨折位于股骨小转子水平;2- 骨折位于
股骨小转子下 2.5~5.0cm 范围内;3- 骨折
位于股骨小转子下 5.0~7.5cm 范围内。

第二节　治疗股骨转子周围骨折的髓内钉类型

一、Gamma 钉

在众多的股骨近端髓内钉系统中,Gamma 钉较早应用于股骨转子周围骨折。它是由滑动髋螺钉结合髓内钉技术组成,主钉位于髓腔内,较滑动加压接骨板髋螺钉更靠近内侧。因此向下传导的力臂更接近股骨距,增加了内置物的力学强度。生物力学的研究表明:Gamma 钉的失败载荷最高达到 5 000N。20 世纪 90 年代初期,Gamma 钉在欧美国家被广泛用于股骨近端骨折的治疗,并在早期的文献报道中获得了 100% 的成功,无置入物固定失败和不愈合的发生。随着时间的推移,Gamma 钉的并发症开始显现出来。Domingo 等的一组临床研究报道应用 Gamma 钉治疗股骨转子周围骨折,其并发症发生率高达 8%~15%;而 Tarantino 等复习多组文献资料,综述报道 Gamma 钉的并发症发生率为 1%~8%。

（一）第一代和第二代 Gamma 钉的主要问题

1. 主钉插入过程中发生纵向骨折　这种医源性骨折是术中的主要并发症。Gamma 钉的设计,在近端有 10° 的外翻角,这样就避开了梨状窝,进钉点偏外,但是这种非解剖形状的髓内钉进入股骨髓腔可以增加股骨干髓腔壁的压力,并导致三点载荷,从而有潜在的骨折风险。为了防止这种医源性骨折的发生,股骨近端髓腔应比所选用髓内钉的直径至少扩大 2mm。另外,在主钉插入的过程中,应避免暴力锤击打入。香港中文大学梁国穗等认为,单纯扩大髓腔及注意手术操作并不能阻止这种并发症的发生,其根本原因在于髓内钉的设计存在问题。他们通过对国人股骨干的测试研究,将 Gamma 钉加以改进,设计了符合亚洲人的亚太型带锁 Gamma 钉。经在泰国、马来西亚、日本、中国等国家多中心的联合试用,发现术中及术后的并发症发生率只有 7.7%,取得满意效果。经过改进的亚太型带锁 Gamma 钉和欧洲标准 Gamma 钉的区别见表 15-1。

2. 拉力螺钉在股骨头、颈内切割脱出　拉力螺钉直径较为粗大,又为单枚螺钉固定,其防旋、防切割能力均较差。在刘长贵等应用 Gamma 钉的早期报道中,螺钉切割脱出、骨折近端围绕拉力螺钉旋转移位等并发症均有出现。解剖学和生物力学研究证实:股骨头的内上 1/4 是内固定最薄弱的部位,也是髋关节应力集中区,拉力螺钉放置偏上易导致上述并发症的发生。亚太型带锁 Gamma 钉将主钉上的拉力螺钉孔下移,更接近股骨距,减少了螺钉向上切割脱出的发生率。

表 15-1　欧洲标准 Gamma 钉与亚太型带锁 Gamma 钉的区别

项目	欧洲标准 Gamma 钉	亚太型带锁 Gamma 钉
长度 /mm	200	180
近端直径 /mm	17	17
远端直径 /mm	12、14、16	11、12、13
弯曲角度 /°	10	4
拉力螺钉角度 /°	125、130、135、140	130

3. 髓内钉远端股骨干骨折　主钉末端股骨干骨折是主要并发症。Butt 等报道一组病例,此种并发症的发生率高达 17%。Gamma 钉远端钉尾处是下传应力集中的区域,理论上,这种应力集中就可导致骨折的发生,类似的失败模式在生物力学实验中得到证实。另外,这种并发症的发生还与过度扩髓及远端锁定技术失误有关。

并发症的出现也促进了 Gamma 钉技术的不断改良。历经三代的发展,最新的第三代 Gamma 钉(简称 Gamma3)在钉体的设计和操作工具方面较以前都有了很大的完善和改进,减小了手术创伤,缩短了手术时间,尽可能减少了由于钉体设计不合理而出现的并发症,在股骨转子周围骨折的治疗中取得了较好的疗效。

(二) 第三代 Gamma 钉的结构

前两代 Gamma 钉的设计结构在前表中已描述,Gamma3 系统包括: ①髓内钉主钉,钉长有 170mm、180mm、200mm 三种规格,其近端直径为 15.5mm,远端直径为 11.0mm,钉体近端外翻角 4°。远端锁定孔为长椭圆形,可提供静态或动力型内固定。②拉力螺钉 1 枚,直径 10.5mm,与主钉之间的颈干角有 120°、125°、130° 三种型号,可根据骨折局部情况进行选择。体部有 4 道沟槽,其作用是与防旋螺钉结合,控制了钉的自身旋转及股骨头的轴向旋转。不对称的沟槽设计使拉力螺钉只能向外侧滑移,通过负重可以产生轴向滑动,在骨折断端产生动力加压,促进骨折愈合,并能避免螺钉切出。③防旋螺钉 1 枚。④远端锁钉 1 枚。⑤防止软组织长入钉心的尾钉 1 枚(图 15-5)。

Gamma3 的特点: ①将股骨头颈部与股骨干牢固定;②允许骨折部嵌插从而增加稳定性,促进骨愈合;③通过髓腔固定,缩短了力臂,减少了弯矩,能有力的对抗短缩和旋转,确保术后早期的功能练习,减少了卧床并发症(有实验表明其所承受的弯曲负荷较滑动螺钉接骨板减少了 25%~30%);④手术技术标准化,易于掌握;⑤手术时间短,创伤小,出血少(图 15-6)。

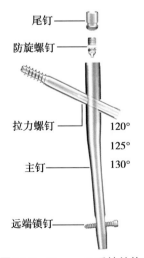

图 15-5　Gamma3 系统结构

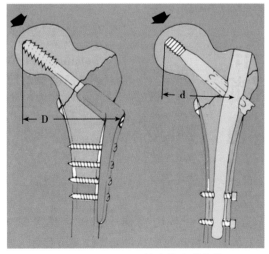

图 15-6　Gamma3 的生物力学优势
D:髓外固定力臂;d:髓内固定力臂。

（三）手术适应证

Gamma 钉适用于股骨颈基底至小转子水平以上的各种类型的骨折（图 15-7）。Gamma 钉内固定技术除感染外无绝对禁忌证，伴有严重骨质疏松症的患者术后的早期活动需要一定的限制，对青年人及髓腔狭窄的患者要慎用亚太型带锁 Gamma 钉。

（四）术前计划

根据患者的颈干角选择相应颈干角的 Gamma 钉。术前拍摄包括双侧股骨近端的骨盆 X 线片，X 线摄片的放大率应尽量在 15%，以确保使用放大率为 15% 的 X 线模板选择髓内钉时得到正确的结果（图 15-8）。也可使用量角器实际测量股骨颈干角加以选择。

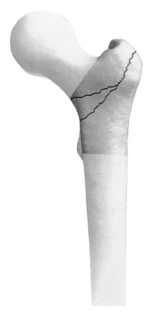

图 15-7　Gamma 钉适用骨折区域

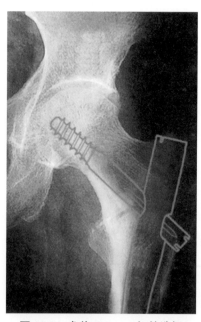

图 15-8　术前 Gamma 钉的选择

二、股骨近端髓内钉系统

股骨近端髓内钉系统（proximal femoral nail system，PFN）是由 AO 内固定学会根据 Gamma 钉原理改良设计而研制的用于股骨近端骨折治疗的髓内固定系统。

（一）PFN 的结构特点和优势

1. 主钉长 240mm，近端直径 17mm，远端直径有 10mm、11mm、12mm 三种规格可供选择；颈干角设计 130°，外翻角 6°。

2. 股骨头、颈内的螺钉由 2 枚组成，下方为直径 11mm 的主拉力螺钉，上方为直径 6.5mm 的防旋螺钉。这种防旋螺钉的设计具有平衡、稳定的功能，能更有效的防止骨折断端的旋转，降低拉力螺钉切出的发生率。

3. 主钉远端可屈性的凹槽设计、远端锁钉孔距钉尖距离较长，这些都能使骨干部所受到的应力分散，最大程度地减少应力集中，从而降低主钉末端股骨干骨折的风险。

4. 主钉远端提供静态和动态 2 个锁钉孔（图 15-9）。

（二）PFN 并发症

主要是防旋螺钉的向内侧切出或向外退出，被称为 "Z 效应"（图 15-10）。Windolf 等认为这种效应的出现是负重状态下拉力螺钉和防旋螺钉受到交替变换的拉应力和压应力所致。建议拉力螺钉的放置应位于股骨头软骨面下 0.5cm 以内，防旋螺钉钉尖与拉力螺钉钉尖位于同一水平线。同时拉力螺钉应尽量下移，贴近股骨距，以增加螺钉在骨质中的锚合力。

向辐条组成,外形的设计与髓腔形态一致;远端呈锥形,近端带内螺纹口,内设单向阀门。经特殊加工,合金柱状薄管呈压缩折叠形态,从而缩小了髓内钉进入髓腔时的直径,省却了扩髓步骤。骨折复位时,髓内钉插入到正确位置后,通过压力泵向钉体内压注生理盐水使髓内钉顺应髓腔的形状膨胀。钉体上的4根径向辐条随着髓内钉的不断膨胀而以正交的方向逐渐展开,沿钉体全长与骨髓腔内壁紧密接触,从而达到坚强的固定效果,不需要交锁钉(图15-16)。这种内固定方式使应力均匀分布于整个骨干,形成所谓的沙漏样效应,避免应力集中,同时有效地保证了抗旋转、抗横向移位及承受径向应力的能力。另外,其径向辐条间的空隙还能避免插钉导致的髓内压增高,减少了髓内血供的破坏。

　　Fixion PF(图15-17)也是膨胀自锁髓内钉系统之一,用于转子部位骨折。其增加了股骨头膨胀栓钉和股骨头加固螺钉,头部栓钉有3根径向辐条,膨胀后增加头钉在股骨头内的抗旋转力。对于骨质疏松症患者,加用股骨头加固螺钉可进一步增加旋转稳定性。

　　由于以上特点,膨胀式髓内钉具有创伤小、操作简便、固定更符合生物力学原则等优势,在一些临床应用的近期随访报道中,其疗效令人满意。

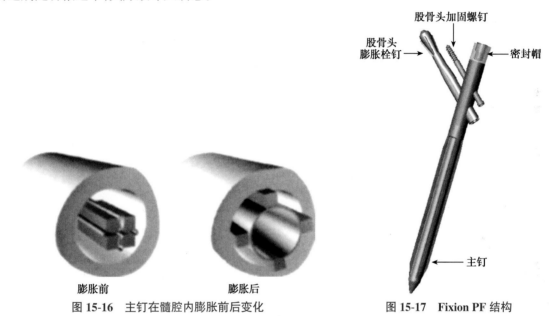

图15-16　主钉在髓腔内膨胀前后变化

图15-17　Fixion PF 结构

第三节　髓内钉内固定手术操作和技术要点

一、手术操作

　　1. **麻醉**　一般采用连续硬膜外麻醉,也可应用静脉复合全身麻醉。

　　2. **体位**　患者仰卧于骨科牵引床上,保持患肢伸直固定。健侧肢体尽量外展,在两下肢之间留出足够空间,以便C臂或G臂能够顺利准确的观察股骨近端正、侧位影像,监视手术过程。闭合手法对骨折进行复位,待骨折位置满意后,将患肢内旋10°~15°或更大角度,内收10°~15°固定于牵引床上,以尽量保证在侧位影像上股骨颈与股骨干成180°角,并充分暴露髓腔,方便操作。要使骨折尽量达到解剖复位,如果遇到困难,也应在一个平面达到解剖复位,另一个平面在插钉过程中进行矫正(图15-18)。

　　3. **切口及进钉点**　由皮外触及大转子顶点,由顶点向近端水平切开

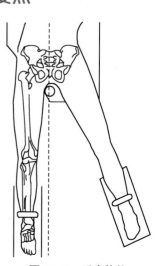

图15-18　手术体位

5~6cm,平行切开阔筋膜,钝性分开外展肌,显露大转子顶点(图 15-19)。

　　多数髓内钉近端有外翻角,如 Gamma3 为 4°,PFN 为 6°。正确入点应为大转子顶点的前 1/3 和后 2/3 交界处(图 15-20)。如果太靠内(即梨状窝),钉在髓内位置不合适,可能造成股骨干骨折。进钉点选好后, 以手指引导空心的弯曲尖锥开髓,进入髓腔。将 3mm 球形导针穿过空心弯曲尖锥,插入髓腔,导针应转动 进入,确保通过髓腔中心,避免从骨折线穿出或偏于髓腔一侧(图 15-21)。

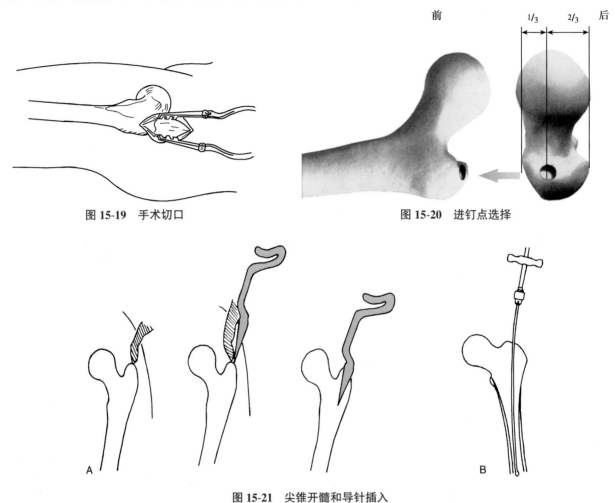

图 15-19　手术切口

图 15-20　进钉点选择

图 15-21　尖锥开髓和导针插入
A. 尖锥开髓;B. 导针插入。

　　4. **扩髓**　扩髓不是必需的。特别是老年人,由于骨质疏松,髓腔较宽,若选用直径 10mm 或 11mm 的 髓内钉,多数不必扩髓。扩髓应从所选钉直径相同或小 1mm 开始,这样可以缩短手术时间,减少出血。对 于髓腔较细、年龄较小的患者,扩髓可从直径 8mm 的软钻开始,然后以递增 0.5mm 的软钻逐渐扩大。在 扩髓过程中必须小心,保证导针不向侧方偏离,以致主钉的位置偏离,造成骨折。近端必须扩至与主钉近 端直径相同,远端扩至较置入钉直径大 2mm,比如所选用的髓内钉远端直径为 11mm,髓腔应扩至 13mm。 扩髓时应包括整个股骨全长,以避免局部应力增加(图 15-22)。

　　5. **插钉**　髓内钉的直径及颈干角度确定之后,用相应的导向器连接髓内钉主钉,固定螺杆一定要旋 紧,否则会造成加压螺钉及自锁螺钉的导向不准确。将连接在导向器上的髓内钉主钉用手推入髓腔,直到 拉力螺钉孔的轴线位于股骨颈下 1/3 处(正位透视可看到拉力螺钉孔为月牙状)。插钉时应避免暴力或使 用锤子,以免发生骨折。如果髓内钉插入不顺利或拉力螺钉孔不能达到正确位置,则应更换小 1 号的髓 内钉或将髓腔再扩大 1mm。主钉放置满意后,取出导针(图 15-23)。多数髓内钉的导向器臂和导向器套 筒均为碳钢材料,工艺更精良,准确度高,可透 X 线,方便术中 C 臂或 G 臂监视。其连接和插入操作如图

15-24 和图 15-25。插入前要检查所选主钉与导向器套筒上所选的瞄准孔相一致,以确保颈干角和远端锁定模式正确。

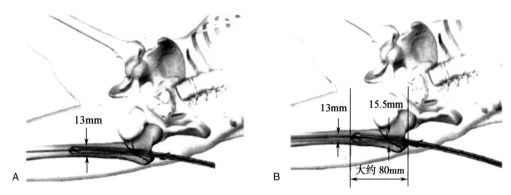

图 15-22　对近端和远端分别扩髓
A. 远端扩髓直径小;B. 近端扩髓直径大

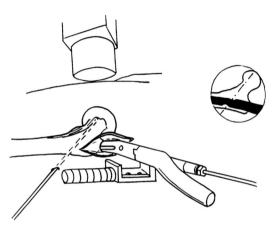

图 15-23　在 C 臂或 G 臂监测下检查钉子的位置

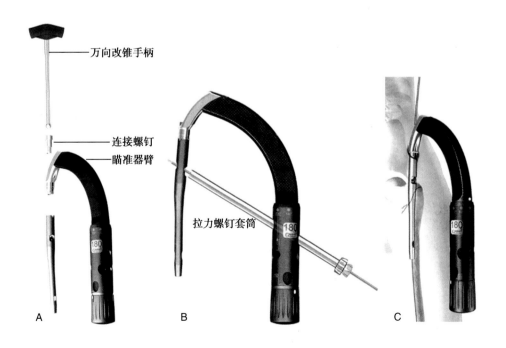

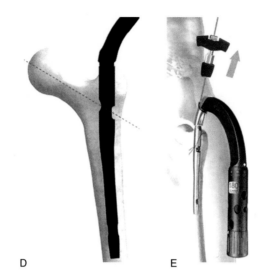

图 15-24 Gamma3 的主钉连接和插钉
A. 主钉连接；B~E. 插钉过程。

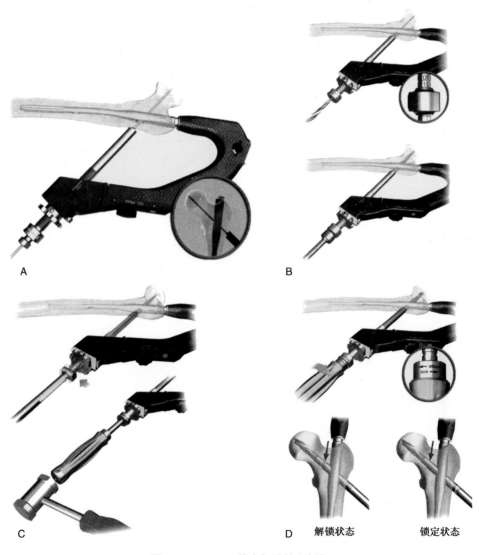

图 15-25 PFNA 的主钉连接和插钉
A. 置入导针；B. 钻开皮质；C. 打入螺旋刀片；D. 螺旋刀片锁定。

　　6. 拉力螺钉或螺旋刀片的置入　拉力螺钉的定位和插入依靠一个特殊的定向装置。导向器把手需要助手扶持,以防止因柄的重量造成主钉外旋。装好软组织保护器及加压螺钉的导向套管,并穿过定位器到皮肤表面,在皮肤上做一小切口,到达骨皮质,将软组织保护器经过切口固定在外侧骨皮质上。用骨锥钻透外侧皮质,安放导向套管,沿此打入导针。此导针的正确位置:正面观应位于股骨颈轴线偏下方并与之平行,靠近股骨距,骨质对拉力钉的把持力更强;侧面观应位于股骨头颈正中的位置。由于固定装置的金属遮挡,有时侧位观察导针较为困难,正确的做法是观察斜位影像中导针的位置(60°~70°),由正位和斜位影像确认导针所在部位。如果导针位置放置不当,则拉力螺钉从股骨头上切出的危险性增加。导针深度应位于股骨头软骨下 0.5cm。如果导针的位置不满意,应重新放置(图15-26)。

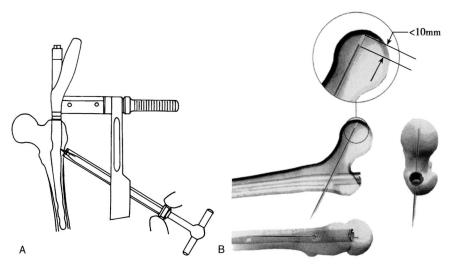

图 15-26　拉力螺钉导针的正确位置
A. 拉力螺钉的安装;B. 拉力螺钉的正确位置。

　　导针位置满意后测量其长度,测量前保证导针套管与外侧皮质紧密接触,以避免产生误差。拔除导向套管,沿导针放入阶梯钻进行扩髓。扩髓时,助手应把持好导向器,避免因其移动导致导针方向的改变。扩髓满意后,退出阶梯钻,将拉力螺钉和改锥固定在一起,拧至股骨头软骨下 0.5cm。位置满意后,应使改锥柄与导向器平行或垂直,以保证防旋螺钉位于拉力螺钉的槽中,目的是防止拉力螺钉的自身旋转,维持骨折断端的滑动加压(图15-27)。

　　多数髓内钉的操作更加简便,置入更准确(图15-28)。应注意的是当拉力螺钉到达最终位置后,禁止将拉力螺钉改锥逆时针旋转,因为这会导致螺钉的螺纹与骨质的接触面松动。

　　7. 骨折断端加压　除了极为不稳定的骨折外,术中都应该使用拉力螺钉进行加压。方法是:放松患肢的牵引,转动拉力螺钉改锥的加压螺母,加压后可看到骨折线间隙缩小或消失。如果需要加压,在选择拉力螺钉长度时应选择短一些的,将加压后骨折间压紧收缩的距离考虑进去,避免拉力螺钉尾端突出皮质过多(图15-29)。

　　8. 远端锁钉的置入　远端锁钉的使用指征:①不稳定骨折;②股骨近端粉碎性骨折且有分离移位;③髓内钉直径和髓腔直径不匹配。

　　对远端 2 枚锁钉的放置顺序无特殊要求,但如果只放置 1 枚锁钉,应锁在靠近端的钉孔,以避免在主钉工作区段出现薄弱点。经远端定位孔放置软组织保护器,在与皮肤的接触点做一长约 10mm 的切口,达骨皮质,沿套管用 5mm 的钻头钻透皮质,经过钉孔达内侧皮质,钻孔后测量所需螺钉的长度,常用的螺钉长度为 30~35mm。经过远端导向套管拧入合适长度的自攻螺钉,以同样方法拧入第 2 枚锁钉(图15-30)。

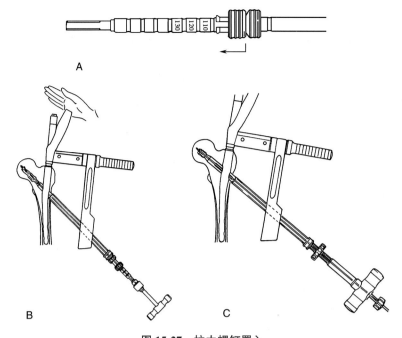

图 15-27 拉力螺钉置入

A.确定长度;B.阶梯钻钻孔;C.拧入拉力螺钉并加压。

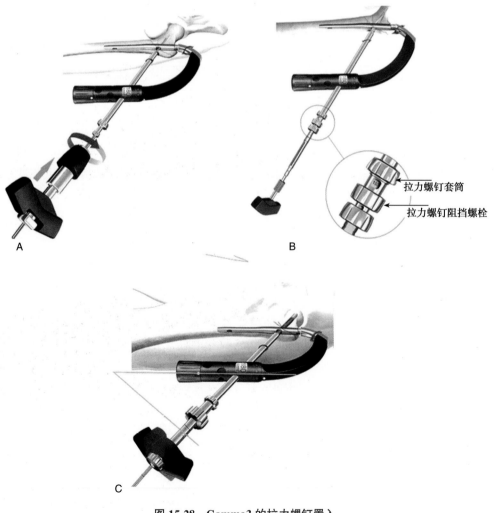

拉力螺钉套筒

拉力螺钉阻挡螺栓

图 15-28 Gamma3 的拉力螺钉置入

A.导针置入;B.阶梯钻钻孔;C.拉力螺钉拧入。

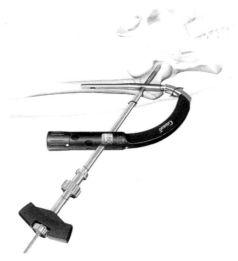

图 15-29　骨折断端加压

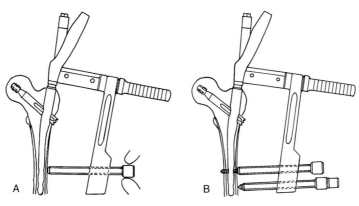

图 15-30　远端锁钉置入
A. 置入第 1 枚锁钉；B. 置入第 2 枚锁钉。

　　新型 Gamma3 的远端锁定只有一个长椭圆孔，提供了动态和静态两种锁定方式。根据骨折的类型，轴向稳定的骨折可使用动力型内固定，而粉碎性不稳定的骨折使用静力型内固定（图 15-31）。在安放锁钉的过程中，为了定位准确，必须使定位器、主钉及固定装置牢固结合。任何连接部位的松动都会影响定位器的准确性。为了防止主钉外旋，助手应始终固定好导向器的把手。

　　PFN 远端一般使用 1 枚锁钉，根据需要选择动、静力型内固定。转子下骨折需要 2 枚锁钉，术后根据情况取出静态锁钉，可以达到动态化的效果。

　　9. 安放防旋螺钉及尾钉　在固定好 2 枚远端锁钉后，取下导向器与髓内钉的连接装置，安放防旋螺钉。螺钉拧紧后再将其松开 1/4 圈，以保证拉力螺钉的轴向滑动。最后用尾钉封住髓内钉近端，以防止软组织及骨痂长入钉体（图 15-32）。

　　再次用 C 臂或 G 臂检查，髓内钉的位置满意后（图 15-33），冲洗伤口，放置引流管，逐层缝合，关闭切口。图 15-34 为术中 G 臂透视下所见的 InterTAN 操作步骤。

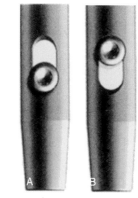

图 15-31　Gamma3 远端交锁的选择

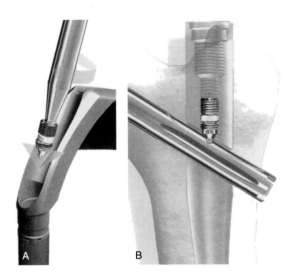

图 15-32 防旋螺钉置入
A. 防旋螺钉置入;B. 防旋螺钉位置。

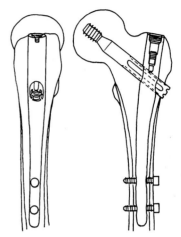

图 15-33 Gamma3 在骨内的理想位置

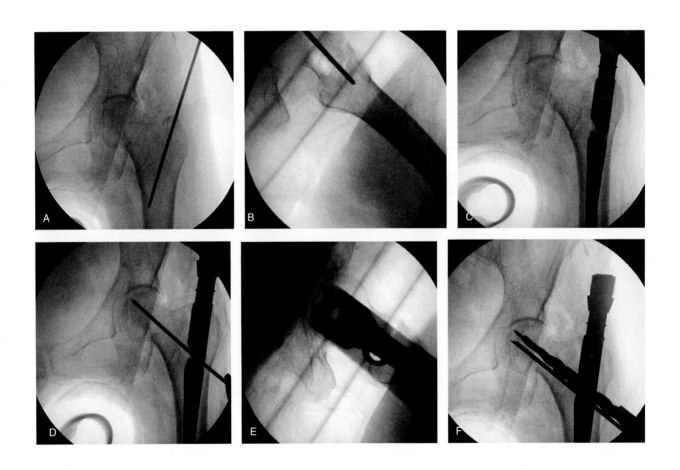

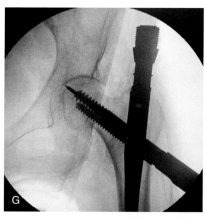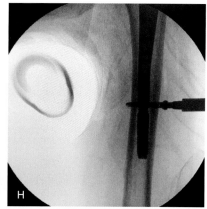

图 15-34　术中 G 臂透视下所见 InterTAN 的操作步骤
A、B. 插入导针；C. 主钉置入；D、E 拉力钉导针位置；F. 第 2 枚拉力钉导针位置；
G. 联合交锁拉力钉；H. 远端锁钉置入。

二、技术要点

1. 术前必须仔细确认所用髓内钉和拉力螺钉的角度，在 X 线透视下观察确认颈干角，以达到最佳固定效果。确定髓内钉及配套器械后，切开皮肤前先预装配，以检查各孔道是否配套准确、连接处是否牢固。

2. 骨折没有复位，就不要扩髓。没有正确复位力线的转子间骨折是不可能通过插入髓内钉来取得复位的。对于股骨转子间骨折，在扩髓和插入髓内钉之前，一定要确保力线复位。一定要记住，骨折在扩髓时是什么位置，插入髓内钉后仍是什么位置。

3. 多数髓内钉入口处应在大转子顶点而不是在卵圆窝，进钉点位置正确和使用导针，并不能保证正确的扩髓轨道。由于软组织张力，近端扩髓时可能会使进钉点外移，尤其是在肥胖的患者。偏外的进钉点会使髓内钉插入困难，为了避免进钉点外移，可以采取两种操作方法，将开髓器尖端向内侧推挤，在大转子顶点偏内侧进入；在近端扩髓时，可以用一个手指放在进钉点的髓腔锉外侧，维持向内的推挤。要小心保护好手指，避免受伤和手套破裂。

4. 股骨近端的扩髓不是必需的，而应根据髓腔大小决定。需要扩髓者，应扩至较髓内钉远端粗 2mm。大转子部位必须扩至与主钉近端直径相等。

5. 髓内钉的插入必须用手推进，禁止使用锤击。随着年龄增加，股骨干会扩大，股骨干弧度也会增加，扩髓后前侧皮质变薄，锤击易造成前侧皮质的裂开甚至髓内钉的穿出。髓内钉紧贴股骨前皮质时，在股骨远端放置的锁定螺钉会产生应力集中区，这可能会在术后康复过程中造成骨折。插钉时可旋转推进，如果插钉困难，应当对股骨远端进行侧位透视，而不应该使用锤子敲击，必要时可重新扩髓或更换主钉。

6. 在进行髓内钉内固定之前，要进行闭合复位，对于骨折块较大和不稳定的股骨转子间骨折，复位可能比较困难。即使力线良好，正位 X 线影像上如果存在分离移位，则提示在侧位上复位存在问题。近端大转子骨折部常常伴远端骨折断端后移，而股骨颈骨折块则是前倾，从而造成移位。髓内钉插入过程中骨折复位如果不满意，可将近端切口扩大 3cm，插入单齿钩或复位钳，利用 Homann 拉钩技术在透视下撬拨近端骨折块辅助复位，纠正骨折成角，引导髓内钉插入，或在骨折远端打入克氏针撬拨复位骨折后插入髓内钉。

7. 拉力螺钉的正确放置非常重要，其前提是首先安放好导针的位置，即在正位 X 线影像中必须与股骨颈轴线重叠或位于其稍下方，在侧位或斜位 X 线影像中导针应在股骨颈中心。以前，关于拉力螺钉放置的理论强调偏低、偏后放置，上方和前方留有较多空间。然而这会使尖 - 顶距（tip-apex distance，TAD）

显著增加,所以应当避免。两个平面上,拉力螺钉理想的位置都应当位于股骨颈的中心,尽可能深,距软骨下骨的距离在 10mm 以内。TAD<25mm 已被证实可以预测治疗成功;不过也有学者将 TAD<20mm 作为目标。

8. 使用大转子顶点和股骨头中心的位置关系特点来避免近端骨折块的内翻成角。在股骨转子间骨折的患者中,确定合适的颈干角可能比较困难。当使用髓内钉对股骨转子间骨折进行固定时,大多数骨科医师会使用带有 130° 颈干角的构型。了解内置物的颈干角是非常重要的。在术中用来判断内翻还是外翻的一种方法是观察大转子顶点和股骨头中心的位置关系,两者应该在同一水平面上。如果股骨头中心在大转子顶点以远,复位就过于内翻;如果股骨头中心在大转子顶点近端,复位就过于外翻。术前健侧 X 线片可以用于评估患者正常情况下的颈干角,因为两侧通常是对称的。内翻和拉力螺钉位置过高均会增加髓内钉和动力髋螺钉固定系统的失败率。

9. 使用髓内钉内固定轴向或旋转不稳定骨折时,要选择长钉,而对于轻微移位、无移位骨折或者非常稳定的骨折可以使用短髓内钉,但以后可能会出现转子下区的骨折。在较早的髓内钉设计中,锁钉的直径较大,会造成继发转子下区的骨折;而在多数现代短髓内钉的设计上,锁钉直径减小,来预防转子下区的继发骨折,不过还是应该尽量选择较长的髓内钉以保护转子下区。使用长的内置物来保护整个骨也是用来治疗转移癌造成的病理性骨折的一个基本原则,有学者认为大多数老年人的脆性骨折也应当被看作是病理性骨折;另外,这一人群易于跌倒,也增加了继发骨折的风险。

10. 使用髓内钉内固定横行经转子间或反转子间骨折时,既存在旋转移位又存在分离移位的情况并不少见。骨折块之间相互接触可以分担一些负重应力,但如果在骨折块分离的情况下进行锁定,没有骨接触,那么日常生活动作产生的所有负担都将由内置物来承担。内固定后仍分离的骨折具有较高的骨折不愈合率和内置物失败率,髓内钉会在薄弱的位置断裂,通常是在通过拉力螺钉的钉孔处。为了消除分离,手术中在远端锁定之前,要放松下肢牵引,并通过透视来确保骨折块已相互接触。

第四节 股骨重建钉和长柄髓内钉治疗转子下骨折

复杂的股骨骨折包括股骨干骨折合并同侧股骨颈或转子间/转子下骨折,治疗起来非常困难。既往多采用两处骨折分别处理的办法,包括:股骨颈骨折的空心钉固定及转子间骨折的 Richard 钉或角接骨板固定、股骨干骨折的 AO 接骨板固定,亦有人采用长 AO 角接骨板或长柄滑动加压鹅头钉固定。以上各种治疗方法都有手术时间长、组织暴露广泛、创伤大、失血多的不利因素,所以对这种复杂骨折的治疗一直没有理想的方法。

股骨转子下骨折约占全部髋部骨折的 15%。由于股骨转子下是应力集中的区域,Allis 于 1891 年指出,治疗此类骨折存在较大困难,尤其在牵引治疗时易发生髋内翻畸形和骨不连。因此,Lambotle 于 1907 年建议切开复位并用髋部螺钉和环扎钢丝行内固定,但失败率也很高。20 世纪初,Hibbs 建议采用牵引方法,使骨折近端与远端保持对位,并维持到骨折愈合,此法虽能使骨折愈合,但多数患者却遗留髋内翻或旋转畸形,且常发生卧床并发症。1930 年,Jewett 钉的使用使此类骨折的治疗水平提高了一步,但不稳定型转子下骨折的内固定失败率仍高达 40%。

Zickel 钉的出现使转子下骨折的治疗失败率低于 5%。使用 Zickel 钉时必须切开复位,在压力侧骨折不稳定,为避免股骨短缩,必须采用环扎钢丝或骨折块间的固定。另外,插钉和取钉也存在一定难度。

对于以上两种骨折,其治疗方法取得的最新进展是在 20 世纪 80 年代带锁髓内钉技术的基础上产生的第二代股骨带锁髓内钉,亦称股骨重建钉。它的特点是用 2 枚拉力螺钉将股骨颈转子与股骨干牢固固定在一起,防止股骨头的旋转,其远端有 2 枚锁钉锁住,保证了股骨干的轴向稳定。同时,闭合复位技术提高了骨折的稳定连接,达到了坚强内固定的目的,能使骨折早期愈合;而且扩髓使自体骨在骨折区域沉积,从而起到植骨作用。较粗的髓内钉经扩髓后置入股骨干,显著提高了钉的强度。髓内钉同Zickel钉相比,大大减少了杠杆臂,因此降低了内固定失败率。1986年,"北美骨科年会"对此钉进行了介绍。以后又有人将股骨头颈方向的拉力钉改为直径较粗的一枚拉力钉,近端结构与Gamma钉类似,称为长柄Gamma钉。股骨重建钉及长柄Gamma钉的适用范围包括:①复杂的转子下骨折;②同侧髋部和股骨干骨折;③转子下病理性骨折;④从股骨颈中段到膝上4cm的畸形矫正;⑤骨折不愈合及骨折愈合不良。

一、转子下骨折的分类

(一) 高位转子下骨折

1. 单纯骨折 伴小转子骨折的转子下骨折,小转子下无粉碎。如果骨折累及梨状窝,可用标准滑动加压螺钉固定,否则就应使用第二代髓内钉。

2. 粉碎性骨折 伴小转子骨折的转子下骨折,并沿股骨干向下呈粉碎性骨折。此类骨折适用于标准滑动加压螺钉固定,若累及梨状窝则需固定骨折片。若未累及梨状窝或骨折线位于股骨干远端,可用第二代髓内钉内固定。

(二) 低位转子下骨折

在此类骨折中小转子保持完整。

1. 单纯骨折 骨折线位于小转子下,小转子完整,骨折面稍倾斜。此型骨折宜用第一代带锁髓内钉治疗。

2. 粉碎性骨折 此类骨折转子下区域呈粉碎性改变,并可波及股骨干,可用第一代带锁髓内钉治疗。对转子下骨折伴同侧股骨颈或股骨干骨折,则宜使用第二代带锁髓内钉,而且效果颇佳。第二代带锁髓内钉的优点是在闭合复位及插钉的前提下,钉体远、近端均用锁钉固定,从而提高了轴向抵抗力并可防止短缩。此钉同样适用于即将发生或已发生的股骨干病理性骨折。

二、手术操作

(一) 体位

患者可采用仰卧或侧卧位。仰卧位较常使用,原因是此体位便于用C臂或G臂进行前后位和侧位观察;对多发损伤患者,便于进行气道管理和其他抢救,同时易于手法复位和纠正股骨的旋转。但仰卧位时,自大转子顶部插入髓内钉较困难。股骨近端骨折时,髋关节常处于屈曲、外展位,造成大转子显露和对线困难。

患者取仰卧位行股骨牵引。将斯氏针自股骨髁前方插入。患者膝关节屈曲,患足置于一小平台上,这样可避免因过度牵引而造成的坐骨神经损伤、健肢外展。亦可采用股骨干骨折的手术体位。转子下骨折复位时宜屈髋15°~20°。消毒和铺单前应先用C臂或G臂确定髋及股骨干的位置。患者躯干向健肢侧微屈,同时患肢略内收,以清楚显露大转子。在纠正骨折对位时应注意患肢处于内收位。复位后,常规消毒铺巾,消毒范围自肋弓下至膝部,包括整个股部前、外侧。

(二) 放置导针

于大转子部切开皮肤9~10cm,然后沿股骨纵轴方向逐层切开,显露大转子。肥胖患者,尤其是近端骨折块屈曲外展时,转子顶部与髂骨接近,显露大转子较困难,此时通过患肢内收和躯干远离患肢可以克服。在C臂或G臂引导下,于梨状窝处插入尖导针。在正位X线影像中导针应位于股骨颈基底部,恰好在大转子内侧,在侧面影像中其正好位于股骨颈后方梨状窝处。导针放置完毕后,用钻头钻入股骨近端。如不用尖导针,亦可用尖锥直接在梨状窝上钻入近端股骨。

骨折复位后,沿入钉孔插入球头导针,并通过骨折线达骨折块远端。如纠正屈髋外展畸形有困难时,用手或器械从骨折近端前方施压则易于复位。用直径为10mm或11mm的细髓内钉可以获得近端与远端骨折块的复位,然后将导针穿过髓内钉并插至远端股骨,再取出先前插入的细钉。如果导针置入困难,经20~30分钟仍不能顺利通过骨折线,就应该放弃闭合复位,改用切开暴露骨折处的方法,以顺利通过导针。

（三）扩髓

放入导针后,即开始扩髓,先每次增加1mm,接触到皮质骨后每次递增0.5mm。第二代髓内钉有一定的前倾角度,因此需要过量的扩髓,以便钉体越过骨折线时能做一定的旋转。股骨髓腔应比实际钉体直径多扩大1.0~1.5mm,这样就可以通过旋转钉体达到适当的前倾。扩髓完成后更换直头导针,并测量所需髓内钉的长度;另外,术前测量健侧股骨全长便可选好适当型号的髓内钉,这对于粉碎性骨折病例尤为重要。

（四）插钉

把选好的髓内钉套过导针,在C臂或G臂透视下旋转钉体,直到前倾角度满意时,再沿近端导向器斜向股骨头、股骨颈插入1~2枚近端锁钉。如果使用2枚锁钉,要求髓内钉插入适当的深度,即第1枚锁钉紧靠股骨颈下侧骨皮质,钻入的第2枚锁钉才有足够的位置进入。在矮小患者或存在髓内翻畸形时,很难达到这个要求。为了防止内翻和便于插入上面的锁钉,下面锁钉必须紧靠外侧骨皮质,插入锁钉前应在透视下先打入导针以确定好位置。因在纯侧位影像中有导向器影响图像,故用C臂或G臂观察侧位影像时应有一定的倾斜度。如果对导针的前倾角不满意及导针进入时偏前或偏后,应将其取出,小幅度旋转髓内钉,再重新插入导针。导针位置满意后,通过套管拧入适当长度的螺钉至股骨头。

同侧的股骨干和股骨颈骨折时,插钉前必须先使颈部骨折稳定,必要时先复位,并用2根克氏针临时固定股骨头,待置入近端锁钉后再取出克氏针,最后安放远端锁钉。可使用在前面章节介绍的徒手技术。

长柄髓内钉的操作是普通髓内钉与带锁髓内钉技术的结合,此处不另赘述。

三、术后康复

患者术后应即刻开始下肢肌力和关节活动度的练习。在X线片中看到骨痂形成前可扶拐行走,患肢避免负重。随着骨痂形成,可逐步开始负重练习。术后15~18个月一般可达到骨折完全愈合,之后可取出内固定钉。

股骨重建钉及长柄髓内钉的出现,使复杂的股骨转子下骨折、同侧髋部和股骨干骨折等复杂骨折能够通过一次手术得到解决,具有创伤小、失血少、固定牢固等优点。同时,闭合穿钉避免了骨折处的组织暴露,保护了骨外膜血运,加快了骨折愈合速度。采用此项技术后,使原来认为只能用牵引或广泛切开而不充分内固定治疗的复杂骨折得到了简单有效的处理(图15-35)。

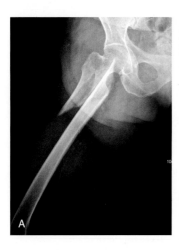
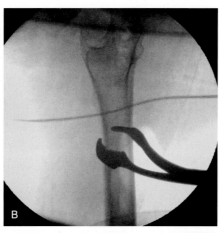
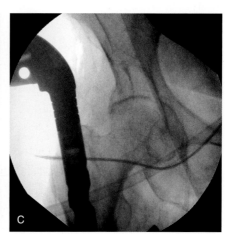

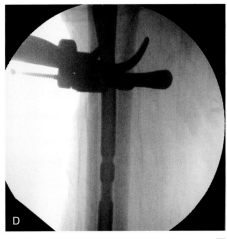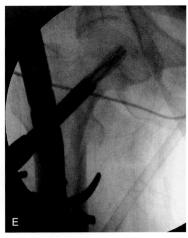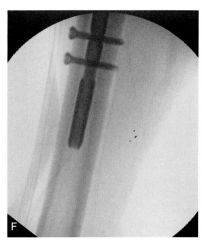

图 15-35 粗隆下骨折的髓内钉内固定

A. 术前右侧股骨粗隆下骨折正位 X 线片；B. 持骨器夹持复位骨折；C、D. 髓内钉主钉置入；E. 正位 X 线片示近端螺旋刀片位置；F. 正位 X 线片示远端锁钉螺钉位置。

第五节 围手术期管理

老年股骨转子周围骨折作为髋部骨折的一种，是当今骨科医师面临的最严重的公共卫生问题。预计到 2050 年将有 600 多万例老年髋部骨折患者，相关并发症发生率和死亡率均高于一般人群。对于老年髋部骨折的手术治疗应采取积极又谨慎的态度，注重围手术期的全面评估及管理，是保证手术疗效和患者安全的重要环节。

一、术前评估

1. **全身情况** 患者营养状态（血红蛋白和白蛋白）、精神状态、伤前活动能力判断、体重指数（body mass index，BMI）等。美国骨科医师学会（American Academy of Orthopaedic Surgeons，AAOS）推荐血红蛋白>80g/L、无贫血症状的患者可不予输血。

2. **合并疾病** 包括高血压、冠状动脉粥样硬化性心脏病（简称"冠心病"）、心律失常、糖尿病、帕金森病、阿尔茨海默病、脑血管后遗症和肝肾功能等的评估。术前积极纠正贫血补充血容量、纠正凝血功能障碍、电解质紊乱、控制血压和血糖、改善心力衰竭和心肌缺血，治疗肺炎等，为早期手术创造条件。

3. **抗凝药物** 常规服用华法林的患者，术前停用华法林，必要时给予维生素 K 拮抗、减弱华法林的抗凝作用。

4. **术前牵引** 国外髋部骨折治疗指南中并不推荐常规应用牵引。目前国内尚未达成共识，对于不能早期手术的髋部骨折患者可考虑行皮肤牵引或者骨牵引。

5. **麻醉评估** 与麻醉科医师共同完成评估，多数研究采用美国麻醉师协会（American Society of Anesthesiologists，ASA）评分进行评判。对一般状况差及合并内科基础疾病的老年患者，采取对呼吸循环系统影响较小的神经阻滞麻醉。周围神经阻滞是降低髋部骨折术后 1 年死亡率的独立因素。澳大利亚国家卫生和医学研究委员会（National Health and Medical Research Council，NHMRC）发布的髋部骨折治疗指南推荐髋部骨折的镇痛方案采用股神经阻滞（股神经、股外侧皮神经、闭孔神经）。

6. **预防性使用抗生素** NHMRC 指南支持预防性使用抗生素，但无明确证据表明延长使用能预防感染和减少切口感染。

二、术中操作

医师应熟练掌握微创技巧和内固定物的操作步骤,尽量缩短手术时间,达到功能复位,减少麻醉和手术对患者的影响。

三、术后治疗

1. **吸氧** 建议患者术前及术后进行血气分析,根据血氧结果评估是否持续吸氧。

2. **预防深静脉血栓** 2012 年的《中国骨科创伤患者围手术期静脉血栓栓塞症预防的专家共识》对于髋部骨折给予的建议为:①Ⅹa 因子抑制剂。间接 Ⅹa 因子抑制剂(磺达肝癸钠),术后 6~24 小时后应用,对于延迟拔除硬膜外腔导管的患者,应在拔管 2~4 小时后应用;口服直接 Ⅹa 因子抑制剂,术后 6~10 小时后应用,对于延迟拔除硬膜外腔导管的患者,应在拔管 6~10 小时后应用。②低分子肝素。住院后开始应用常规剂量至手术前 12 小时停用,术后 12 小时后继续应用,对于延迟拔除硬膜外腔导管的患者,应在拔管 2~4 小时后应用。③维生素 K 拮抗剂。不建议在硬膜外麻醉手术前使用。术后使用时应监测国际标准化比值(INR),目标为 2.5,范围控制在 2.0~3.0。④阿司匹林:应用阿司匹林预防血栓的作用尚有争议,不建议单独应用阿司匹林进行预防。推荐药物预防的时间为 10~35 天。

3. **应激性溃疡** 老年患者的消化道屏障作用减弱,骨折与手术双重打击下容易造成应激性溃疡,可给予制酸药物预防。

4. **肺部感染** 术后鼓励患者经常变换体位或取半坐位,常规给予雾化吸入,练习深呼吸、咳嗽、咳痰,协助拍背排痰,一旦出现肺部感染,及时根据血常规、胸部 X 线片及痰培养结果选择有效抗生素治疗。

5. **泌尿系统感染** 术后尽早拔除尿管,避免长期留置导尿,嘱咐患者多喝水、多排尿,一旦出现泌尿系统感染,根据尿常规及细菌培养结果选择有效抗生素。

6. **压疮** 住院期间应用气垫床,经常变换患者的体位,加强皮肤护理,争取早期下床活动行走。

7. **功能锻炼** 术后根据患者骨折类型、骨质疏松情况、内固定物强度,和康复医师共同指导患者进行下肢肌肉功能锻炼、关节活动和助行器辅助下的下床行走。

目前认为老年髋部骨折的死亡危险因素包含:年龄、性别、麻醉方式、手术治疗等,与骨折类型无明显相关性。若患者一般情况允许,建议住院后 48 小时内手术,早期手术能缩短住院时间,降低死亡率,减少卫生支出。目前,国内外研究结果提示,伤后 24~48 小时内进行手术,能够明显减低患者死亡率。国内外创伤中心已经建立髋部骨折的绿色通道,缩短了住院和手术等待时间,使患者在最短的时间内得到有效诊疗,避免长期卧床,最大限度恢复肢体活动能力。老年转子间骨折的治疗不是单纯靠手术解决,需要多学科协作,包括内科、外科、麻醉科、手术室、辅助科室和康复科等共同参与,设立老年髋部骨折专科病房,集中相关科室才能保证快速和高效的治疗,提高疗效。

(王宝军　陈文韬)

第十六章　股骨干骨折的髓内钉治疗

第一节　股骨的解剖特点及骨折分型

一、解剖特点

股骨是人体最长的管状骨,成人股骨长约 21~45cm,上端呈圆柱状,向下延行呈椭圆形,至髁上部时转变成三角形。从形态看,股骨外观呈向前、向外弯曲的弧度,中段 1/3 更为明显。股骨中段向前弯曲为 5°~10°。其机械轴和解剖轴之间有 5°~7° 的夹角。股骨干解剖轴和股骨颈轴线之间构成 127° 的颈干角,其大小因人略有变异。王永清、罗先正等对股骨髓腔进行研究,对 18 根成人新鲜不成对股骨行髓腔中轴矢状位剖开,观察髓腔形状发现:髓腔近端通过梨状窝,非松质骨区靠向股骨近端,髓腔向前的弧度,较其外观弧度大,尤其是非松质骨区,髓腔越狭窄、外观直径越小或弯曲弧度越大的部位,皮质骨越厚。两端皮质骨逐渐变薄处也是松质骨起始的移行处。两端越靠近皮质,松质骨的密度越高,骨小梁逐渐增粗,坚固性逐渐增强。对去除髓腔内所有松质骨后用石膏粉铸型测量:股骨两端呈前后径短、左右径长的椭圆形漏斗状;转子下约 5.0~22.5cm 处,逐渐变为前后径长、左右径短;该区相当于弧度最大的非松质骨区。股骨髓腔最狭窄处,位于中点的近侧。髓腔正位投影其中轴是一条直线,侧位投影中轴有一向前的弧度,该弧度的半径为 125cm。

在体内,股骨较其他长骨承受更大的应力。Koch 的应用分析理论证明,在静态负重时,若股骨头载荷为 45kg,则在股骨近端内侧皮质能产生 540kg/6.45cm^2 的应力。该处是应力集中的部位,顺骨干而下,应力逐渐减少。

股骨干骨折移位,除外力方向外,受肌肉牵拉的影响大:①股骨上 1/3 骨折,因大转子部位有丰厚的外展肌附着,并且髂腰肌附着于小转子是造成近端骨折段屈曲外展畸形的原因。此畸形不易被纵向牵引矫正。骨折近端同时受髂腰肌、臀中肌和外展肌牵拉,常有前外及外旋移位,骨折远端受内收肌牵拉,向近端、向后移位。②股骨中 1/3 骨折,由于内收肌附着于骨干近端内侧面,形成一个恒定向外的成角外力,而造成股骨中段骨折内翻畸形和重叠移位,同时由于股骨的负重力线位于内侧,因而在负重情况下可加重畸形。内收肌造成的畸形力量可由大腿外侧的肌肉和阔筋膜的张力支架所抵抗,一旦此肌肉结构张力支架失用而减弱抵抗,则更易发生成角畸形。③股骨下 1/3 骨折,远端骨折段受腓肠肌牵拉向后移位,可压迫或损伤腘血管和神经。

股骨的血运来自于骨骺、滋养动脉、骨外膜和骨内膜。骨外膜的血供来自多个起自股骨干的肌肉。股骨的营养血管来自股深动脉的贯穿支,由股骨转子穿入。在成人除有一支上行的营养动脉以外,常有一条降支血管营养骨内膜。股深动脉通常有四个贯穿支,绕过股骨后面,穿过附着于转子部位的肌肉。由于血管位于肌肉内,损伤后结扎极为困难。股动脉贯穿支在内收肌管处从前向后进入股骨,骨干的皮质骨是由营养血管供给。呈放射状发出横行分支营养大部分细胞,在活体的血流观察已发现皮质骨的血流完全不是离心的,而是回流到髓内静脉窦的。坐骨神经走行于股骨的后面,与股骨间有软组织相隔。

二、骨折分型

根据软组织损伤情况,分为开放性骨折和闭合性骨折。股骨开放性骨折较其他长管状骨少见。股骨开放性骨折意味着受到的暴力较大,软组织损伤及污染程度较闭合骨折严重,感染的可能性大。

骨折分类方法很多,临床常用 AO 分型法和 Winquist-Hansen 的粉碎性骨折分类法。

(一) AO 分型

股骨干骨折按照 AO 的分类比较常用(详见骨折治疗的 AO 原则)。

A 型:简单骨折。

A1 型:单纯骨折,螺旋形骨折,A1.1 型为转子下骨折,A1.2 型为中段骨折,A1.3 型为远端骨折。

A2 型:简单骨折,斜形骨折(≥30°),A2.1 型为转子下骨折,A2.2 型为中段骨折,A2.3 型为远端骨折。

A3 型:简单骨折,斜形骨折(<30°)。

B 型:楔形骨折。

B1 型:楔形骨折,螺旋楔形骨折,B1.1 型为转子下骨折,B1.2 型为中段骨折,B1.3 型为远端骨折。

B2 型:楔形骨折,弯曲楔形骨折,B2.1 型为转子下骨折,B2.2 型为中段骨折,B2.3 型为远端骨折。

B3 型:楔形骨折,粉碎性骨折,B3.1 型为转子下骨折,B3.2 型为中段骨折,B3.3 型为远端骨折。

C 型:复杂骨折。

C1 型:复杂骨折,螺旋形骨折,C1.1 型伴有 2 个内侧骨块,C1.2 型伴有 3 个内侧骨块,C1.3 型有多于 3 个内侧骨块。

C2 型:复杂骨折,多段骨折,C2.1 型伴有 1 个内侧骨块,C2.2 型伴有 1 个内侧骨块,另有 1 个楔形骨折块,C2.3 型伴有 2 个内侧骨折块。

C3 型:复杂骨折,无规律,C3.1 型伴有 2~3 个内侧骨块,C3.2 型伴有局限爆裂(<5cm),C3.3 型伴有广泛爆裂(≥5cm)。

(二) Winquist-Hansen 的粉碎性骨折分类法

可以此确定是否需要静力固定。

Ⅰ型骨折:合并 1 个小骨折片的粉碎性骨折已经分离,但不影响骨折的稳定。

Ⅱ型骨折:邻近的骨皮质仍保留至少 50% 接触,能防止短缩并有助于控制旋转。髓内钉与骨折远、近端骨皮质有足够的接触面,能防止移位和短缩。

Ⅲ型粉碎性骨折:<50% 的骨皮质接触,髓内钉对近端或远端骨折段的把持不牢,可能出现旋转移位及短缩。

Ⅳ型粉碎性骨折:已失去了骨的环形支撑,近端和远端主要骨折块间已无稳定的接触,不能防止短缩。

第二节　股骨髓内钉简史

一、Küntscher 钉

由于股骨干骨折可威胁患者生命、影响肢体功能,在 1940 年前常采用保守的治疗方法,包括闭合复位和牵引的方法,维持大致的对线。肢体用不同的方法制动,包括用石膏、木或竹夹板等。在 1890 年晚期,人们认识到简单的大致复位和制动不能使此损伤得到满意的治疗结果。在 1900 年早期,应用对股骨的纵向牵引维持股骨的对线和长度,开始使用骨牵引的方法,以得到更强的纵向牵引。此后,Thomas 夹板与牵引结合使用。以上这些传统的保守方法将患者长时间固定在牵引床上,不能早期进行功能锻炼,从而出现长期卧床并发症:住院时间长、关节僵硬、肌萎缩。1940 年,Küntscher 首先报道了股骨干骨折的闭合穿钉技术,它是通过大转子近端小切口扩髓穿钉。尽管 Küntscher 的技术获得了成功,但由于当时条件的限制(主要是器械不够精确),此技术没有被广泛接受。20 世纪 60 年代,Küntscher 设计了第一个带锁髓内钉,扩大了髓内钉的使用范围,可以广泛应用于各种类型的股骨骨折,但未引起人们重视。一般将 Küntscher 髓内钉看作标准髓内钉。其适应证是股骨干上段横形骨折或短斜形、短螺旋形骨折。

　　其相对禁忌证,包括以下情况:①全身其他部位组织有炎症时,如疖、扁桃体炎;②患肢肿胀及发生张力性水疱需待肿胀完全消退,张力性水疱干瘪后方可考虑手术;③粉碎性骨折、长斜形或长螺旋形骨折。

　　绝对禁忌证为:①儿童或青春期以内的患者;②因骨病而致髓腔大部分闭塞;③骨折畸形愈合后股骨干有两个弯度的病例。

　　首先术前必须确定髓内钉的合适长度及直径(理想的长度为从髌骨上极延伸至股骨颈上缘外侧 1.3~1.9cm,不管髓腔的直径大小,成人至少插入直径为 10mm,最好为 11mm 的三叶形或梅花形髓内钉)。一般可选用硬脊膜外阻滞麻醉或全身麻醉,体位可取侧卧位,患肢在上、健肢在下,患肢髋关节及膝关节屈曲。股骨髓内钉内固定分为逆行穿钉法和顺行穿钉法。为减轻肢体肿胀,减少伤口感染机会,应将伤口内渗液、渗血引流出来。因此,无论顺行或逆行插钉,伤口在闭合前均应放置引流管,术后进行负压引流(图 16-1)。

　　若髓内钉内固定不牢固,应同时加用外固定。手术后患肢下应垫以软枕,予以抬高。麻醉恢复后即可开始做足趾及踝关节的活动锻炼。伤口引流量每天少于 50ml,应将引流管拔除。拔除后,开始行膝关节持续被动活动(continuous passive motion,CPM)。若患者年龄较大,排除凝血功能障碍,可预防性应用抗血栓形成的药物;患肢若出现肿胀,可应用足底静脉泵。应鼓励患者尽早进行患肢

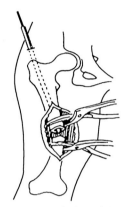

图 16-1　标准髓内钉
(Küntscher 钉)操作示意

不负重离床活动。待 X 线片显示有足够骨痂时,可弃拐行走,骨折愈合后,1.5~2.0 年可考虑拔除髓内钉。

　　传统 Küntscher 针的特点是钉体与髓腔紧密接触,需要扩髓,但不锁定。因此仅可用于相对简单的骨干中段骨折,其稳定性来源于内置物和骨之间的接触。扩髓可以增加髓内钉和骨之间的接触面积,因此也扩大了髓内钉在复杂骨折和骨干远、近段骨折中的使用适应证。但是,由于其在扩髓过程中会增加髓腔压力和温度、可能导致骨坏死等缺点也限制了其在骨折中的应用。

二、带锁髓内钉

　　Klemm 和 Schellm(1972),Grosse 和 Kemps(1976)在 Küntscher 设计的基础上对带锁髓内钉进行改进,并报道了使用结果。带锁髓内钉在骨固定和钉体之间提供了较为均匀的弹性应力分布,可避免接骨板内固定时广泛的软组织剥离,有良好的抗旋转、抗压缩能力,对断端固定性好,较好地解决了接骨板、外固定架和其他髓内钉所无法解决的骨质疏松、骨干变细和骨缺损等情况下的固定问题。由于带锁髓内钉较符合人体生理特点,固定确实,另外,由于影像学技术的改进及弹性髓腔锉的应用,使手术技术、操作变得较为简单,因此,目前带锁髓内钉是治疗各种类型的股骨干骨折普遍采用的方法。1988 年,首都医科大学附属北京友谊医院首先在国内引进了带锁髓内钉技术即 GK(Grosse-Kemps)型带锁髓内钉技术,经过多年的临床实践,积累了丰富的经验。

　　标准带锁髓内钉通过横行和 / 或斜行贯穿拧入螺丝钉以控制近端和远端的主要骨折段,例如 Klemm-Shellmann 钉;改良的第一代带锁髓内钉,如 Grosse-Kempf 钉(图 16-2),其近端有一个管状钉孔部分用以增强固定,即用于近端螺纹交锁固定。Russell-Tayler 带锁髓内钉属于第二代带锁钉,其型号标准与精细的三叶状横截面密切相关。较小直径的髓内钉(三角钉),随着直径减小而壁的厚度逐渐增加,在锁孔平面横截面改为圆三角形,可达最大的切面模量,这样可增加内置物抗疲劳寿命。不仅如此,每个孔最终都经过了冷膨胀处理,这大约可使张力强

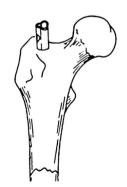

图 16-2　Grosse-Kempf
钉进钉点操作示意

度增加35%。由于带锁髓内钉在功能上属于均分载荷型器械,这些改良在增加强度和疲劳极限方面非常重要。目前第三代股骨带锁髓内钉是由钛合金制造的,包括空心 AM(ace medical)股骨钉和实心 AO 不扩髓内钉,制造股骨髓内钉的材料究竟是不锈钢还是钛合金更好,对此仍有不同观点。

Grosse 和 Kempf 最早引入在髓内钉上附加锁定螺丝钉,增加了髓内钉的力学稳定性,同时还扩大了髓内钉的适应证,包括更近端和更远端的骨折及复杂不稳定的骨折等。其特点是钉体与髓腔紧密接触,需要扩髓和锁定。由于锁定螺钉可以控制短缩,使得骨的长度仍可得到有效维持。但是管状通用髓内钉的纵行槽沟降低了固定的旋转稳定性,可能会导致旋转不稳定,这点在小直径的髓内钉尤为明显。

三、现代髓内钉的发展及应用

随着内固定材料和设计的进步,不断涌现出新的髓内钉,其特点是生物相容性好,弹性模量更符合人体骨骼,螺钉的锁定更加便于操作。比如,TriGen InterTAN 股骨髓内钉系统和 Spectrum 系列的股骨髓内钉等,将在本章节手术操作中做详细介绍。此外,注水膨胀钉也具有一定的特色。髓内钉的主体部分由合金柱状薄管和 4 根径向辐条组成,髓内钉的外形与骨髓腔的弯曲形状一致,髓内钉的远端呈锥形,近端带内螺纹口,内设单向阀门。经过骨折复位后,髓内钉通过骨折断端处于正确位置后,通过压力泵向钉体内注射生理盐水使髓内钉顺应髓腔的形状膨胀。钉体上 4 根径向辐条随着髓内钉的不断膨胀而以正交的方向逐渐展开,髓内钉沿钉体全长与骨髓腔内壁紧密接触从而达到坚强内固定的效果,不需要交锁钉。沿钉体全长的内固定方式均匀分布了载荷应力,简化了插钉、固定过程。髓内钉拔除时,在髓内钉近端接上取钉杆释放体内的压力,再将滑锤连接到取钉杆的近端即可拔除髓内钉。目前临床应用病例数量有限,缺乏远期随访资料。

第三节　手术适应证、术前准备及手术时机

股骨干骨折若不能及时手术行内固定,可用牵引来暂时稳定骨折。常用的有股骨远端或胫骨近端牵引,股骨远端牵引可用于伴有同侧膝关节韧带损伤的病例,而在准备用髓内钉内固定时应禁用。

股骨干骨折的治疗方法包括:①骨牵引后用管型石膏固定;②牵引;③外固定;④加压接骨板加植骨术;⑤髓内钉内固定。目前,髓内钉内固定是应用最多和最广泛的方法。

一、手术适应证

髓内钉具有维持骨折复位后的解剖力线及促使肢体早期负重、早期关节活动及肌肉功能恢复等优点,带锁髓内钉更是进一步扩大了手术的适应证,特别是在股骨骨折的处理中更为突出。

1. **小转子以下(小转子无骨折)、距膝关节间隙 9cm 以上的各种类型骨折** 包括单纯骨折、粉碎性骨折、多段骨折、骨折后的骨缺损(图 16-3)。14 岁以下儿童的股骨骨折手术适应证应较成人更严格。近年来,由于远端锁钉的位置、方向及数量的改进,应用范围进一步扩大。

2. **同侧肢体的多段骨折** 如浮髋(股骨干骨折合并髋臼或骨盆骨折)、浮膝(股骨远端骨折合并同侧胫骨近端骨折)为最佳髓内钉内固定手术适应证。

3. **多发骨折** 双侧股骨干骨折或合并其他部位骨折,常合并创伤性失血性休克。在休克纠正、呼吸循环稳定后,应积极进行手术。采用带锁髓内钉或结合其他内固定方法可减少伤后并发症的发生,如脂肪栓塞、ARDS 等,同时也便于护理及早期的康复治疗。

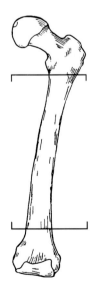

图 16-3 股骨髓内钉适用范围

4. 多发损伤 股骨干骨折合并其他器官损伤（如腹部损伤、胸部损伤、脑部损伤及泌尿系统损伤等），创伤严重，首先抢救生命，在积极治疗危及生命的器官损伤的同时，及早对股骨干骨折或其他骨折进行内固定治疗。髓内钉因其手术创伤小、失血少，为最佳方法之一。

5. 开放性骨折 股骨干开放性骨折比胫骨开放性骨折少，常合并有较严重的软组织损伤及伤口污染，需要扩髓之后进行髓内固定的方法应作为治疗开放性骨折的禁忌证。由于扩髓会暂时损害内骨膜的血液供应，而开放性骨折已造成外骨膜的损伤，导致骨缺血，如果立即行髓内固定扩髓则易导致术后伤口的感染。近年来，不少作者报道在开放性骨折中可在清创术的基础上立即行闭合髓内固定手术。根据 Gustilo 分类方法，此手术适应于Ⅰ型开放性骨折，而对于Ⅱ型及Ⅲ型开放性骨折，则主张延期施行髓内钉内固定术或采用外固定方法。Ⅰ型开放性骨折因其组织损伤较轻，外骨膜剥离较少，伤口污染及坏死程度较轻，伤口在 8 小时以内进行清创处理，伤口可部分缝合或不缝合，用无菌膜覆盖创口，或用 VSD 覆盖，1周后再二期缝合创口。若不能直接缝合，可通过植皮闭合创面。消毒皮肤后更换手术器械，按闭合方法行髓内钉内固定术。

6. 其他 包括病理性骨折、骨折不愈合或畸形愈合等。

二、术前准备

1. X 线检查 术前应摄股骨全长正位及侧位 X 线片，对于骨折不明显的可疑骨折，可考虑行 CT 或 MR 进一步检查，以免遗漏股骨干外的近端及远端骨折，有利于术前对骨折评估，制订合适的手术方案。

2. 手术前准备和手术设计 手术医师要仔细研究影像学资料以确定骨折类型及手术过程中器械、扩髓及穿钉是否会导致股骨颈骨折，移位的骨折或未移位的骨折片是否会发生再移位，髓内钉内固定术后骨折的稳定程度，是否需要采取静力型内固定或动力型内固定等。

3. 体位选择 手术医师要了解患者髋关节和膝关节的情况，有无骨关节病及其严重程度；由于髋关节僵硬会影响手术的进行，应选择合适的手术体位；患者受伤前是否曾行过关节成形手术等。

4. 髓内钉选择 根据术前的股骨 X 线片选择长度及直径合适的髓内钉及螺钉（摄片时，管球距胶片的距离为 1m，这样骨骼被放大大约 10%）。亦可通过测量健肢的长度（从大转子顶点到髌骨上缘）预测所需髓内钉的长度，或拍摄健侧股骨全长 X 线片。根据笔者的资料，国人最常用的钉的长度男性成人为 38~42cm，直径为 11~13mm；女性成人为 36~38cm，直径为 10~12mm。

5. 器械准备 手术室必须具有不同直径及长度的髓内钉、锁钉、髓腔锉、拔钉器械、骨科手术床及 X 线影像增强设备等。

6. 手术前用药 术前 30 分钟预防性应用抗生素，手术时间超过 3 个小时再给予 1 次剂量。首选第一代头孢类抗生素。

7. 因股骨干骨折后软组织损伤一般比较严重，术前应行下肢血管彩超检查，以明确有无下肢深静脉血栓形成，以便采取适当措施，避免发生肺栓塞等并发症。

三、手术时机

关于带锁髓内钉治疗股骨骨折的手术最佳时机仍有争论。目前资料大部分支持应早期手术（伤后 24 小时之内）。而 Lam 认为，股骨干骨折延迟至伤后 1~2 周手术，骨折不愈合率明显减低，这是因为：①术前骨折部位的血肿已机化；②皮肤和软组织损伤已愈合；③手术创伤之前骨折部位的血运已增加。笔者根据多年的临床经验认为：患者年轻，全身情况较好，无其他脏器损伤，单纯的股骨干骨折，生命体征平稳后，争取尽早手术，减轻患者痛苦，便于护理。对于局部软组织损伤较重，多发损伤多发骨折患者，手术时间应适当推迟至伤后 7~10 天。

四、扩髓与不扩髓

扩髓与不扩髓目前尚无统一的意见。合并胸部损伤的股骨干骨折行扩髓髓内钉内固定可能会突发

ARDS,因此强调用不扩髓的髓内钉。Pratt 研究结果表明:成人股骨扩髓后,当髓腔扩大至 12mm 时,其抗扭转强度将减少 37%,而扩大至 15mm 时,抗扭转强度减少 63%。他们也注意到当峡部扩髓至股骨直径的 48% 时,其强度将减少 65%,扩髓延长了手术时间,增加了失血量,加重骨折的粉碎和蔓延效应。由于扩髓可能产生不利影响,不扩髓髓内钉逐渐受到重视。

Bogu 等比较了小直径髓内钉(10~11mm)和大直径髓内钉(>11mm)治疗的 79 例股骨骨折的结果,两组在愈合时间、完全负重时间、需第二次手术的机会、肺部并发症等方面无明显差异,无一例发生髓内钉折断。因此,认为小直径髓内钉可以安全的用于股骨骨折的治疗。也有文献报道不扩髓髓内钉治疗股骨骨折而发生内翻位或外翻位不愈合及髓内钉折断的病例。Tornetta 和 Tiburzi 对扩髓的 39 例和不扩髓的 42 例病例进行比较,虽然扩髓组失血量稍多,但两组在手术时间、需输血量、肺部并发症方面没有差别。但不扩髓组有 2 例骨折不愈合,而扩髓组无一例不愈合;扩髓组骨折愈合更快;不扩髓组 1 例锁钉折断;扩髓组 1 例成角愈合。作者认为,扩髓可选用直径较粗的髓内钉行内固定,髓内钉与髓腔壁接触面积扩大可以加强骨折固定的稳定性,使髓内钉折断的机会减少。目前对于股骨骨折仍采用扩髓髓内钉内固定。

第四节　股骨髓内钉的规范化操作技术

由于股骨髓内钉类型不同,器械亦有差异,但手术操作技术基本相同。

一、麻醉

采用腰硬联合麻醉或静脉复合全身麻醉均可,能够满足患者无痛且肌肉松弛的状态,便于牵引复位操作。

二、体位

常用的体位有仰卧位和侧卧位两种。

(一)仰卧位

患者仰卧于骨科牵引床上,健侧肢体固定在外展屈曲位或膝、髋关节各屈曲 90° 外展截石位或伸直位均可,以不影响术中 C 臂或 G 臂透视即可(图 16-4)。躯干尽量向健侧倾斜,建议躯干与患肢呈 10°~15° 夹角,这点对于肥胖患者非常重要(图 16-5)。目前的骨科牵引床基本可以满足患侧髋、膝关节伸直位牵引。为了更好的显露大转子,可以将患侧一边的臀部略垫高,复位满意后,下肢保持适度内旋位置,以便于导针的插入及扩髓。

1. **优点**　①有利于患者的呼吸;②便于复位对线,容易纠正旋转移位及侧方成角;③便于导针的插入及钉的打入,适于股骨中下段骨折(图 16-6)。

2. **G 臂的放置**　G 臂应放置在两下肢之间,应使其能够观察到股骨正、侧位的全长,G 臂用无菌套及消毒单包好,便于术中使用(图 16-7)。

(二)侧卧位

健侧在下,患侧在上。在可透视手术床上,腋下加垫,防止上肢神经受压,患侧上肢固定在托手架上。患侧髋关节屈曲 20°~30°,术中需要助手牵引、复位。

1. **优点**　①导针插入及钉的打入较容易;②股骨近端骨折复位较容易;③髋关节屈曲畸形时患肢便于牵引。

2. **缺点**　①骨折对线不容易控制;②由于肢体重量,骨折断端易出现成角畸形;③远端锁钉放置困难;④术中术者接受辐射较多。随着牵引床的普及,采用该体位操作逐渐减少。

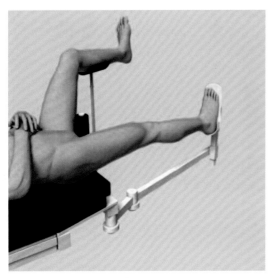

图 16-4　牵引体位示意

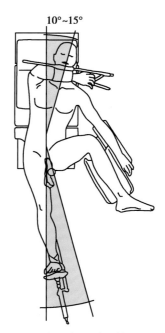

图 16-5　躯干与患肢倾斜位置示意

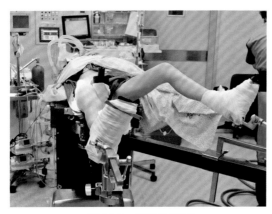

图 16-6　仰卧位固定

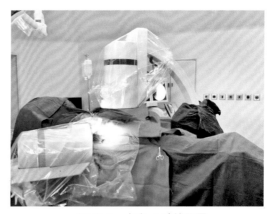

图 16-7　术中 G 臂的位置

三、切口及进钉点

为避免梨状窝进钉点不便操作和可能导致股骨颈骨折等问题,股骨髓内钉的设计不断改进,出现了近端有外翻角度的髓内钉,将进钉点外移,虽然不同型号的髓内钉外翻角度略有差异,但是目前大部分进钉点都位于大转子顶点或顶点稍偏外侧,对应髓腔长轴外偏 6° 左右,便于操作(图 16-8)。从大转子顶点至髂骨翼水平位行直切口,长 3~5cm(图 16-9)。

切开皮肤、皮下脂肪、深筋膜,钝性分开外展肌,触及大转子顶点。进钉点的正确位置在正位 X 线影像中应在大转子顶点或稍偏外,在侧位 X 线影像中在大转子前 1/3 与后 2/3 交界处(图 16-10)。进钉点选好后用骨锥钻透骨皮质(图 16-11),钻孔的方向应与髓腔走向一致。

选择正确的进钉点非常重要。有人提出进钉点应在大转子顶点外侧,以避免髋关节内感染及股骨头坏死及医源性股骨颈骨折。Sanatmetal 公司对进钉点进行改进:由原来的梨状窝改为大转子顶点进钉,最大限度地避免了置入假体过程中 X 线的使用。若进钉点太靠外侧,将造成钉的打入困难,并可能导致股骨近端内侧皮质粉碎性骨折(图 16-12);如果进钉点太靠内,可造成骨折近端的外侧皮质骨折。

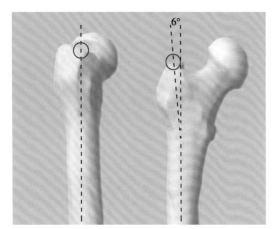

图 16-8 股骨进钉点的选择

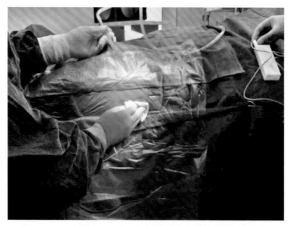

图 16-9 大转子顶点至髂骨翼水平切口长 3~5cm

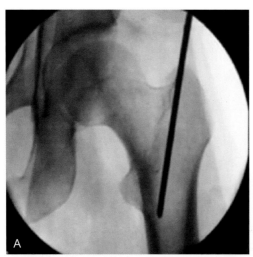

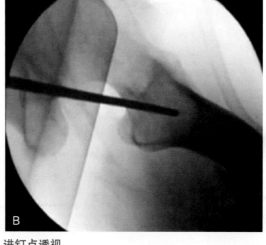

图 16-10 进钉点透视

A. 在正位 X 线影像中,进钉点应在大转子顶点或稍偏外;

B. 在侧位 X 线影像中,进钉点在大转子前 1/3 与后 2/3 交界处。

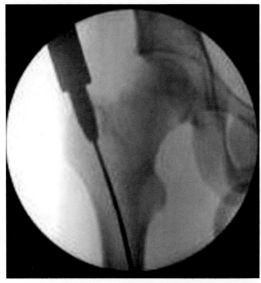

图 16-11 用骨锥钻透骨皮质

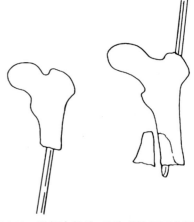

图 16-12 进钉点偏外,易造成转子下内侧骨折

四、骨折复位

髓内钉内固定要求骨折达到功能复位或接近解剖复位,原则是首选闭合复位,实在困难再尝试部分切开复位。骨折复位是手术能否顺利完成的重要一步。在手术开始前,最好能通过牵引及手法操作,使骨折达到解剖复位或接近解剖复位,即使正、侧位都不能达到解剖复位,至少也应达到正位或侧位的复位,然后在术中完成最后复位。轻度过牵,便于复位及导针的插入。股骨近端骨折,由于受髂腰肌、臀中肌及外旋肌的影响,骨折近端常处于屈曲、外展、外旋位,骨折复位常出现困难,为了解决这一问题,可在骨折近端先插入一细钉,利用其做杠杆,将骨折复位后再插入导针,近年出现的金手指等复位工具也可以大大提高闭合复位的成功率(图 16-13),若是利用此法骨折仍不能复位或骨折断端有软组织嵌插时,可行小切口切开复位。此外还有导针旋转法,调整导针的位置和扩髓的方向,以导针远端球头为中心旋转,改变导针在髓腔的位置,确认后再扩髓,利用髓内钉复位。对于骨折线接近干骺端及由于骨质疏松导致髓腔较宽的患者,可以利用阻挡钉技术达到复位。若采用侧卧位,则对于近端骨折的复位比较容易。经过牵引,多数股骨干骨折可以复位。对于粉碎性骨折,不需要将粉碎的骨折块复位,即使暂时复位也不能维持。通过临床实践证明,对于粉碎并移位的骨折块,不要求解剖复位,牵引后只要肢体恢复长度,没有旋转及成角移位,采用静力型内固定,移位的骨折块完全能够愈合。闭合复位困难时,不能盲目坚持微创,否则会延长手术时间、增加并发症发生概率,可采用骨折局部部分切开复位,利用单齿钩、复位钳等器械辅助复位,但不建议尝试闭合复位直接切开,因其可导致骨折局部髓内髓外广泛的血运破坏,增加骨折不愈合的概率。

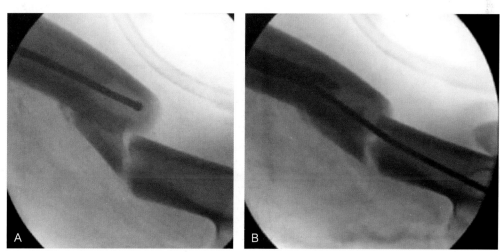

图 16-13　应用金手指工具辅助复位,穿过导针
A. 导针到达断端;B. 在近端插入金手指做杠杆,复位,控制导针方向,通过骨折断端。

五、放置导针及扩髓

通过大转子进钉点,插入圆头导针,通过旋转圆头导针使其便于进入骨折远端。导针应放置在髓腔中央部分,待位置满意后,开始扩髓。扩髓应从直径 8mm 的髓腔锉开始,每次增加 1mm。建议采用快转慢进,反复进退的方法扩髓,在扩髓过程中,髓腔锉若卡在髓腔内,造成进退困难时,可利用圆头导针将其拔出。圆头导针还可防止髓腔锉进入膝关节。导针位于髓腔的中心,可避免扩髓过程中一侧皮质锉得过多,造成插钉时骨皮质劈裂。

当扩髓遇到阻力时,应在该处反复扩髓,使之顺利通过狭窄部,或改用小 1 号的髓腔锉以 0.5mm 递增,直到满意为止。扩髓时应注意保护皮肤。

一般来说,扩大的髓腔应比插入钉粗 1.0~1.5mm,如准备插入的髓内钉直径为 10mm,扩髓应至 11mm。

六、髓内钉的置入

1. 髓内钉的选择　扩髓达到要求后,选择长短、粗细合适的髓内钉非常重要。钉不能过长,否则会出现:①钉头进入膝关节;②钉尾过长刺激髋周软组织造成不适;③近端锁钉从小转子上方穿过,有可能造成股骨颈骨折。直径和髓腔相同或较髓腔粗的髓内钉将造成钉打入困难,甚至会导致骨质劈裂,合适的髓内钉应比最后扩髓用的髓腔锉细1mm。在选择髓内钉长度时,应在C臂监视下将钉放在股骨前方,钉的近端和大转子顶点平齐,远端应距股骨髁2~4cm,测量股骨长度(图16-14);也可以测量导针在髓腔外剩余的长度,与导针总长度之差,即髓内钉的绝对长度。这两种方法均可选出合适长度的髓内钉。

2. 髓内钉的打入　目前设计的髓内钉的前弧与股骨干弧度基本一致,将选择好的髓内钉与近端导向器连接牢固固定,沿导针插入髓腔。髓内钉插入过程中应注意:①髓内钉不能过大角度旋转,以免锁钉放置困难。②钉插入遇到困难时,要仔细分析原因,不要粗暴用力,以免造成骨质劈裂。有时导针未在髓腔中心,钉前端可能顶在一侧皮质上,或因髓腔过细,阻止了钉的打入。此时,首先应在透视下观察,判断可能的狭窄部位,轻度旋转插入主钉,确定导针在合适位置。如实在困难,则取出主钉,重新扩髓或更换小1号的髓内钉。③在髓内钉插入过程中,固定螺栓由于振动可能松动,直接影响近端瞄准器的准确性,所以在主钉插入过程中应随时检查其松紧度,切忌暴力打入,以避免髓腔爆裂。④主钉插入后,需透视确定近端锁定钉的方向及高度(图16-15),以及髓内钉的深度及锁定钉的位置(图16-16)。髓内钉尾端高度与大转子顶点在同一水平最佳。

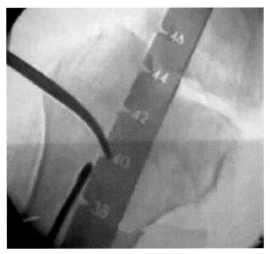

图 16-14　测量股骨长度

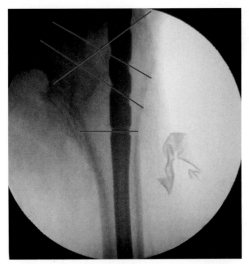

图 16-15　透视下预估近端锁定钉的位置（红线所示）

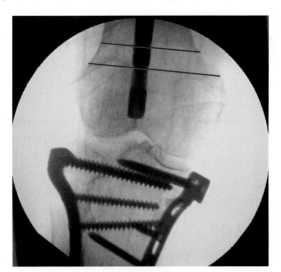

图 16-16　透视下观察髓内钉的远端位置,预估远端锁定钉的位置(红线所示)和方向

七、锁钉的置入

髓内钉的锁钉分远端锁钉及近端锁钉。

（一）远端锁钉的放置

远端锁钉的放置有以下几种方式。

1. 通过远端锁钉定位放置　在体外，髓内钉定位器应预先与髓内钉近端装配在一起。髓内钉远端锁孔应与定位器侧孔对准，完全在一个水平面上。从理论上讲，锁钉放置应无困难，但临床实际应用时，由于定位器力臂较长，髓内钉插入髓腔后随着髓腔的形状会发生扭曲形变，造成定位不准确。随着制作工艺的改进和髓内钉设计的进步，术中锁钉置入较前有所改善，利于操作。

2. 应用带有定位器的 C 臂放置　透视下在显示器上当定位器孔与髓内钉远端锁孔完全在一条直线上时，用尖锥通过定位器孔在皮肤上做一个压迹，用锥刺入，然后在骨面上做一个标记，用套筒替换锥子，当 C 臂的光束通过套管与钉孔时，钻透外、内侧皮质，测量深度，拧入远端锁钉（图 16-17）。

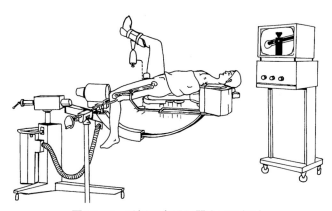

图 16-17　透视下在显示器上可见钉孔

3. 徒手技术放置　徒手置钉技术是髓内钉远端锁定必须掌握的技术，在其他技术失败时，作为最终的补救方案。借助 C 臂用徒手方法安放远端锁钉。在侧位透视时，当髓内钉远端两个孔最大、最圆时，在远端锁钉孔处股骨外侧做一个 0.5cm 的切口，可以先用 4mm 的斯氏针，在透视下对准锁定孔（图 16-18），在外侧皮质定好位，用锤子或是电钻在透视下缓慢钻透外侧皮质，确认通过髓内钉后，改用钻头，扩大钉道，插入远端定位器（图 16-19）。利用远端定位器，打入远端锁钉（16-20）。

用徒手尖锥方法安放远端锁钉时应注意：若髓内钉较短，其远端未在股骨髁髓腔内的松质骨区，而是位于股骨髁上近端骨干的髓腔内时，捶击尖锥易造成股骨干内侧皮质劈裂，且锁钉没有把持力。为了避免这一问题的发生，应使用钻头钻透股骨外侧及内侧皮质。远端锁钉安放好后，逐层关闭切口。大转子近端切口处放置引流管。安放远端锁钉时应注意：①远端锁钉的放置是手术操作过程中最困难的一步，对技术不熟练者，一定要有耐心；②髓内钉在打入髓腔的过程中，有时会发生旋转，若 C 臂位置正确，侧位钉孔如呈横向椭圆形，此时应调整肢体位置，使钉孔呈正圆；③ C 臂透视下钉孔呈纵向椭圆形则说明 C 臂与髓内钉位置不适合，应调整射线与钉孔的角度，使钉孔呈正圆。

4. 应用定位装置放置　一种股骨的远端锁钉置入设计由意大利的 Orthofix 发明，它是通过一个模板估计髓腔的直径，决定扩髓是否充分，并能测量出钉的长度，髓内钉被牢固固定在手柄上。适当扩髓后先沿导针置入股骨一较小直径的钉（10mm），然后取出，在股骨可用 8~12mm 的扩髓或非扩髓髓内钉。在股骨应先上近端锁钉，通过倒打骨锤

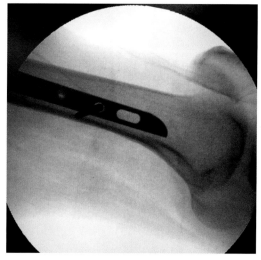

图 16-18　徒手安放远端锁钉时侧位透视确保钉孔同心圆斯氏针穿过中心

使骨折间隙闭合。导向装置先用于近端钉孔,然后用于远端钉孔。远端钉孔拧上一个90°的锁钉定位器,在股骨位于前方。另一端切口之前,导向把手被稳定在矢状位上,以纠正钉子的弯曲。在远端股骨的中心打一孔,插入一固定杆,使之与钉接触,然后将其用塞尺与导向杆固定T形固定杆。助手轻轻将手放在固定杆上,使之与髓内钉前壁保持接触。此时术者做锁钉切口,分离软组织并插入导向管。顺第1个锁孔钻透双侧皮质,插一个L形固定探针暂时锁住髓内钉,以维持正确的位线;钻透第2个锁孔后,拧入锁钉,然后取出固定探针,放入合适长度的第1个锁钉,取下导向器,关闭切口(图16-21、图16-22)。

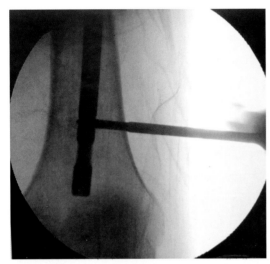

图 16-19 徒手技术插入远端定位器

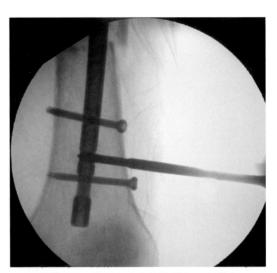

图 16-20 利用远端定位器置入远端锁钉

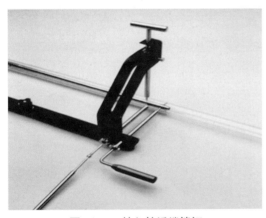

图 16-21 拧入较近端锁钉

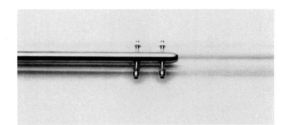

图 16-22 2枚远端锁钉安放完毕

5. 应用远端磁导航系统放置 近年来,出现了很多便于远端锁定的设计和装备,我们在临床实践中应用电磁原理研发制作的远端锁钉瞄准器比较方便准确。其利用电磁原理,调整体外远端导向器,大大提高了远端置钉的成功率(图16-23~图16-25)。

远端锁钉是放置1枚还是2枚,目前仍有争论。从理论上讲,如果远端锁钉的近侧孔未放锁钉,会产生应力集中,造成钉断裂。Hajet等通过临床观察与生物力学分析指出,在治疗股骨干骨折时,远端只需放置1枚锁钉便可牢固固定,而不会造成主钉断裂,这只限于股骨干骨折,而股骨远端骨折和干骺端骨折或骨质疏松的患者,远端仍需用2枚锁钉固定。

(二) 近端锁钉

近端锁钉因有导向器,放置一般比较容易。主钉的位置满意后,拔除导针,检查近端导向和钉的固定是否牢固。若有松动应及时拧紧,以免影响近端锁钉的位置。从导向器侧方斜孔放入一导向套管,在套管与软组织接触处做一长 0.5cm 的切口,切开阔筋膜。将导向套管沿切口推进,至大转子外侧皮质。用钻头打孔后测深,安装适合长度的近端锁钉(图 16-26、图 16-27)。

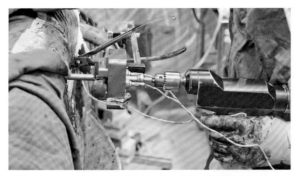

图 16-23　应用远端磁导航系统定位远端锁定钉钉孔

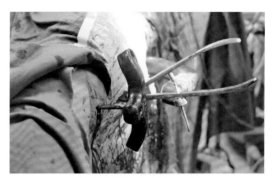

图 16-24　应用远端磁导航系统定位后插入远端定位器

感应杆插入髓内钉至远端锁定孔高度,安装远端定位器,调整蓝色旋钮,指示灯从"–"向"+"移动,当红色熄灭,绿色最靠近"+"的亮起时,为最佳位置,可以开始用钻头钻外侧皮质。

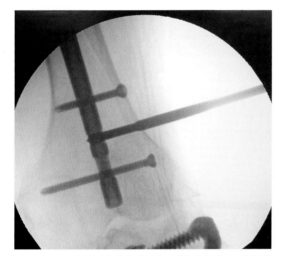

图 16-25　应用远端磁导航系统定位器打入远端锁钉

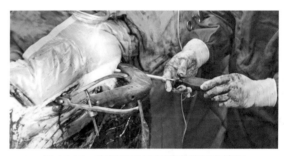

图 16-26　应用近端导向器安装近端锁钉

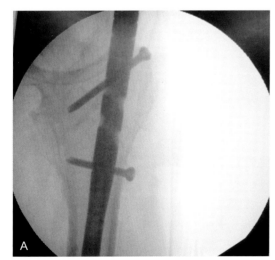

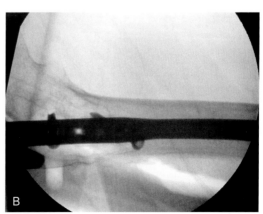

图 16-27　透视检查近端锁钉

A. 正位透视见近端锁钉位置满意;B. 侧位透视见近端锁钉位置满意(验证锁钉在主钉钉孔内)。

八、术后处理

1. 负重时间 根据患者的年龄、身体状况、伴随症状、骨折类型而不尽相同。单纯股骨骨折,术后只要疼痛可以忍受,应早期开始负重。对于粉碎性骨折,负重应延迟至术后 2~3 个月。静力型内固定改为动力型内固定,是否能促进骨折愈合,目前仍有争论,改为动力型内固定的时间应在术后 6~8 周。多发损伤的患者还应考虑其他损伤恢复情况以决定负重时间。

2. 抗生素的应用 带锁髓内钉操作复杂,所用器械较多,技术不熟练者,手术时间较长,术后应适当应用抗生素。对开放性骨折及多发性损伤的患者,抗生素应用时间应适当延长。

3. 静力型内固定后是否要动态化固定 静力型内固定后是否要改为动态化固定目前仍有争论。Grosse-Kempf 推荐的方法可用来确定动力性锁钉的位置(螺丝钉仅置于骨折的近端或远端以防止旋转),对于所有静力型内固定带锁髓内钉,他们建议在术后 6~12 周动态化(去除近端或远端的锁钉或两端都去除)。许多医师发现静力型内固定带锁髓内钉治疗股骨干骨折的患者愈合率仍较高。Brumhack 等对 100 例股骨骨折前瞻性地全部采用静态 Russel-Taylor 钉治疗,并不考虑骨折粉碎程度,骨折全部愈合,仅 2 例需改为动态化固定,以促进骨折愈合。笔者的经验:对于股骨干骨折用带锁髓内钉静力型内固定治疗者,一般不改为动态化固定,骨折不愈合率没有增加,骨折愈合时间也没有延长。对于骨折有不愈合迹象者,多数作者也不主张由静力固定改为动力固定。

4. 带锁髓内钉的取出 带锁髓内钉由于通过股骨髓腔固定在股骨中轴线上,所受的弯曲应力为零,不存在应力遮挡问题,可不必取出。若骨折愈合良好,肢体功能恢复满意,患者要求取钉,术后 1 年至 1 年半可将钉取出。

取钉方法如下:腰麻或硬膜外麻醉,患者取侧卧位,患髋及膝关节屈曲内收,先取出近端和远端锁钉,待锁钉完全取出后,于大转子顶点向近端做 5~8cm 的切口,逐层切开后显露髓内钉近端,取出器的前端与钉尾的螺纹拧紧,尾端与连接杆固定在一起,用滑动锤将钉取出。取钉后 1 个半月以内应避免剧烈运动及过度负重,否则会造成远端锁孔部位的骨折。

第五节 股骨带锁髓内钉的并发症及其防治

带锁髓内钉扩大了髓内钉的使用范围,具有创伤小、感染率低、骨折愈合率高、功能恢复快等优点。由于借助 C 臂闭合穿钉,手术操作复杂,难度较大。如果操作不当,术前、术中、术后均可出现各种并发症。主要分为:①适应证选择不当的并发症;②与操作技术有关的并发症;③术后并发症。

一、适应证选择不当的并发症

1. 带锁髓内钉适用于小转子以下骨折,大、小转子必须完整、无骨折及病理改变。转子以上骨折应另选其他类型髓内钉。

2. 股骨骨折,若骨折线太靠近股骨远端,骨折线距膝关节间隙<9cm,带锁髓内钉控制旋转及短缩能力明显减弱,不适合顺行插钉,而应改用髁接骨板或股骨髁上髓内钉内固定(图 16-28)。

3. 接骨板螺钉固定术后,如果内固定失败及感染骨折不愈合,若骨折局部软组织红肿及分泌物较多,去除内固定后,不应立即改用带锁髓内钉内固定,应待全身情况改善,局部感染控制后再行髓内钉内固定。

4. 青少年股骨远端、近端骨骺未闭合前,插钉有可能损伤骨骺,最好不用带锁髓内钉内固定。

5. 股骨干骨折伴有同侧股骨颈或转子间骨折,慎用带锁髓内钉内固定,建议用 Richard 钉、长柄 Gamma 钉或第二代股骨髓内钉内固定。

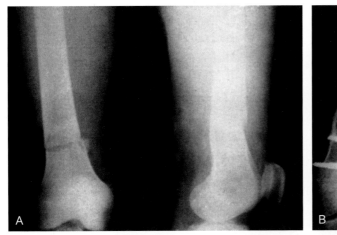
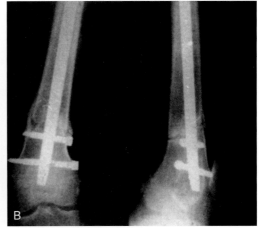

图 16-28 适应证选择不当的并发症
A. 股骨远端骨折线距膝关节 7cm；B. 髓内钉适应证不当，术后造成膝内翻。

二、与操作技术有关的并发症

1. **钉选择不合适** 带锁髓内钉的设计是按照股骨生理弧度设计的，即钉有一向前的弧度，近端锁钉经大、小转子固定。因此带锁髓内钉分左、右侧。另外，术前应仔细测量所需钉的长度及直径，选择合适的髓内钉。

2. 过于肥胖患者，进行仰卧位手术时，躯干尽量向健侧倾斜，患侧下肢尽量内收，以使大转子突出，否则将造成钉打入困难。

3. 进钉点在卵圆窝部位，偏外容易造成内侧小转子部位骨质劈裂，偏内则容易造成股骨颈基底骨折。

4. 扩髓应从直径 8mm 的髓腔锉开始，每次递增 1mm，遇到阻力时递增应改为 0.5mm。扩髓遇到阻力后，应采用进退相结合的方法循序渐进，而不要只进不退，这样容易造成髓腔锉卡在髓腔内不易退出。

5. 当髓腔锉卡在髓腔内时，不要逆转或用力拔出，以免造成锉杆损害，应该用圆头导针将其退出。

6. 不要过度扩髓。若扩髓超过皮质的 1/2，钉打入过程中易引起骨皮质劈裂。

7. 打钉过程中若遇较大阻力，不要强力打入，应寻找原因，以免造成骨质劈裂及骨折断端的分离（图 16-29、图 16-30）。

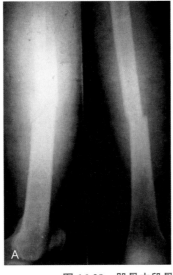
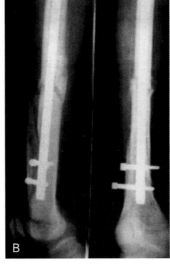

图 16-29 股骨中段骨折用力打钉造成骨劈裂
A. 术前；B. 术后。

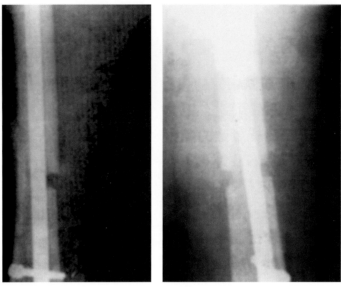

图 16-30 打钉造成骨折断端分离

8. 近端锁钉导向器比较准确,置入一般没有困难,但也有锁钉未穿过锁孔的病例(图 16-31)。

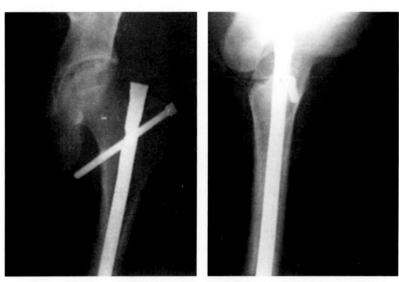

图 16-31 近端锁钉未穿过锁孔

9. 远端锁钉的置入仍是整个手术操作中较为困难的一步,缺乏经验的医师一定要有耐心,否则易导致锁钉放置失败(图 16-32)。

10. 徒手尖锥法安放远端锁钉时,锤击力量不要过大,否则易造成股骨干内侧皮质劈裂(图 16-33)。

11. 粉碎性骨折容易出现肢体的短缩或延长,术中牵引要适当。

12. **神经麻痹** 股骨干骨折髓内钉内固定手术中有 3 处神经容易被损伤,即坐骨神经、腓总神经和阴部神经。坐骨神经、腓总神经损伤主要是由于过度牵引所致,阴部神经损伤是由于牵引柱嵌压造成。一般来说,损伤的神经于术后 3 个月内逐渐恢复。

三、术后并发症

1. **伤口感染** 大量文献报道闭合穿钉深部感染率低于 2%。感染后若全身中毒症状不明显、髓内局部引流通畅、钉固定牢固,则不要将钉取出,待骨折愈合后,再取出内置入物。

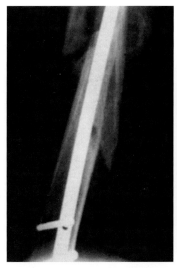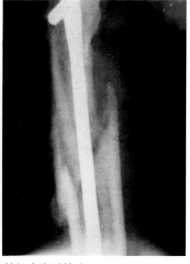

图 16-32 远端锁钉未穿过锁孔

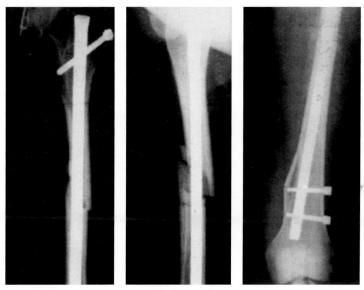

图 16-33 徒手尖锥法安放远端锁钉时骨干内侧皮质劈裂

2. **锁钉断裂** 不稳定骨折静力型内固定术后应严格限制负重,否则远端锁钉有断裂的可能,待有大量骨痂形成后再逐渐增加负重(图 16-34)。

3. **主钉的断裂** 偶有发生,多位于骨折部位,特别是有骨缺损时,易造成钉的疲劳断裂。预防办法是骨缺损处植骨及术后限制负重(图 16-35)。

4. **髓内钉进入膝关节** 静力型内固定过早改为动力型内固定,肢体有短缩的危险,若过早将远端锁钉拔除,又不限制负重,髓内钉有可能进入膝关节。静力型内固定改为动力型内固定一般在术后 6~8 周,根据骨折情况逐渐增加负重。

5. **锁钉退出** 若锁钉长度或直径选择不当,或术中反复穿钉,固定不牢,可出现锁钉退出(图 16-36)。

6. **异位骨化** 原因不清。Brumback 等连续观察 100 例单纯股骨骨折的病例,26% 出现了中、重度异位骨化,34% 为轻度,40% 的病例没有出现异位骨化。异位骨化只引起臀部不同程度的疼痛,不影响髋关节活动。

7. 骨折延迟愈合及不愈合　髓内钉内固定术后,骨折延迟愈合及不愈合原因较多(图 16-37),详见本章第六节内容。

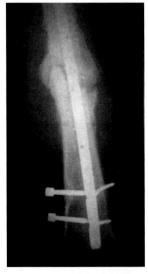

图 16-34　髓内钉内固定 3 个月,远端锁钉断裂

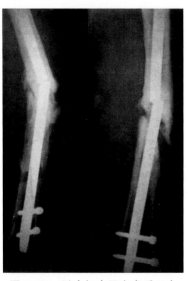

图 16-35　髓内钉内固定术后 8 个月,主钉断裂

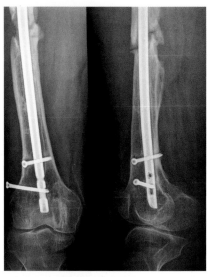

图 16-36　髓内钉内固定术后 10 个月,远端锁钉退出

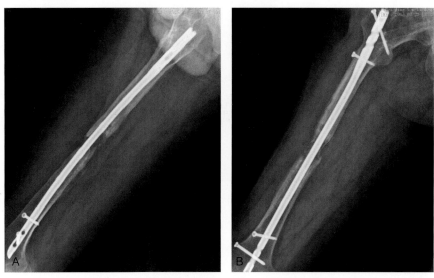

图 16-37　髓内钉内固定术后 12 个月,骨折不愈合
A. 侧位 X 线片;B. 正位 X 线片。

第六节　股骨干骨折髓内钉内固定术后骨折不愈合的处理策略

随着股骨髓内钉在股骨干骨折治疗中应用的增加,出现并发症的数量也逐渐增多,尤其是在创伤患者,特别是高能量损伤的患者中,骨折不愈合仍时有发生。股骨干骨折出现不愈合对患者和社会而言都是一个严重的社会经济学问题。同时,股骨干骨折不愈合的治疗对创伤骨科医师而言也是一个巨大的挑战。

股骨骨折髓内钉内固定术后不愈合分为两大类,感染性骨不连和非感染性(无菌性)骨不连。本节对股骨骨折不愈合的原因、治疗策略及典型病例等方面进行论述。

一、股骨干骨折髓内钉内固定术后骨折不愈合的原因及分型

根据 FDA(1986 年)的定义,一部位和类型的骨折未能在其平均时间内愈合(通常 3~6 月)称为延迟愈合(delayedunion);损伤和骨折至少 9 个月,并且没有进一步愈合倾向已经有 3 个月者称为骨不连接(bonenonunion)。骨不连的诊断应包括局部持续疼痛、反常活动、畸形、内固定失效及影像学显示没有连续骨痂的形成。股骨骨不连的原因包括力学因素、生物学因素、医源性因素。影响因素包括是否存在感染、局部血运状态、局部力学稳定性、骨缺损程度。根据骨折断端的形态分为肥大型和萎缩型;根据骨折断端稳定程度分为稳定型、不稳定型和骨缺损型;根据血运情况,分为充血性和缺血性。

影像学检查是评估骨折不愈合的主要方式。最常用的是 X 线检查,可以动态观察骨折愈合的进度和程度。CT 和 MR 在骨折不愈合的评估中,特别是在内固定取出之后对原骨折部位的评估中作用越来越大。因为股骨骨折不愈合常伴有感染,因此对于感染的实验室检查包括全血细胞检查、红细胞沉降率、C 反应蛋白等。放射性骨核素扫描在诊断骨折断端软组织急性或慢性感染方面有独特的优势。MR 多平面重建的高分辨率有利于对感染范围进行精确的划分。二次手术时细菌培养对明确感染非常关键。

二、股骨干骨折不愈合的外科治疗

股骨干骨折不愈合的治疗原则是消除不利于骨折愈合的因素,达到稳定、有血供、无感染的方式固定,以期获得骨折的愈合。固定材料可以应用髓内钉、接骨板、外固定架单独或混合采用。方法包括清创、开放植骨、骨搬运等。

(一)接骨板固定

在髓内钉治疗骨折不愈合后使用接骨板固定仍是一个比较有效的方法。Muller 与 Rosen 首次描述了在治疗股骨干骨折不愈合时的接骨板加压内固定原则。尽管接骨板在治疗骨折不愈合时有失血较多、感染率较高、骨折不愈合治疗成功率较更换髓内钉低等缺点,但目前已经明确接骨板治疗骨折不愈合仍是一个有效的方法。应用接骨板治疗骨折不愈合的适应证包括肥厚性骨折不愈合,近、远端骨骺骨折不愈合而使用髓内钉治疗较为困难时。而在萎缩型骨折不愈合的治疗中,接骨板内固定可以和植骨相结合。若骨折不愈合部位的畸形较为严重,需要大范围切开复位时,更换髓内钉治疗的优势较接骨板固定就不太明显了。

(二)髓内钉

1. 髓内钉动力化的处理　股骨干骨折发生骨折不愈合时首先采取的治疗措施是静力髓内钉动力化。动力化后,肢体负重时力量通过骨折断端,促进骨痂形成,刺激成骨,诱导骨折愈合。动力化的时间目前文献报道在 4~12 个月之间,但该方法应用的前提是骨折内固定时需要取得足够的轴向稳定性。基于文献报道,缺损超过 2cm 的短缩,不愈合率仍然较高,适应证应严格把握,不能用于感染性骨不连,避免贻误时机。

2. 使用髓内钉或者更换髓内钉　对于无菌性股骨骨折不愈合,采用扩髓结合更换更粗的髓内钉内固定,配合局部自体植骨,治愈率较高。扩髓髓内钉被认为会对骨内膜的血运造成一定的损伤。根据骨内膜的血液供应解剖特征,在第一次扩髓时骨内膜的血液供应破坏最为严重。另一方面,扩髓髓内钉的颗粒上有内促进骨诱导成骨的物质,这些物质可以在骨折愈合过程中发挥着极其重要的作用,类似于髓内植骨。El 等对 129 例行非扩髓髓内钉内固定的股骨干骨折进行统计时发现,其骨折不愈合病例为 2 例(1.9%),作者总结非扩髓髓内钉的骨折不愈合率较低,和扩髓髓内钉的最好结果相似。

(三)外固定

环形的外固定支架(Ilizarov 外固定架)在治疗股骨干骨折中也具有应用价值,尤其是针对感染性股

骨骨折不愈合的病例。而对无菌性骨折不愈合病例的应用目前并不推荐,骨搬运除外。其优点包括对骨折血运破坏少、可对骨折畸形进行三维空间的矫正,并可以通过牵引、加压等方法纠正肢体的缩短畸形,稳定牢靠的固定允许患者可以早期运动及负重。其不足主要是钉道感染,不适感。结合开放植骨,骨搬运技术,应用于难治性股骨骨缺损、骨折不愈合的治疗手段。

(四) 其他治疗方法

包括植骨、骨替代品、新的生物学因子(如 BMP 等)、低脉冲的超声波、电刺激等。植骨术作为坚强固定的辅助措施目前已应用非常广泛,植骨块可以从髂骨或者扩髓髓内钉扩髓后获得。重组 BMP-2 和 BMP-7 在实验模型的骨折不愈合中的应用也有比较好的效果,目前也有临床应用有效性报道。BMP-7 已被美国 FDA 批准应用于长骨骨缺损,并且作为治疗顽固性骨折不愈合的一个有效用药。而 BMP-2 目前被批准可以在开放型胫骨骨折中应用。Kanankaris 等对 BMP 应用进行了一项多中心的临床评估。应用 BMP-7 治疗 30 例非感染性股骨骨折不愈合患者,其中 26 例获得了愈合,愈合所需的平均时间是 6 个月,没有发现明显的相关并发症。多中心、系统性、大样本的临床研究可以为今后 BMP-7 的有效性提供科学的参考。

笔者的建议:①髓内钉动力化或者髓内钉 / 更换髓内钉等可以作为治疗骨折不愈合的一线的治疗选择;②接骨板内固定或者外固定作为二线的治疗选择;③辅助的治疗措施可以作为外科治疗的辅助方法,但不能完全替代外科治疗。

典型病例:患者男性,45 岁。因枪伤致左侧股骨干骨折,髓内钉治疗后 13 个月不愈合,加用外侧锁定接骨板 + 植骨治疗,术后 6 个月骨折愈合(图 16-38)。

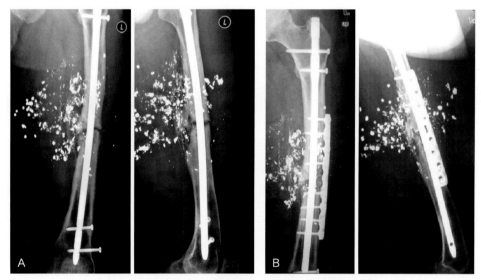

图 16-38　髓内钉治疗后不愈合,加用锁定接骨板愈合
A. 股骨髓内钉内固定术后不愈合;B. 二次手术加用锁定接骨板骨折愈合。

(刘长贵　高 化)

第七节　芯钻髓内钉治疗股骨干骨折

股骨干骨折在创伤外科临床上较为常见,其手术治疗已被人们广泛接受,目前手术方法较多,其中闭合复位交锁髓内钉内固定具有手术创伤小、固定牢固、应力遮挡小、骨折愈合率高、感染率低等优点,已在下肢长管状骨骨折的治疗中得到了广泛的推广和应用。但目前广泛应用的髓内钉,进行远端锁定时均为由外向内进行锁定,其配备的外置瞄准器在骨折远端锁钉时由于骨折闭合复位,骨折断端难以达到解剖对位,髓内钉置入后与外置瞄准器之间产生变形,导致瞄准器失准,锁钉困难,通常需要医师在C臂透视下反复钻孔置入锁钉,对骨折远端皮质产生破坏,使锁钉稳定性减低,延长手术时间,增加术中出血。如何解决髓内钉远端精准锁定成了治疗成功的关键。

菲律宾裔美国医师Gustilo在2005年首先提出从髓内钉内由内向外从远端锁孔钻出软钻到皮外,再利用软钻引导置入锁钉的方法,称为芯钻髓内钉系统(图16-39)。经过几年的研发,于2008年获得了美国FDA认证,并在美国和菲律宾市场上市,到2011年,已经在20家医院由40名医师进行了150例手术,平均远端锁定时间为4~15分钟,手术安全、迅速、可靠,远端锁定不需要X线透视。

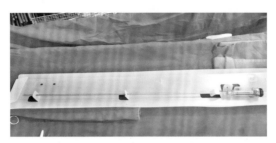

图16-39　芯钻髓内钉系统外观

一、适应证

股骨小转子下骨折,距膝关节9cm以上,大、小转子完整,无骨折及病理改变的股骨干骨折患者,全身情况良好,无下肢血栓,无发热。开放性股骨干骨折应连续使用抗生素治疗1周,由开放性损伤变为闭合性损伤,全身情况稳定后,再行闭合复位芯钻髓内钉手术治疗。

二、禁忌证

1. 合并神经、血管损伤及明显髓腔狭窄的股骨干。
2. 损伤骨骺,影响发育。
3. 骨折断端有软组织嵌插。
4. 陈旧骨折、畸形愈合。
5. 病理性骨折同时需要进行肿瘤切除及病理学检查。

三、手术方法

患者入院后完善常规检查,给予胫骨结节骨牵引,纠正骨折短缩畸形,利于术中复位,行双下肢血管彩超检查明确是否有下肢深静脉血栓形成,并给予抗凝药物预防性治疗。待病情平稳,在无手术禁忌的情况下行闭合复位芯钻髓内钉内固定术治疗。手术方法如下。

1. 闭合复位股骨干骨折并自股骨大转子顶点稍外侧顺行插入髓内钉主钉(图16-40),将芯钻控制器连接至钉尾(图16-41)。

2. 按髓内钉主钉长度设置髓内钉最远端锁孔中心至主钉尾部所需芯钻的长度,释放芯钻导向管,以高速电钻将芯钻沿髓内钉内打入,自远端锁孔中心穿出皮质骨、肌肉后经皮钻出(图16-42)。

3. 于钻出皮外芯钻处做0.5cm切口,沿芯钻插入导向套筒,并沿着导向套筒插入导针,使导针与芯钻在套筒内接触,退出芯钻的同时顺芯钻方向插入导针至髓内钉远端锁孔内(图16-43)。

4. 回收远端导向管,拔出导向套筒,并沿导针打入空心钻,同时用芯钻控制器再次插入,试探导针是否已经穿过髓内钉,芯钻手柄滑入次远端限位处,并重复最远端孔的定位步骤,在次远端打入空心钻

（图 16-44）。

5. 分别拔出远端空心钻和导针,用测深尺测深,选取合适的锁钉拧入,用芯钻控制器再次试探锁钉是否穿过髓内钉,并且通过透视检查(图 16-45)。

6. 通过瞄准器固定近端孔螺钉,安装髓内钉尾帽,整个过程为微创操作(图 16-46)。

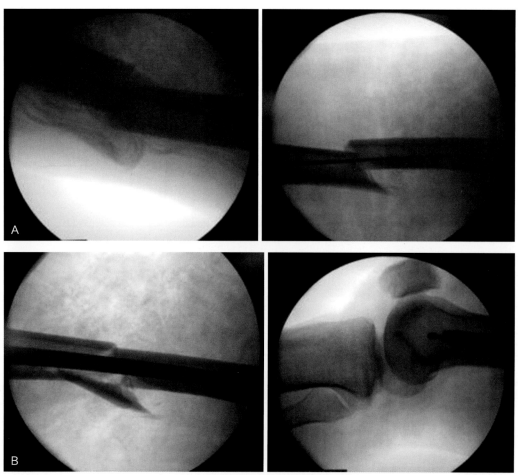

图 16-40 闭合复位股骨干骨折插入髓内钉
A.闭合复位股骨干骨折顺利插入导针;B.选择合适长度的髓内钉沿导针顺利插入。

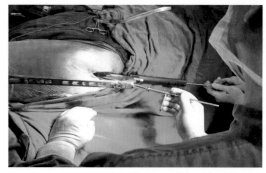

图 16-41 芯钻控制器与髓内钉尾端连接并固定牢固

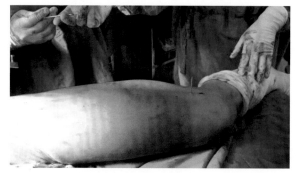

图 16-42 芯钻自远端锁孔中心穿出皮质骨、肌肉后经皮钻出

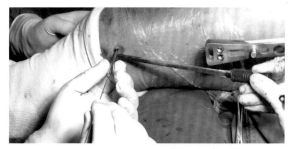

图 16-43 退出芯钻的同时顺芯钻方向插入
导针至髓内钉远端锁孔内

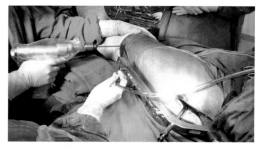

图 16-44 沿导针打入空心钻

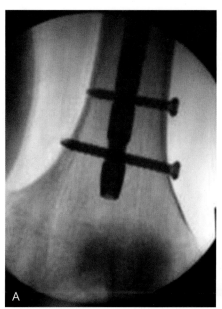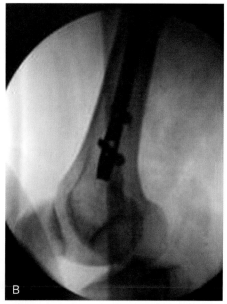

图 16-45 透视检查锁钉位置
A. 术中透视正位影像证实锁钉通过髓内钉远端锁孔;B. 术中透视侧位影像证实锁钉位于远端锁孔内。

芯钻髓内钉是外科手术创新性的突破,改变了以往髓内钉由外向内的锁入方式,革命性地由髓内向髓外,从远端锁定孔钻出软钻,实现了远端锁定零误差。该技术不需要使用 X 线,快速锁定,操作便捷,相对于普通髓内钉治疗股骨干骨折,大大提高了股骨远端锁钉的准确率,避免了既往在 C 臂透视下反复钻孔导致的股骨皮质破坏及锁钉稳定性降低,较少了手术医师及患者的 X 线辐射,明显缩短了手术时间,减少了手术创伤及术中失血,降低了手术感染率。

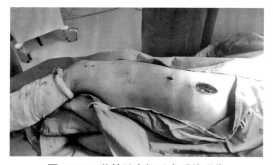

图 16-46 芯钻髓内钉手术后外观像

综上,芯钻髓内钉具有良好的生物力学性能,其应用范围广、手术创伤小、固定牢靠、术后可早期活动,是治疗股骨干骨折的一种理想、可靠的内固定方法,疗效满意,值得在临床推广应用。

(张殿英)

第八节 膨胀自锁式髓内钉治疗股骨干骨折

膨胀自锁式髓内钉是在以色列一些学者提出"膨胀自锁式髓内固定"的概念后，根据这种全新的骨折内固定概念设计的一种可根据患者髓腔空间改变主钉直径，产生满意的抓握力，避免扩髓，不需要远端锁钉及基本不使用X线辅助的新型髓内钉系统（图16-47）。膨胀自锁式髓内钉包括三个系列的髓内钉：可膨胀自锁式髓内钉、可膨胀带锁式髓内钉和股骨近端髓内钉。

一、组成

膨胀自锁式髓内钉系统由三部分组成：髓内钉、插钉装置及膨胀泵。

1. **髓内钉** 钉体呈薄壁管状，周围有4个纵向加强辐条，圆锥形帽封闭管的远、近端有螺纹，其内有控制阀门。根据不同的长管状骨形态，设计不同的特殊纵向曲线、直径及长度。

2. **插钉装置** 它是类似手柄的装置，远端螺纹能与髓内钉近端螺纹结合。手柄上有一锁定装置，预防在插钉过程中髓内钉与插钉装置之间发生旋转；近端有与膨胀装置连接的接口。

3. **膨胀泵** 通过T形手柄的旋转操作，连接压力表，并通过塑料软管与插钉装置连接。另配有多次使用的拔钉手板及打拔器。

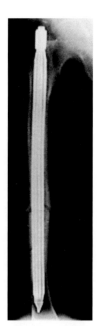

图16-47 膨胀自锁式髓内钉

二、手术适应证

1. 新鲜骨折，AO分型为X2.A型，X2.B型和X2.C2.1型（X=1、3或4），股骨近端31.A2.A3型。

2. 骨折不愈合、延迟愈合及其他内固定失败的翻修术（图16-48）。

3. 骨质疏松合并骨折，病理性骨折。

4. 髓内钉必须至少超过骨折线5cm。

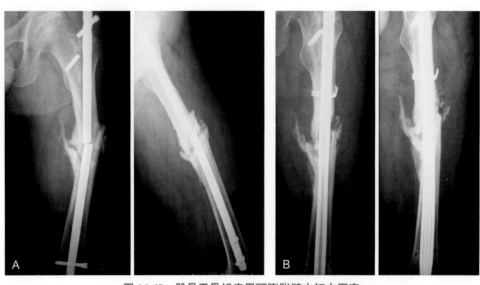

图16-48 股骨干骨折应用可膨胀髓内钉内固定
A. 带锁髓内钉内固定后断钉；B. 可膨胀髓内钉内固定术后。

三、手术禁忌证

1. 开放性骨折存在伤口严重污染及感染。
2. 严重粉碎性骨折、节段性骨折、骨折节段邻近长骨两端皮质和松质骨交界处长螺旋骨折。
3. 严重骨质疏松症及部分骨肿瘤病理性骨折,如病变部位骨皮质过薄或皮质骨破坏较多。
4. 骨髓腔严重狭窄、骨质缺损等。

四、手术操作

术前尽可能拍摄双侧股骨全长正侧位X线片,以便根据健侧选择髓内钉的长度和直径。要求髓腔狭窄部直径比髓内钉的压缩直径大1~2mm,为髓内钉的插入后提供一定的膨胀空间,否则应扩髓。患者的体位与传统闭合复位髓内钉内固定体位相同。可膨胀髓内钉如果使用顺行入路,则经梨状窝开口;如果使用逆行入路,则经髁间窝开口。顺行插钉时,经大转子上方做纵行切口,从梨状窝处完成开口后,开放复位或在C臂透视下行骨折断端复位,必要时应用捆扎带辅助固定。为使髓内钉便于插入和插入后便于膨胀充分,按常规对部分髓腔较狭窄的患者的骨髓腔扩髓1~2mm。在骨折基本复位后,插入呈压缩状态的髓内钉,透视下确定髓内钉插入到位。此时骨折仍有侧向移位,连接压力泵,用压力泵向髓内钉腔内灌注无菌生理盐水,经髓内钉逐渐加压,直至50Bar。此时透视下髓内钉出现明显扩张,其径向辐条与髓腔内壁紧密接触,原有的侧向移位也得到复位。术者活动骨折远端可以感觉到骨折已有一定的稳定性。如果通过X线检测或手动旋转测试发现髓内钉的径向辐条与髓腔内壁接触的紧密程度不能满足骨折固定的要求,可继续加压至70Bar。在任何情况下,髓内钉的膨胀压力都不要超过70Bar,并维持数分钟。此过程中压力数值会有所下降,仍需加压灌注至压力不再下降。拆除压力泵和插钉手柄,上紧近端密封帽,冲洗后关闭伤口。

五、术后处理

患肢不需要外固定,术后1天即行肌肉等长收缩,1周后主动活动髋关节。42A、32A、31A2型骨折患者3周后开始患肢部分负重(初始负重为体重的1/10~1/12),如无明显疼痛,6~8周后开始完全负重,以后根据患者具体情况制订进一步康复训练计划。42B/C和32B/C型骨折患者6周后开始部分负重。

六、手术并发症

多数文献报道膨胀自锁式髓内钉并发症很少,但有些文献报道并发症发生率可达20.4%~25.0%。其并发症主要有:感染、肢体短缩、骨折线扩展造成隐性骨折显露、稳定骨折变为不稳定骨折、骨折出现旋转移位、骨折不愈合或延迟愈、膨胀钉弯曲或断裂。其中,骨短缩发生率可达22.5%。有些并发症需要再次手术。术中个别钉体不能膨胀,术后还可能发生去膨胀的现象。

七、术中注意事项

1. 术前准备应充分,尽管可膨胀髓内钉在大多数情况下可以不扩髓。但对一些髓腔较细、骨质较好的病例应选择性扩髓,即主要针对髓腔狭窄部扩髓,要求髓腔狭窄部的直径比髓内钉压缩直径至少大1~2mm。一是便于插钉,二是给髓内钉一个膨胀的空间。
2. 术中先达到良好复位后再插钉。
3. 金属对注水产生的压力有一个适应过程。膨胀过程中压力达到50~70Bar后应耐心观察一会儿,往往压力表上的数值会回落,需要反复多次逐步注水加压。待压力稳定在50~70Bar并不回落时,膨胀才算充分。初次操作时,往往会因为膨胀压力过大、过快,导致骨皮质劈裂,或过早拔去压力泵导致膨胀不充分而影响效果。

八、临床应用

Lepone 等应用可膨胀自锁式髓内钉治疗股骨干骨折 32 例。其中外伤性骨折 26 例,随访 18 例(A 型 16 例、C 型 2 例),平均愈合时间 2.4 个月。汪滋民及朱宗昊分别报道 7 例和 11 例骨折愈合时间均为术后 10 周。北京友谊医院骨科也积累了一些可膨胀髓内钉使用的经验,但发现可膨胀自锁式髓内钉适用范围窄,已基本不用。

(刘长贵 高 化)

第九节 带锁髓内钉治疗股骨干骨折典型病例

一、近端骨折

带锁髓内钉可用于小转子完整的股骨近端骨折,此类骨折由于骨折近端屈曲、外展、外旋,复位比较困难。钉的入点非常重要,进钉点太靠前可能造成后侧皮质劈裂。由于近端屈曲,侧卧时复位比较容易,若取仰卧位,可将一细钉沿导针插入骨折近端,用其做杠杆,将骨折复位。若仍有困难,可行切开复位。若骨折为横断或短斜形,髓腔狭窄部位在骨折以远,可采用动力型内固定,只锁近端,不锁远端。

【典型病例】患者男性,43 岁。因交通伤造成股骨干近端粉碎性骨折。行髓内钉内固定术后,骨折愈合满意(图 16-49)。

二、中段骨折

随着外力的方向及大小不同,可造成各种类型的骨折。术中通过骨牵引或牵引床的矫形靴,大多数骨折可达到解剖复位。对少数复位困难者,可在骨折处做小切口切开复位,尽量少干扰骨折断端的血液循环。此段骨折处于股骨髓腔最狭窄的部位,术中要特别注意导针的位置,避免偏离中心,致使一侧皮质过多扩髓,造成打钉时的劈裂骨折。不带槽的髓内钉其弹性较差。为了避免钉打入时造成继发骨折,髓腔应扩至比所用钉直径大 2mm。根据穿钉后骨折的稳定情况,选用动力或静力型内固定。

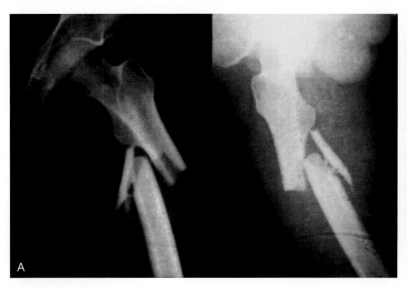
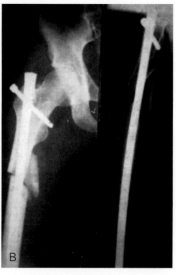

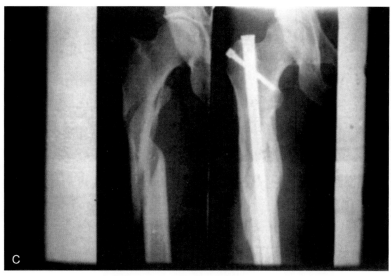

图 16-49　股骨干近端粉碎性骨折的带锁髓内钉内固定治疗
A. 股骨干近端粉碎性骨折;B. 带锁髓内钉内固定术后;C. 骨折愈合。

【典型病例】患者男性,45 岁。因交通伤造成股骨干中段骨折。行髓内钉内固定术治疗,采用动力型内固定(图 16-50)。

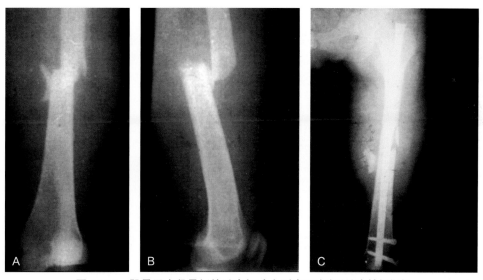

图 16-50　股骨干中段骨折的髓内钉动力型内固定(近端未锁)治疗
A. 术前正位 X 线片;B. 术前侧位 X 线片;C. 术后 X 线片。

三、远端骨折

距膝关节 9cm 以上的股骨远端骨折,可用普通股骨干带锁髓内钉内固定。此处骨折由于受腓肠肌的牵拉,如果采用伸直位牵引,易造成骨折断端向后成角,使复位困难,故应采取股骨髁牵引,保持膝关节屈曲,松弛后侧关节束及腓肠肌,使骨折容易复位。为了不妨碍钉的插入,牵引针应在内收肌结节近端的前方,由内下向外上放置,在打钉过程中,助手应顶住小腿,以防止造成膝外翻畸形。

【典型病例】患者男性,38 岁。因交通伤造成股骨干偏远端骨折。采用髓内钉内固定,位置满意(图 16-51)。

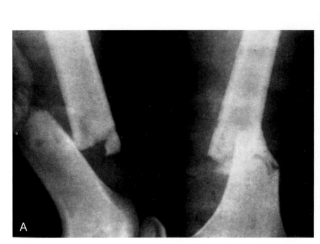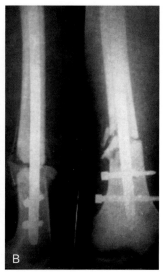

图 16-51 股骨干偏远端骨折的带锁髓内钉内固定治疗
A. 术前；B. 带锁髓内钉静力型内固定。

四、粉碎性骨折

粉碎性骨折一般由直接暴力造成，按照 Winquist-Hansen 的粉碎性骨折分类法，粉碎性骨折分为 Ⅰ~Ⅳ度。

Ⅰ度、Ⅱ度粉碎性骨折属于稳定性骨折，可用动力型内固定。锁住近端或远端，应根据髓腔狭窄部位而定。若髓腔狭窄部位在骨折近端，用远端锁钉固定。反之，用近端锁钉固定。对于Ⅲ度、Ⅳ度粉碎性骨折，术中要特别注意肢体的长度及骨折旋转移位。游离的骨折块不要求复位，不需要特殊固定，若骨折断端已经暴露，骨折块可用钢丝捆扎。

图 16-52~ 图 16-54 所示病例均采用髓内钉内固定，骨折愈合满意。

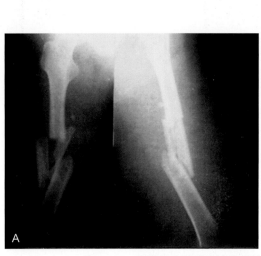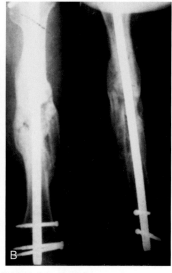

图 16-52 股骨干中段粉碎性骨折的带锁髓内钉内固定
A. 术前；B. 带锁髓内钉静力型内固定术后 6 个月。

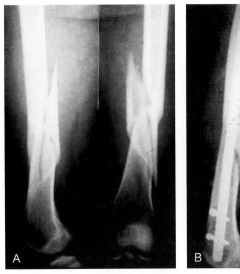
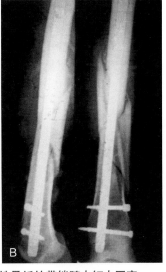

图 16-53　股骨干中、下段粉碎性骨折的带锁髓内钉内固定
A. 术前;B. 带锁髓内钉静力型内固定。

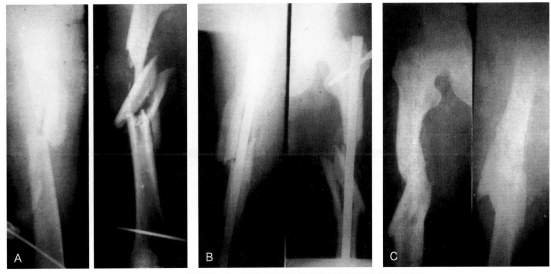

图 16-54　股骨干中、下段粉碎性骨折的带锁髓内钉内固定
A. 术前;B. 带锁髓内钉静力型内固定;C. 术后 18 个月,取出髓内钉。

五、多段骨折

股骨多段骨折,只要骨折线位于小转子以下、股骨髁以上,对于带锁髓内钉内固定是很好的适应证。对于多段骨折,直线牵引多不能将骨折复位,若骨折中段移位不明显,可用圆头导针,由骨折近端经中间段插入骨折远端。若骨折中段移位比较大,闭合复位不容易成功,可在骨折中段做一小切口,将骨折复位后,再插入导针。对于股骨干的多段骨折,有人担心扩髓时,游离的骨折段将发生旋转,导致骨折块无血供。实际上,这种情况很少发生,因为股骨有相当多的肌肉、筋膜、韧带附着,股内侧肌、外侧肌、股中间肌和长收肌肌间隔等组织防止了多段骨折的旋转。骨折游离节段的旋转倾向与骨折段的长短、周围软组织损伤的程度和扩髓时的扭转力有关。长的骨折段因有广泛的软组织附着,发生旋转移位者少;短的骨折段在扩髓时有可能发生旋转,可切开骨折断端用把持钳将骨折块固定,然后进行扩髓。股骨远端骨折,使膝关节屈曲后再进行牵引,复位就比较容易。因此,有必要行股骨远端骨牵引。放牵引针时,应尽量靠近股骨远端的前方,不要妨碍钉的打入。多段骨折均应行静力型内固定。

图 16-55、图 16-56 所示病例均采用带锁髓内钉静力型内固定,骨折愈合满意。

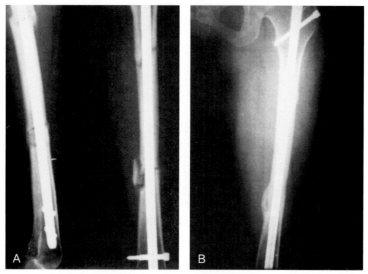

图 16-55 股骨干多段骨折行带锁髓内钉静力型内固定
A. 股骨多段骨折行带锁髓内钉静力型内固定;B. 14 个月后骨折愈合。

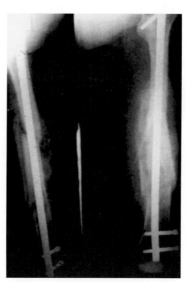

图 16-56 股骨干多段骨折行带锁髓内钉静力型内固定

(刘长贵 高 化)

第十七章

股骨远端骨折的髓内钉治疗

股骨远端骨折尤其是髁上粉碎性骨折和髁间Y形粉碎性骨折,临床治疗非常困难。主要有两个问题:一是复位困难,二是难以达到坚强的内固定要求。因此股骨髁上和髁间骨折后,关节恢复差,关节粘连和强直的发生率较高。

第一节　解剖学特点

股骨髁上骨折指发生于股骨髁上至股骨干骺端的连接部,皮质骨和松质骨移行部位的骨折。文献中对于股骨髁上骨折的范围的报道有很大差异,从股骨远端的6~7cm至15cm不等。股骨干和髁上的连接部位的干骺端扩大,尤其是在内侧构成膝关节的宽大的负重面,在两个髁的前侧是一个平滑的与髌骨构成的关节凹面,即滑车关节面,在两个髁的后侧是髁间窝。在干骺端内侧最扩大部分,有一个可触到的内收肌结节标记。在矢状面上股骨干与髁的前半部分成一直线,在两髁的后侧部分,相对于近侧股骨干,髁的后侧部分也比较宽大。通过髁的横截面看呈梯形,自后向前在内侧宽度上有25°的倾斜。

在前侧有体内最大的肌肉——股四头肌,由内外侧肌间隔分为前侧和后侧部分。内外侧肌间隔是提供膝关节内外侧入路的重要标记,其意义在于其内侧有股浅动脉,从伸肌和内收肌间隔之间,沿大腿向下走行,动脉在膝上10cm处进入腘窝区,通过内收大肌,因此在股骨远端必须避免内侧入路,以免损伤股浅动脉。远侧股骨骨折,由于肌肉牵拉可产生典型畸形,股四头肌和腘肌的牵拉引起短缩,股骨干移位向前,由于腓肠肌牵拉,股骨髁向后移位和向内后成角(图17-1)。

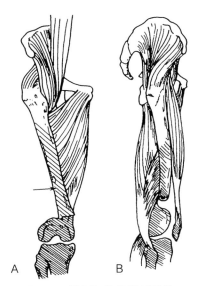

图 17-1　股骨远端的解剖结构
A. 干骺端前后位观骨折移位方向(箭头所指);
B. 侧位观肌肉附着和骨折的移位。

股骨的解剖轴不同于负重或机械轴,后者通过股骨头和膝关节中心。一般来说,股骨的负重轴偏离垂直线 3°,股骨的解剖轴对于负重轴有 7° 的夹角(平均 9°)。正常情况膝关节的轴与地面平行,相对于膝关节轴,与股骨的解剖轴有一个 81° 的外侧股骨髁角。对于每一例患者需从对侧的股骨去确定此角度,这样在手术时能重建正确的股骨外翻角,使膝关节能与地面保持平行(图 17-2)。

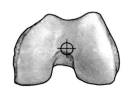

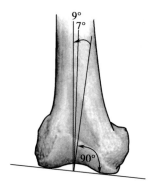

图 17-2　股骨远端力线与关节面关系示意

第二节　股骨远端髓内钉(逆行髓内钉)

股骨髁上髓内钉是 Green、Seligson 和 Henry 三人设计的,简称 GSH 钉。GSH 钉的特点是由膝关节内进钉,其设计从理论和实践上扩大了髓内钉的适用范围,间接复位及闭合穿钉降低了对骨折周围软组织及骨膜的损伤程度,这将促进骨折愈合。髓内钉的位置比侧方接骨板更接近下肢力线,从生物力学方面为骨折部位提供了坚强的固定(图 17-3)。

GSH 钉的截面呈空心状,常用长度为 15cm、20cm、25cm 三种,直径分别为 11mm、12mm、13mm,为了适应股骨髁的形状,其顶端向前成角 8°,钉全长均有直径为 5mm 的锁孔,以放置锁钉。

由于 GSH 钉的设计在不断改进,目前通用的钉近端有 3 个锁孔,远端有 2 个锁孔,去掉了影响钉工作长度的中段锁孔,其抗弯力量明显增加(图 17-4)。锁钉导向器是 GSH 钉的重要组成部分,其设计是在钉和导向器之间用一粗的连接杆固定,基本消除了锁钉导向器各个方向的活动,使远、近锁钉的放置更准确(图 17-5)。GSH 钉固定牢固,防短缩及抗旋转的能力均优于各种顺行髓内钉,不需使用骨科牵引床,其临床应用越来越引起骨科医师的重视。为了适应严重骨质疏松症患者或粉碎性骨折的治疗,目前已有设计将远端锁钉改为梅花型,即 4 枚锁钉。

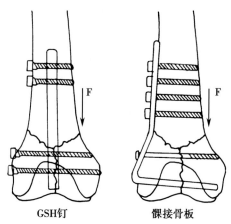

GSH钉　　　　髁接骨板

图 17-3　GSH 钉与髁接骨板的受力传导比较

F:压力。

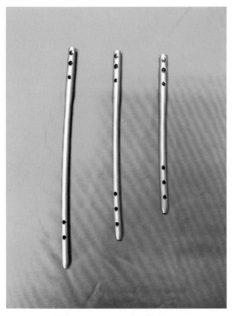

图 17-4　GSH 钉外观

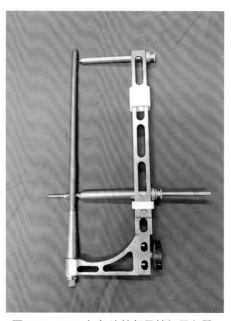

图 17-5　GSH 钉与连接杆及锁钉导向器

是否采用切开或闭合(经皮)技术治疗骨折,取决于关节的粉碎程度、闭合复位技术和内固定所能达到的复位质量。在关节面稳定于解剖位置时,闭合复位技术较开放复位有较大的优越性:手术时间短,出血少,避免了切开复位对骨折块血供的破坏,从而降低了并发症的发生率。

第三节　股骨远端髓内钉的临床应用

一、适应证

GSH 钉可用于治疗距膝关节间隙 20cm 内的股骨髁上及髁间闭合或开放性骨折,股骨内外髁粉碎性骨折若不妨碍远端 2 枚锁钉的固定,亦可用 GSH 钉固定,否则应用髁接骨板固定。浮动膝也是 GSH 钉的理想适应证。符合 AO 分型的骨折,包括 A1 型、A2 型、A3 型、C1 型、C2 型及部分 C3 型骨折,均可用 GSH 钉固定(图 17-6)。其他适应证包括病理性骨折、骨折畸形愈合、骨不连、截骨术和股骨远端骨折接骨板螺钉内固定失败者。另外,还适用于不能顺行插钉的股骨干骨折的治疗,包括:①股骨远端骨折;②股骨干骨折畸形愈合后再骨折。最新文献报道,膝关节表面置换术后的假体上部骨折,可用 GSH 钉固定。

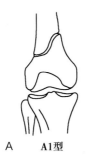

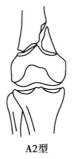

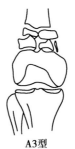

A　　A1型　　　　　　　　A2型　　　　　　　　A3型

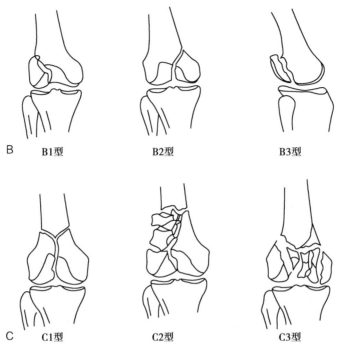

图 17-6 股骨远端骨折的 AO 分型
A. A 型骨折；B. B 型骨折；C. C 型骨折。

若骨折距膝关节超过 9cm，因没有涉及膝关节，最好用顺行插钉的带锁髓内钉内固定，以减少膝关节感染及僵硬的可能。但遇到以下情况时，亦可使用 GSH 钉固定：①危急的双侧股骨干骨折，需同时进行手术；②既往损伤造成股骨近端位置改变，如肿瘤、关节置换术后或代谢性疾病；③同侧股骨颈和股骨干骨折，可先固定股骨颈骨折，然后固定股骨干骨折；④外固定及血管修复后的Ⅲ度开放性骨折，复位力量较牵引床易控制，减少了被修复血管破裂的危险；⑤妊娠者，不能直接照射骨盆部位；⑥臀部及转子部位皮肤条件很差，用普通髓内钉需经此处做切口者。

二、手术操作

（一）患者体位

患者仰卧于可透 X 线的手术床上，患膝屈曲 30°~40°。膝关节放置胫骨架支撑，利于复位及固定骨折，同时可利于 C 臂或 G 臂正位和侧位的成像（图 17-7）。

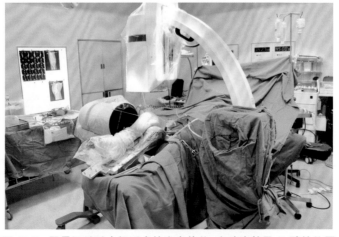

图 17-7 股骨远端髓内钉手术的患者体位、患膝姿势及 G 臂的位置

（二）术前准备

术前 X 线片可确定骨折类型,据此选择合适的 GSH 钉及手术切口。关节面完整的 A 型骨折,可经皮穿刺或借助关节镜插钉。对 C 型骨折,最好通过膝关节内侧切口插钉。股骨远端髓腔的几何形状应相对正常,陈旧骨折或代谢性骨病患者应无髓腔畸形。所有骨折均应采用静力型内固定,以防钉近端进入关节腔。

GSH 钉越长,骨折的稳定性越好,但骨折近端锁钉放置可能出现困难,故要选择长度合适的 GSH 钉(图 17-8A)。钉与髓腔不匹配,锁钉孔与导向器之间发生扭曲,可致锁钉放置困难,故主钉应进入完整的骨折近端至少 5cm,若主钉短则骨折近端至少要用 2 枚锁钉固定(图 17-8B)。

术前应根据患者的全身情况,预防性应用抗生素,同股骨干髓内钉术前一样。无特殊情况,术中应使用止血带。

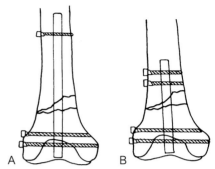

图 17-8　GSH 钉的应用
A.若主钉长,用 1 枚近端锁钉固定即可;
B.若主钉短,则需要用 2 枚近端锁钉固定。

（三）操作技术

股骨髁上钉放置无特定技术,根据骨折类型,采用不同方法。除了严重污染的开放性骨折外,大多数可采用一期内固定;对合并血管损伤需要先行血管吻合的病例,可用外固定维持骨的长度及大致对线,待钉道污染消除后 7~10 天,再行 GSH 钉二期固定,但前提是彻底清除坏死的软组织。

1. **骨折复位技术**　闭合复位要选择适当的骨折类型,医师应掌握闭合复位下稳定关节面骨折的技术。使用直径为 6.5mm 的松质骨螺钉或骨栓固定较为常见。

患者仰卧于可透 X 线的复位床上,膝关节屈曲至 45°~60°,股骨远端垫高以利复位、固定和插入髁上钉。髁上骨折复位的方法有两种,即胫骨骨牵引或于胫骨近端水平腓肠肌起点处行手法牵引。

关节内骨折复位的方法为:经皮安放大号巾钳,并用斯氏针经骨折线打入对侧髁做临时固定。有时,为维持股骨的对线要保留一定的骨折断端的分离。

髁部骨折复位成功后,插入 2 枚直径为 4.0mm 的导针,分别置于髁前和髁后 1/3 部分,横向穿过骨折线。两针之间距离至少在 14mm 以上,并在透视下于髁部侧位透视证实,才能保证顺利插入髓内钉。沿每个导针由外向内套入皮质扩孔钻,然后选择长度合适的直径为 6.5mm 的螺钉。特殊类型的骨折可能会要求螺钉放置位置不同。

2. **闭合(经皮)复位及插钉**　当股骨髁稳定后(或 A 型髁上骨折未累及关节面),由髌韧带前方正中做长 5cm 切口,皮下分离显示髌韧带。沿纵形纤维方向切开韧带,切口自胫骨结节上 1cm 至髌骨下缘。然后用牵开器保护髌韧带并将其牵开,显露髁间窝(图 17-9)。

3. **确定进钉点**　根据透视,在侧位影像上,进钉点在后交叉韧带起点前方 2mm 或股骨后部皮质前方 5mm 处;在正位影像上,骨锥尖部应位于肢体中立位时髁间窝,起始点只应参照股骨髁的对线,不能以股骨干为准(图 17-10)。在侧位影像上骨锥尖部对准后交叉韧带止点前方 2mm,Blimensaat 线前缘。只有以股骨髁为参照对线良好后,GSH 钉才能位于髓腔中央,保证髁与股骨干的正确对线。开口钻沿股骨髓腔走向进入干骺端 4~6cm 后,将其退出,插入球头导针(图 17-11),导针通过骨折处后进入骨干。

4. **插钉**　如果需要扩髓,首先用直径 8mm 的髓腔锉扩大髁间窝,然后逐渐扩大髓腔至比所选用的 GSH 钉直径大 0.5~1.0mm。以笔者经验,稳定骨折只有 20% 需要扩髓,多数只需在干骺端使用最小号的髓腔锉。扩髓时应注意用牵开器或组织保护器保护髌韧带。扩髓完成后,沿导

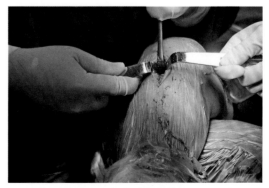

图 17-9　GSH 钉内固定术的切口及入路
纵行劈开髌腱,提起髌骨,显露髁间窝。

针方向打入 GSH 钉(图 17-12),同时于腓肠肌后施手法牵引,屈膝 45°~55°,避免>55°,否则髌骨会妨碍髓内钉插入。插入髓内钉,钉尾应埋入软骨下 1~2mm(图 17-13)。

5. **应用阻挡钉技术** 由于股骨髁上骨折,股骨远端髓腔较大,髓内钉对骨折复位和固定控制力较股骨干下降,因此可以利用阻挡钉技术,达到复位和稳定固定的效果。根据锐角原则和凸侧原则,打入阻挡钉,可以很好地复位骨折线。

6. **安放锁钉** 为了最大限度的保证骨折的稳定性,应首先在髁部安放螺钉,再在股骨干部位安放锁钉。透视下复位满意后,安好定位器。安放远端第 1 个锁钉时要小心操作并需助手协助。首先切开皮肤,钝性剥离,到达骨膜,插入工作套管,用钻头穿透两侧皮质,用长度测量器精确测出长度,选择合适的螺钉并拧入。要求螺钉把持住两侧皮质。然后由远端向近端同法安放自锁螺钉,一般要求骨折远端安放 3 个锁钉,近端安放 2 个锁钉。在蝶形粉碎性骨折有时可以用额外螺钉固定(图 17-14)。

远端锁钉安放完毕后,用体外定位器,安装近端锁钉。透视检查有无内外翻畸形或骨折分离。去除导向器,冲洗膝关节和切口,缝合髌韧带,闭合伤口。手术结束,关闭切口前,应检查膝关节活动范围及判定骨折固定是否稳定。

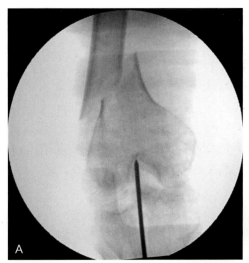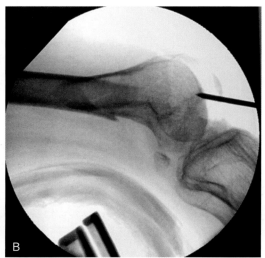

图 17-10 透视确定进钉点
A. 正位透视下确定进钉点;B. 侧位透视下确定进钉点。

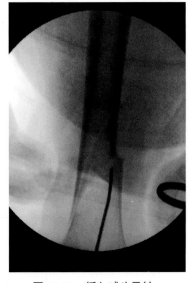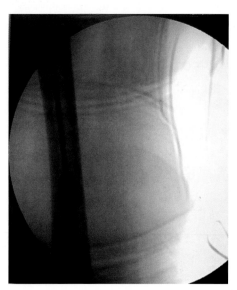

图 17-11 插入球头导针　　　　图 17-12 在导针引导下插入髓内钉

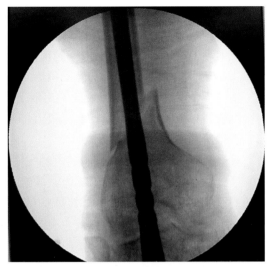
图 17-13　插入髓内钉后观察钉尾深度

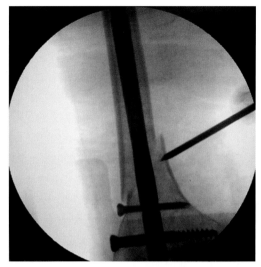
图 17-14　安放远端锁钉

(四) 植骨术

行切开复位、接骨板内固定的患者需要进行植骨。Healy 等报道,20 例骨折中有 15 例进行了植骨术。其中自体骨植骨术 6 例,同种异体骨植骨术 8 例,人工合成骨植骨术 1 例。结果发现,发生骨不连的患者中有 2/3 未植骨,余下的 1/3 进行了同种异体骨植骨术。这些表明,在接骨板螺钉固定中必须进行植骨术。相反,在使用 GSH 钉治疗骨折的患者中植骨不到 10%,而骨不连或延迟愈合发生率低于 10%,在 Healy 报道的 20 例患者中受植骨术比例则高达 75%。因此用 GSH 钉治疗骨折,可以不植骨。

三、注意事项

放置 GSH 钉时要注意:①主钉进入髓腔的长度应合适,钉尾位于关节软骨下 1~2mm,突出过长会影响关节活动,钉埋过深则影响骨折远端的牢固性,且会造成取钉困难。②中间的骨折块可通过锁钉固定,骨缺损处可以植骨,以稳定锁钉。③关节内骨折,应采用髌骨内侧切口,以清楚显露骨折断端,简单的髁间分离骨折(C1 型及 C2 型),用直径 6.5mm 的松质骨螺钉或骨栓,经钉的前方或后方固定。冠状面的 C3 型劈裂骨折,可用前后方向的拉力螺钉固定。若螺钉需穿过关节软骨,可由后向前拧入;一旦关节部位的骨折达到解剖复位及固定后,即可按前面叙述的关节外骨折的治疗方法进行,放置锁钉时要避免其进入内外侧骨折间隙。④锁钉部位的皮肤切开要有足够长度,直达骨膜,导向套管应与股骨外侧皮质紧密接触,要避免因软组织的影响而改变定位器与钉孔的关系。⑤钻孔时将钻握紧,用适当力量沿套管向前推进钻头,钻头应锐利,钻孔时才不易滑动,避免偏离钉孔。⑥股骨远端呈不规则四边形,C 臂观察正位锁钉长度时,不如用手触及准确。

四、术后处理

这项技术要求有严格的康复程序。术后进行持续被动活动(CPM),辅以增加被动活动练习,负重应循序渐进,这主要取决于骨折类型和愈合情况。存在骨质疏松时,X 线检查在可见骨痂形成前(4~6 周内),应避免完全负重。骨折稳定的年轻患者,可以加快锻炼速度。

一般来说,若固定牢固,术后应立即开始膝关节被动活动及股四头肌锻炼。对于严重的粉碎性骨折,可用铰链式膝关节长腿支具保护,术后 1 周膝关节屈伸活动应达到 90°。如果没有达到这个标准,应在麻醉下行手法推拿。随访时,如果膝关节活动范围逐渐减少,需要在麻醉下推拿或在关节镜下行粘连松解术。术后 6~8 周不负重,直到 X 线片显示有足够的桥形骨痂出现。随着膝关节主、被动活动的增加,逐渐达到完全负重。后期康复的重点是恢复股四头肌肌力,经过进行性抗阻力锻炼,逐渐达到正常。钉的拔除至少在术后 1 年,经髌骨下缘小切口分开髌韧带或在关节镜协助下将钉取出。

五、临床评价

已经证实,股骨骨折髓内钉内固定较接骨板螺钉内固定更稳定,更符合生物力学固定要求,虽然已成功用于股骨干骨折,但是第一代髓内钉不能治疗远端涉及关节面的粉碎性骨折。股骨髁上骨折既往曾用普通接骨板、加压接骨板、松质骨螺钉和髁接骨板治疗。据文献报道,接骨板内固定的疗效优于保守治疗,但手术并发症多。以前,由于内固定系统的不足,导致了弹性髓内钉技术的产生。Zickel 等报道用弹性髓内钉治疗关节外髁上骨折取得了满意的效果,但对于髁上 T 形和 Y 形骨折治疗仍不理想。

在综合分析接骨板系统和弹性钉的缺点之后,设计出了 GSH 钉。这种钉坚固,具有髓内钉的优点,且有多个螺孔以使骨折稳定。最初的 GSH 钉技术是切开复位,与接骨板内固定相比,切口较大、软组织损伤严重、出血多、手术时间长。采用闭合复位技术后,避免了以上不足,且仅做小切口,于髌韧带正中进钉,保留了骨折断端血肿和周围血液供应。只要适应证选择适当,闭合复位技术具有很多优点。关节内粉碎性骨折波及关节面时,则应行皮肤正中切口,髌骨内侧入路切开,使骨折达到解剖复位。

经皮技术已被证明是最成功的治疗关节外髁上骨折的方法。解剖重建不应该与经皮技术相矛盾,最重要的是关节面的恢复。经皮技术显示了许多优点,为骨科医师提供了一种出血少、创伤小的骨折治疗方法。

六、临床应用

目前,股骨髁上或髁间骨折及股骨下端骨折的 GSH 钉固定术,效果良好,前景乐观。GSH 钉为多发创伤伴漂浮膝(floating knee)患者及其他复杂股骨骨折提供了有效的固定方法,此技术具有手术时间短、出血少、创伤小、易解剖复位、骨折愈合率高、关节及肌肉功能恢复快等优点。

首都医科大学附属北京友谊医院自 1996 年 11 月开始引进 GSH 钉治疗股骨髁上骨折技术,到 2006 年 1 月共收治了 41 例。其中男性 17 例,女性 24 例,平均年龄(54.1 ± 9.2)岁,手术时间(78.9 ± 13.6)分钟,出血量(101.7 ± 32.9)ml,骨折愈合时间(12.9 ± 2.0)个月。全部病例骨折愈合,按 Kolment 评分标准,优 29 例,良 9 例,可 3 例,优良率达到 93.7%,取得了令人满意的临床效果。

我们的体会如下。

1. 股骨髁间的粉碎性骨折应将复杂骨折妥善固定为稳定骨折,但要为 GSH 钉插入预留出适当的空间。

2. 主钉钉尾应插入到软骨面下 2mm,以避免膝关节屈曲时摩擦髌股关节面。

3. 先安放远端锁钉,再用 C 臂检查骨折断端,视复位情况,安放近端锁钉,安放锁钉前,必须检查力线和肢体长度,避免短缩畸形。

4. 工作长度内不能留有钉孔,如定位器不准,尽早改用徒手放锁钉,避免反复钻孔。

5. 术后重视康复训练,拔除引流管后即应开始持续被动活动(CPM)和股四头肌的主动收缩练习,术后 1 周内膝关节活动度应达到 90°。

6. 对于严重粉碎性骨折或严重骨质疏松症患者,术后膝关节功能锻炼时间及活动量应慎重,可适当延后。

7. 术后 6~8 周不负重,直到 X 线片显示有连续的骨痂通过骨折线后再完全负重。

8. 术后 2 周,若膝关节屈曲不能达到 90°,可在麻醉下手法推拿。

总之,股骨髁上髓内钉为中心性固定,更符合现在骨折治疗的 BO 概念,较髓外的侧方固定更接近下肢力线,是一种理想的内固定方式。

七、典型病例

患者女性,57 岁。因交通伤致右侧股骨髁上骨折,伴有髌腱断裂。进行 GSH 钉内固定及髌腱固定术。右侧股骨远端骨折术后 12 个月不愈合,之后采用外侧锁定接骨板内固定加自体髂骨植骨术,术后 6

个月骨折愈合(图 17-15)。

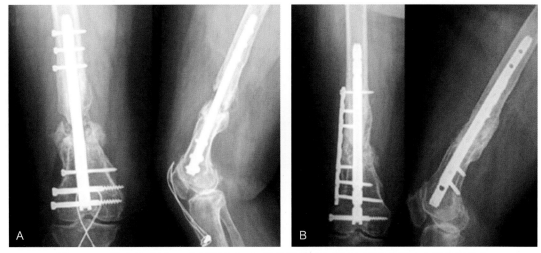

图 17-15 髓内钉术后 12 个月不愈合,加用接骨板 GSH 钉内固定术后 6 个月骨折愈合
A. 术前;B. 接骨板 GSH 钉内固定术后。

病例 1:患者男性,43 岁。因坠落伤导致左侧股骨髁上粉碎性骨折。采用 GSH 钉内固定,位置满意(图 17-16)。

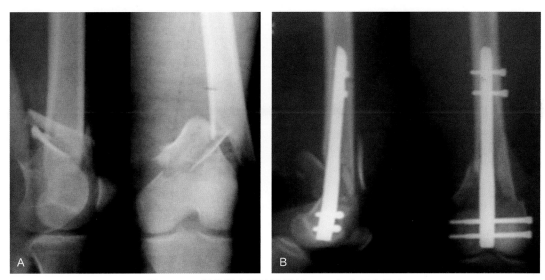

图 17-16 股骨髁上粉碎性骨折 GSH 钉内固定治疗
A. 术前;B. GSH 钉内固定术后。

病例 2:患者男性,53 岁。因摔伤导致股骨髁上斜形骨折。采用 GSH 钉内固定,位置满意(图 17-17)。
病例 3:患者女性,72 岁。右侧膝关节置换术后 4 年摔伤,导致右侧股骨髁上骨折。采用 GSH 钉内固定,位置满意(图 17-18)。

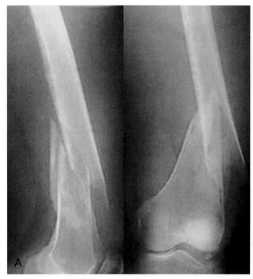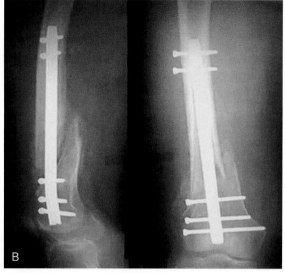

图 17-17　股骨髁上斜形骨折 GSH 钉内固定治疗
A. 术前；B. GSH 钉内固定术后。

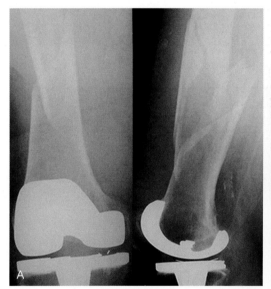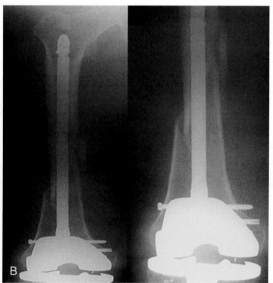

图 17-18　关节置换术后股骨髁上骨折 GSH 钉内固定治疗
A. 术前；B. GSH 钉内固定术后。

第四节　膝关节假体周围骨折的髓内钉治疗

全膝表面置换术后假体近端股骨骨折的治疗，始终是骨科医师所面临的难题。此类骨折的发生率在全膝置换患者中仅占 1%~2%，但股骨髁上骨折有很高的并发症。文献报道，即使是最有经验的骨科医师，治疗此类骨折也有 25%~70% 的并发症发生率。

在合理的内固定手术出现以前，有些学者建议保守治疗此类骨折。Merkel 和 Johnson 报道，在一组患者中经过保守治疗效果不佳，骨不连、骨畸形愈合和假体松动占 35%。另据报道，老年人股骨髁上骨折保守治疗的死亡率可高达 30%。

对于全膝置换术后的患者，假体近端骨折需要仔细询问病史，以及仔细研究正侧位 X 线片，选择合适的手术方法。其髁间距离不能小于12mm,否则不能容纳逆行髓内钉。显然,不能通过髁间窝的内置物无法使用,而有些股骨假体髁间窝是开放的,可通过髁上髓内钉。全膝置换术后髁上骨折多发生于老年女性患者,危险因素包括骨质疏松症、风湿病、关节炎、激素治疗和神经功能紊乱等。股骨干前方切迹也是一个相对不重要的危险因素。在治疗初始,必须正确评估假体的稳定度,伴股骨假体松动者最好同时行关节翻修手术。

既往治疗此类骨折有多种切开复位和内固定技术,如AO加压接骨板、松质骨螺钉和髁接骨板治疗等,但成功率均不高。

用逆行穿钉技术治疗全膝置换术后髁上骨折的疗效极佳。Healy等报道1组20例使用接骨板螺钉内固定治疗的患者(加压接骨板7例,松质骨螺钉7例,髁接骨板6例)中,18例术后骨折愈合,平均愈合时间16周;因骨不连需再次行内固定手术并植骨者2例。50%的患者发生延迟愈合,时间超过4个月,其中7例术后22周骨折愈合,3例平均愈合时间为38周。

从4名学者对GSH钉治疗全膝置换术后假体上骨折的回顾中,人们发现骨折愈合率高。其中Mclarn等报道,7例骨折中有6例6周时的X线表现可见桥形骨痂生长,至12周全部患者骨折愈合。Rolston和Jabczenski的研究表明,所有骨折在12周时愈合,无延迟愈合和骨不连。另外,从笔者治疗的41例结果看,3例发生延迟愈合(7.3%),1例发生骨不连(2.4%),其余37例愈合,平均愈合时间为13周。

应用接骨板螺钉内固定治疗的患者中,常见骨折不愈合,这是因为以前的全膝置换手术破坏了血供,复位和骨膜剥离造成的软组织损伤也影响了骨折愈合。相反,GSH钉治疗此类骨折,软组织损伤小,保存了骨折处血供,可做到早期愈合。

第五节　并　发　症

GSH钉的术中及术后并发症包括以下七个方面。

1. **锁钉放置错误**　正确的锁钉安放基于上述手术操作要点,手术结束时用C臂观察侧位情况,若锁钉放置遇到困难,可改用徒手操作方法。

2. **肢体不等长及骨折对线不良**　新鲜骨折,经牵拉小腿,一般能够恢复长度,因术中采用手法复位而不是通过牵引床,不可能造成骨折断端的过度分离;但对斜形或粉碎性骨折,可能出现肢体短缩。若骨折近端已经锁住后出现短缩,将造成主钉凸进膝关节,屈膝时钉尾撞击髌骨引起疼痛。为避免上述情况的发生,对较难手法复位的骨折,可行骨牵引,但应避免牵引过度而引起断端分离。必要时切开关节充分显露骨折断端,使骨折达解剖复位。

3. **膝关节功能障碍**　股骨髁上骨折,由于伴随股四头肌和周围其他软组织损伤,无论是否切开关节,均会出现术后膝关节功能障碍。若主钉及锁钉位置合适,术后经过功能锻炼及被动活动,关节僵硬可减少到最低程度。所有患者如果术后1周膝关节运动范围没有达到90°,应在麻醉下行手法推拿。若随访过程中发现膝关节活动范围减小,应在关节镜下或手术切开行粘连松解术。要特别注意锁钉不要过长,否则膝关节活动时会引起周围软组织疼痛。髁上钉钉尾在髁间窝部位至少应进入软骨下1mm,以防膝关节屈曲时与髌骨撞击。

4. **感染**　由于GSH钉是空心的,有时可将骨折部位的感染扩散至膝关节,对闭合骨折逆行穿钉,尤应特别注意无菌操作,否则会造成难以处理的膝关节感染。

5. **髌股关节退行性变**　髌股关节退变多与骨折有关,股骨远端钉钉尾埋于软骨下,可减少髌股关节的损伤。

6. **置入物失败**　股骨髁上钉可出现疲劳折断,通过增加钉壁厚度及减少锁钉孔直径,其发生率已大大降低。实验证明,当锁钉孔直径由6.4mm减小到5.0mm时,钉的抗疲劳性能增加5倍。

7. 骨折不愈合及延迟愈合 术后要严格限制负重,至少到 6 周有大量桥形骨痂形成时才能负重。对严重的粉碎性骨折、节段性骨缺损、干骺端及骨干缺损,应早期植骨,以促进骨愈合。

Mclarn、Rolston 和 Jabczenski 分别进行了并发症的研究,总计 15 例患者,接受 GSH 钉治疗后,未见内固定松动、固定失败、感染、延迟愈合或骨不连等手术并发症。唯一的并发症是 1 例患者在最近端锁钉处发生应力骨折,但在保护性承重 6 周后愈合。

笔者在一项 41 例患者的研究中报道,GSH 钉治疗很少发生各类并发症,无感染或再次手术。1 例内固定失败(2.4%),但骨折未经特殊处理后愈合。1 例出现 11° 膝关节外翻畸形,骨折术后 17 周愈合,随访 2 年没有任何症状。

切开复位及接骨板螺钉内固定术治疗股骨髁上骨折,骨不连、畸形愈合和再次手术的发生率都较高。相反,GSH 钉则并发症少,且固定牢固。

Mclarn、Rolson、Jabczenski 和笔者分别研究了 GSH 钉治疗的并发症,病例总数 56 例。Healy 等对 20 例接骨板螺钉内固定的并发症进行了总结。两组比较,延迟愈合率分别为 7.2% 和 50.0%;骨不连率为 1.9% 和 10.0%,再手术率为 0% 和 10%,内固定失败率为 1.9% 和 5.0%。行接骨板螺钉内固定者,2 例再次手术,其中 1 例为在术后 4 个月时出现螺钉松动,在接受髁接骨板内固定并植骨术后 10 周时愈合。另 1 例 6 个月后更换了内置物并行自体骨移植术,术后 20 周骨折愈合。

(刘长贵 高 化)

第十八章

胫骨骨折的髓内钉治疗

胫骨骨折的髓内钉治疗已有半个多世纪的历史,早期弹性钉(如 Rush 钉、Ender 钉)就被应用于固定胫骨皮质骨骨折。20 世纪 60 年代后期,Küntscher 设计了第一个带锁髓内钉,其意义是从设计及外科技术方面增加了髓内钉的防旋及抗缩短能力。随着可屈性髓腔锉及相关器械的发明,带锁髓内钉的适应证得到进一步扩大及推广;C 臂、G 臂和其他导航设备的出现,使得闭合穿钉容易进行。本章将重点讨论胫骨骨折时带锁髓内钉的治疗。

第一节　胫骨的解剖分区与适应证

应用髓内钉治疗胫骨骨折,尤其是用于闭合穿钉治疗骨折时,可使软组织暴露少,并可提供良好的稳定性。围绕骨折骨的肌肉及筋膜保护了骨折骨周围的血供,有利于损伤骨的再血管化及外骨膜骨痂的形成,使骨折更易愈合。

胫骨干简单骨折可采用闭合复位、石膏或夹板外固定,亦可以采用手术固定方法,包括接骨板螺钉内固定、髓内钉内固定及外固定架等。

一、胫骨的解剖分区

在解剖学上,胫骨被分为六区(图 18-1)。

Ⅰ区(胫骨头区):多为松质骨,皮质骨较薄,位于膝关节周围。

Ⅱ区(胫骨结节区):皮质骨与松质骨交界,有较多的肌肉附着,骨膜较厚。

Ⅲ区(近端中段骨干区):皮质骨,有滋养血管通道。

Ⅳ区(中段骨干区):皮质骨,由单一的髓内血管供应。

Ⅴ区(远端中段骨干区):皮质骨与松质骨交界。

Ⅵ区(踝上区):多为松质骨,皮质薄,位于关节周围。

对Ⅲ区及Ⅳ区内的骨折,应用髓内钉内固定相当安全。Ⅱ区与Ⅴ区的骨折,亦可应用髓内钉,但由于控制骨折成角及移位的能力差,指征不如Ⅲ区及Ⅳ区内的骨折。虽然髓

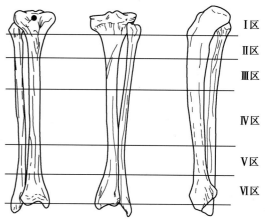

图 18-1　胫骨的解剖分区

内钉不适用于扩展至关节内的骨折,但是胫骨远端无移位的螺旋形骨折延伸至关节内时,可用髓内钉及拉力螺钉治疗。此外,胫骨近端 1/3 骨折的畸形愈合率很高,需要仔细选择进钉点,必要时采取辅助固定以确保预后。Ⅰ区及Ⅵ区的骨折,骨折接近关节,用髓内钉内固定比较困难,多采用其他方法的内固定治疗。

二、胫骨骨折髓内钉内固定术的适应证

胫骨骨折的解剖位置及形状决定了髓内钉的置入方式,骨折的损伤类型也决定了髓内钉的选择,以

下各种损伤可应用髓内钉内固定：①高能量损伤的闭合性骨折；②伴有浮膝的膝关节损伤；③多发损伤：胫骨骨折伴骨盆、髋臼、脊柱骨折；④伴同侧或对侧股骨干骨折；⑤伴有骨筋膜间隔室综合征，需行筋膜切开，然后置入髓内钉；⑥同一水平的胫腓骨双骨折；⑦开放性胫骨骨折（Gustilo Ⅰ型、Ⅱ型、Ⅲa型、Ⅲb型）；⑧低能量损伤，非手术治疗不能控制。

对开放性骨折，即使外伤达 12 小时，在彻底清创及合理应用抗生素的前提下，亦可应用髓内钉内固定治疗。

胫骨髓内钉的手术适应证可归纳为：①闭合或程度较轻、有足够软组织覆盖的开放性胫骨干骨折；②无菌性假关节加压融合术；③因骨折不愈合需行植骨融合术者；④因骨干延长、短缩及旋转需行截骨术内固定者；⑤骨干肿瘤切除后骨缺损的固定；⑥骨干的病理性骨折。

在闭合骨折中，遇到以下情况适合应用髓内钉内固定：①伴有股骨骨折，且有浮膝症；②伴有膝关节韧带损伤，胫骨的稳定性需要重建；③伴有足及踝部骨折；④不能满意复位的不稳定性胫骨骨折；⑤多发外伤中的胫骨骨折，为方便护理与早期活动。

在骨折短缩病例中，当骨折短缩超过 1cm，内外翻>10°，且旋转>10°，不能被非手术方法所控制时，应采用髓内钉治疗。

第二节 胫骨骨折髓内钉内固定术的术前计划

在决定采用胫骨髓内钉治疗后，应在以下几个方面进行准备，以保证手术的顺利完成。

一、手术时间

对于骨折患者，只要全身情况允许，应及早进行手术，其优点是骨折早期肢体肿胀及短缩不严重，骨折容易复位，特别是对多发损伤的患者。胫骨髓内钉内固定术不仅有利于患者的功能康复，而且可以减少住院时间、降低医疗费用，具有经济学意义。如骨折开放程度不允许一期固定，可予清创后临时固定，排除感染可能后行二期手术。

二、髓内钉的选择

（一）长度及直径

患肢术前胫腓骨全长的正侧位 X 线片对于髓内钉的准备非常重要，一般来说，根据正位 X 线片测量髓内钉的长度，根据侧位 X 线片测量髓内钉的直径。测量长度时，钉子的上端位于胫骨平台下 0.5~1.0cm，下端位于踝穴上 1~3cm，除以照相的缩放率，即为所需髓内钉的长度。当骨折粉碎或肢体缩短时，测量健侧胫骨髁至外踝的距离，减去 30~40mm，即为所需钉的长度。术前按此长度进行准备，并同时备用长或短 15mm 的钉，根据术中的情况，选择最佳长度的髓内钉。内钉的直径根据 X 线片的测量结果，乘以大率即是。

（二）扩髓与否

髓内钉分非扩髓型与扩髓型两种。非扩髓髓内钉直径较小，一般在 8~9mm，允许在不扩髓的情况下插入主钉。扩髓型髓内钉的直径在 10~12mm，插钉前需先用髓腔锉扩髓。扩髓与非扩髓指的是插钉技术而不是髓内钉本身。

扩髓髓内钉增加了钉与髓腔的接触面积，具备较高的稳定性。因其直径较大且坚硬，不易疲劳折断，多用于闭合的胫骨骨折。非扩髓髓内钉操作简单，插入迅速，不需要扩髓设备，但小直径髓内钉内固定不坚固，多用于开放性胫骨骨折（Gustilo Ⅰ型、Ⅱ型、Ⅲa型骨折），以降低感染率，减少手术暴露时间。

在是否扩髓的问题上，目前仍存有争议。主张扩髓的学者认为：扩髓腔后，可以使用较粗的髓内钉，增加了骨折的稳定性；扩髓腔可以增加钉与髓腔内壁的接触面积和接触精确度，使力学稳定性提高，同时也避免插钉困难与术中再骨折；扩髓后的骨屑在骨折处有植骨作用。主张不扩髓的学者认为非扩髓技术简化了手术步骤，而且避免了扩髓造成的以下情况：①营养血管的破坏；②髓腔内压力增高；③扩髓产热造成的骨坏死；④脂肪或骨屑造成的血管栓塞等。随着带锁髓内钉的广泛使用，锁定螺钉使扩大髓腔所带来的力学稳定性优势被削弱，临床上扩髓与否对于闭合骨折的愈合率并无明显影响。但对于开放性骨折，多数学者建议应用非扩髓髓内钉。

（三）闭合穿钉与开放穿钉

在术前应充分考虑骨折的复位，一般来说，急症手术骨折容易复位，通过跟骨牵引或手法牵引，可使骨折处的短缩得以纠正。但当骨折时间较长、骨短缩较为明显时，就需要应用牵引器帮助复位（图18-2）。牵引时要注意牵引力量不要过大，因为过度牵引复位可导致骨筋膜间隔室压增高，以致出现骨筋膜间隔室综合征。

闭合复位穿钉是一种较为理想的手术方法，它不破坏已受伤的骨外膜血运及周围软组织，而骨外膜血管对骨折部位外骨痂形成及愈合起着重要作用，骨内膜血管由于扩髓及穿钉受到一定损伤又能很快进行重建及恢复，故闭合穿钉具有切口小、损伤小、失血少、感染率低、骨折愈合率高等优点。在设备及技术条件允许的情况下，闭合穿钉是首选的治疗方法。但当遇到以下情况时，可考虑切开复位，开放穿钉：①骨折断端有软组织嵌插，或骨折粉碎严重、闭合复位困难或失败者；②骨折平面同时合并有主要血管的损伤，需探查者；③陈旧骨折，畸形愈合者；④病理性骨折或同时需要进行肿瘤切除及病理学检查者；⑤接骨板内固定失败，需取出接骨板者。

开放穿钉手术需在骨折部位切口并分离软组织、剥离骨膜，损伤了骨外膜的营养血管，不可避免地使骨不愈合或延迟愈合的发生率相对增高，伤口感染率也会增高。切开复位髓内钉内固定时，要尽量做到微创，尽可能减少软组织及骨膜的损伤，注意无菌操作技术及合理应用抗感染药物。

（四）静力型内固定与动力型内固定

髓内钉近端和远端的交锁螺钉具有加强髓内钉稳定性的作用，胫骨峡部近端骨折只需做近端交锁，而峡部远端骨折需要在远端用交锁螺钉。所有短缩或有旋转移位倾向的不稳定骨折在远端和近端都要做交锁，以保持长度、防止短缩及旋转。

1. 静力型内固定　在骨折近端及远端均用螺钉锁住，限制骨折段的旋转及重叠移位，并限制肢体的短缩和不必要的延长（图18-3）。静力型内固定适用于：①胫骨粉碎性骨折或蝶形骨折；②粉碎性骨折伴骨缺损；③骨延长或骨短缩。

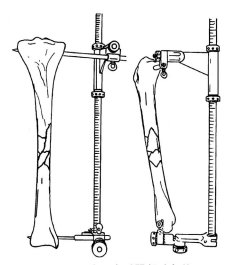

图 18-2　应用牵引器帮助复位

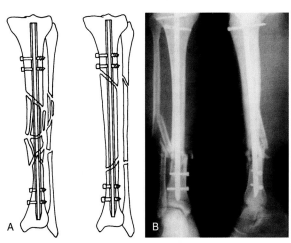

图 18-3　胫骨骨折的静力型内固定

A.胫骨骨折静力型内固定示意；B.胫骨下段骨折的静力型内固定 X 线片。

2. 动力型内固定 在骨折近端或远端用螺钉锁住,控制旋转及短缩移位,但程度较静力型内固定为差。动力型内固定锁住后允许患者立即活动,并可扶拐行走。交锁螺钉放在近端或远端取决于骨折的位置,一般认为置于距骨折线较近处。动力型内固定适用于胫骨近端或远端骨折及此处骨折的不愈合及延迟愈合(图18-4)。

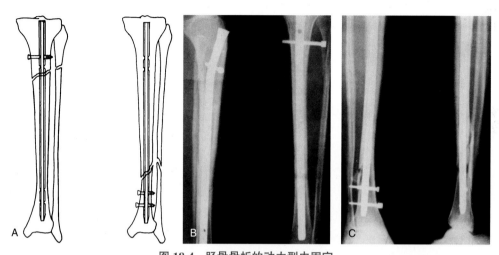

图18-4 胫骨骨折的动力型内固定
A. 胫骨骨折动力型内固定示意;B. 胫骨下端未上锁钉;C. 胫骨上端未上锁钉。

三、软组织条件

对胫骨骨折合并软组织损伤者,术前应充分评估软组织损伤的程度,否则会引起治疗不当,以致术后感染、骨髓炎及骨不愈合。闭合骨折如软组织损伤的程度较重,应视为潜在开放,应待软组织损伤修复后再进行手术,或同时进行软组织修复,以降低术后感染率。开放性胫骨骨折将在本章第五节中进行讨论。

四、腓骨骨折的固定

胫骨骨折可单独发生,亦可同时合并腓骨骨折。骨折可在同一平面,亦可在不同平面。对腓骨长度、对线及旋转的恢复,尤其是在Ⅳ区、Ⅴ区、Ⅵ区的骨折和/或伴有骨缺损时,可对胫骨骨折进行间接复位。Teitz等认为完整的腓骨可阻碍胫骨的愈合并可导致胫骨内翻畸形。一般主张对无明显移位的腓骨骨折可不考虑内固定治疗,但当移位明显或接近踝关节处的腓骨骨折(Ⅵ区),应同时行内固定治疗,以保证踝关节的稳定性。固定方法可采用接骨板螺钉固定,亦可用髓内钉内固定(图18-5)。

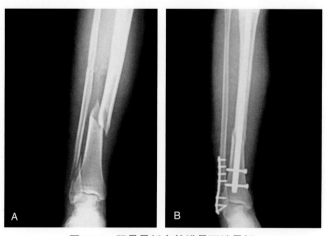

图18-5 胫骨骨折合并腓骨下端骨折
A. 术前X线片;B. 髓内钉内固定术后X线片。

图 18-6 是 1 例开放性胫骨骨折合并腓骨骨折的患者,一期使用接骨板螺钉固定腓骨骨折及外固定架固定胫骨骨折,二期(3 周后)更换胫骨髓内钉。

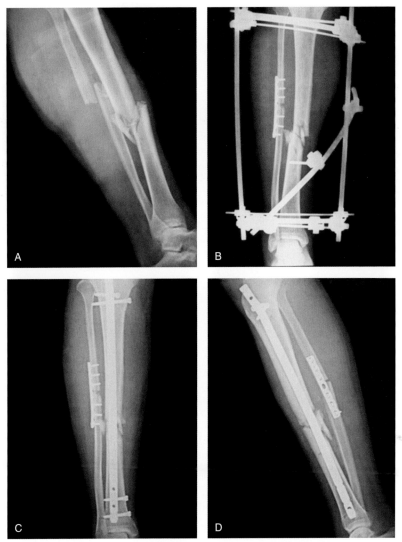

图 18-6 开放性胫骨骨折合并腓骨骨折的髓内钉治疗
A. 术前 X 线片;B. 一期使用接骨板螺钉固定腓骨骨折、外固定架固定胫骨骨折;
C. 二期更换胫骨髓内钉术后正位 X 线片;D. 二期更换胫骨髓内钉术后侧位 X 线片。

第三节　胫骨髓内钉的操作技术

胫骨髓内钉的种类较多,本节主要介绍带锁髓内钉的操作技术。

一、麻醉

多采用椎管内麻醉,亦可采用全身麻醉。

二、体位

患者仰卧于骨科牵引床,先行跟骨牵引,使患肢轻度内旋以保证胫骨的中立位姿势,髋关节屈曲

70°~90°，内收 10°~20°，膝关节屈曲 80°~90°，踝关节处于中立位。健侧下肢尽量伸直及外展(或屈膝、髋关节后外展)。近年来，随着固定器械的发展，手术操作技术的熟练，多不使用跟骨牵引技术。患者平卧于手术台，助手之一使膝关节保持 90° 屈曲位，或使用硬质膝垫或专用支架，即可完成手术操作(图 18-7)。

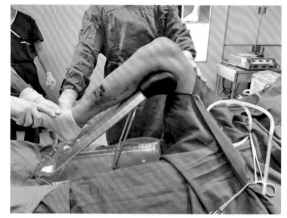

图 18-7 胫骨髓内钉手术体位

三、手术操作

(一) 切口

1. 纵向切口 纵向切口为常用手术切口。由髌骨下极至胫骨结节，长约 4cm，逐层切开，沿髌韧带的内侧缘，将髌韧带牵向外侧。亦可从中间劈开髌韧带，其优点是由于髌韧带的血供来自其两侧的血管，因此从中间劈开再缝合后，来自两侧的血供使韧带容易愈合，而且手术操作方便；其缺点是容易导致术后膝关节疼痛(图 18-8)。

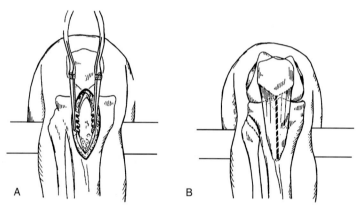

图 18-8 胫骨髓内钉手术的纵向切口
A. 切开皮肤、皮下；B. 劈开髌韧带。

2. 横向切口 以胫骨结节和关节面的中点为中心，做平行于膝关节面的横向切口，长约 3cm，逐层切开后，向外侧牵拉髌韧带或将其纵行劈开(图 18-9)。

3. 髌上入路 髌上入路是半伸膝位的一种改良的胫骨髓内钉手术入路，可以用于治疗除胫骨近端 1/3 关节外骨折外的所有胫骨骨折。尤其适用于原已存在屈曲受限的髋关节或膝关节发生骨折(如髋关节退行性变或融合、膝关节骨关节炎)或不能屈膝或屈髋(如髋关节后脱位、同侧股骨骨折)、胫骨骨折合并髌下肌腱处皮肤损伤的患者。髌骨和股骨关节面结构的医源性损伤是使用该手术入路中医师最关注的问题。

4. 非髌下切口入路 包括髌韧带旁入路、内侧有限切口髌韧带旁入路、内侧延长切口髌韧带旁入路、外侧髌韧带旁入路(图 18-10)。

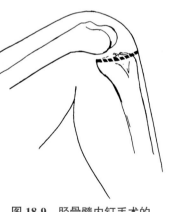

图 18-9 胫骨髓内钉手术的横向切口

(二) 确定进钉点

进钉点位于胫骨结节近端，胫骨平台下方 1cm 处，正位影像上沿胫骨髓腔中线。通常采用弯形骨锥制备进钉点，也可沿穿透前侧皮质的克氏针用扩髓器扩大进钉点(图 18-11、图 18-12)。进钉点位置不正确可能会造成医源性损伤(如损伤胫骨平台、穿透后侧皮质)和使力线不良的风险增加。特别是当髓内钉近端臂较短的时候，偏心性插入将导致近端骨片的内翻或外翻倾斜。

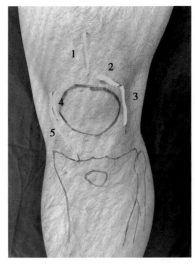

图 18-10　不同的非髌下切口入路

1- 髌上经髌韧带入路;2- 髌韧带旁入路;
3- 内侧有限切口髌韧带旁入路;4- 内侧延
长切口髌韧带旁入路;5- 外侧髌韧带旁入
路。髌韧带旁入路深部暴露可以是经过关
节的,也可以是关节滑囊外的。

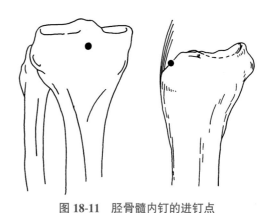

图 18-11　胫骨髓内钉的进钉点

（三）导针置入

透视下将圆头导针送过骨折断端,直至踝关节上方 2cm 中线处(图 18-13)。扩髓时将第 2 根导针入扩髓器尾端,以防第 1 根导针扩髓过程中退出。使患者屈膝,以免过多去除前方皮质,并损伤相应的软组织。扩髓时使用气囊止血带可导致骨及软组织的热缺血坏死,应当避免。

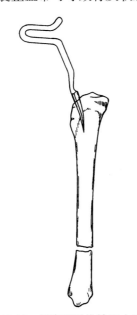

图 18-12　用弯形骨锥钻透皮质

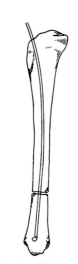

图 18-13　插入圆头导针

（四）扩髓

置入导针后,用可曲性髓腔扩大器沿导针扩髓,一般先从 8mm 直径的钻头开始,用直径相差 0.5mm 的髓腔锉由细至粗进行扩髓,髓腔锉缓慢进入,稍遇阻力,即可往返扩髓,以免使髓腔锉卡在髓腔狭窄处,造成进退困难。直到比选用的髓内钉直径粗 1mm,沿导针放入塑料套管,拔出圆头导针,沿塑料管插入一个直头导针(图 18-14、图 18-15)。扩髓时应注意以下情况:①扩髓时弹性锉应位于髓腔中央,避免偏心。

②一旦髓腔锉"卡壳",不要继续扩髓,亦不要强力往外拔出髓腔锉,否则会造成器械损害。正确的操作是将圆头导针连同髓腔锉一同拔出,然后重新插导针,继续缓慢扩髓。③扩髓时勿使狭窄部皮质厚度小于其原有厚度的1/3,以免髓内钉打入时造成骨干的劈裂。

（五）髓内钉的置入

扩髓后,选择直径恰当的髓内钉。扩髓髓内钉的直径应比最后一次扩髓小1.0~1.5mm。采用非扩髓髓内钉时,可根据术中插入髓内钉时的声音或可通过峡部的扩髓器来确定髓内钉直径。可在无阻力的情况下插入髓内钉的最大直径就是最佳髓内钉型号。可用不透射线的尺子或通过测量第2根导针与留在髓腔内的第1根导针间的差异来确定髓内钉的长度。实际长度应比测量长度短5mm,以便"埋头",避免出现前膝疼痛等晚期并发症。沿直头导针放入髓内钉,将连接器更换为瞄准器后继续插钉(图18-16、图18-17)。插入髓内钉后,应检查髓内钉的位置(进钉点以下0.5~1.0cm,踝上1~2cm)、骨折复位情况及小腿有无旋转。

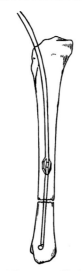

图18-14　扩髓

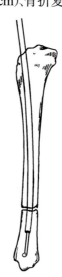

图18-15　插入塑料管,更换圆头导针为直头导针

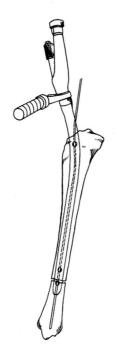

图18-16　沿直头导针放入髓内钉

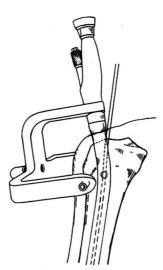

图18-17　将连接器更换为瞄准器后继续插钉

（六）锁钉的置入

1. 近端锁钉　带锁髓内钉的近端锁钉一般是 2 枚。不同类型的髓内钉其近端锁钉的方向不完全相同,有前后方向锁钉与左右方向锁钉交叉,亦有由前内向后外与前外向后内方向交叉,还有 2 枚横行锁钉平行方向。一般来说,近端锁钉都是在瞄准器的导引下置入,其定位较准确。

在近端瞄准器的导引下,先做 1cm 左右的皮肤切口,将套管顶住骨皮质,用直径 3.5mm 的钻头钻孔,打通对侧皮质后测量深度,选择合适长度的全螺纹或半螺纹自攻螺钉拧入(图 18-18、图 18-19)。

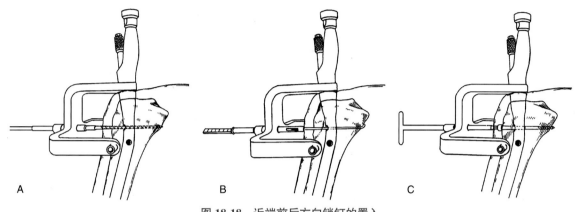

图 18-18　近端前后方向锁钉的置入
A. 钻孔;B. 测深;C. 拧入。

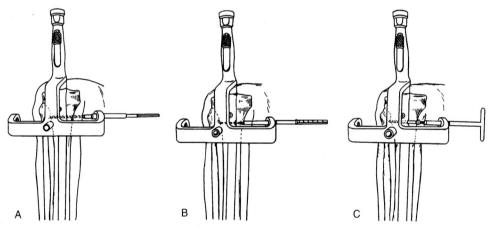

图 18-19　近端左右方向锁钉的置入
A. 钻孔;B. 测深;C. 拧入。

术中注意事项:①髓内钉应与瞄准器连接牢固,以保证钻孔及置锁钉时的准确性;②左右方向的锁钉一般是由外向内拧入,要避免腓总神经损伤;③胫骨近端前后方向钻孔及拧锁钉时应特别谨慎,避免腘血管的损伤,近年来使用的髓内钉近端锁钉已无前后位锁钉设计。

2. 远端锁钉　远端锁钉的置入可通过以下几种方法。

(1)徒手法:即 C 臂引导下的置入,是较常使用和基本的锁钉置入方法。将小腿处于中立位,C 臂球管投照方向平行于下端锁钉,当锁孔在屏幕上显示最大最圆时,用尖锥或钻头经圆孔穿透两侧皮质,然后拧入合适长度的锁钉(图 18-20)。

(2)远端瞄准器:为了减少 X 线对医师和患者的损伤,近年来设计了不同类型的髓内钉远端瞄准器。这里以 Orthofix 瞄准器为代表做介绍(图 18-21)。Orthofix 瞄准器根据髓内钉主钉长度和锁钉孔的位置,在体外将定位杆固定,以确定上下方向的距离,然后根据主钉直径,用一垂直杆与主钉接触,以固定矢状位的位置,再在导向器引导下进行远端锁孔的锁定。

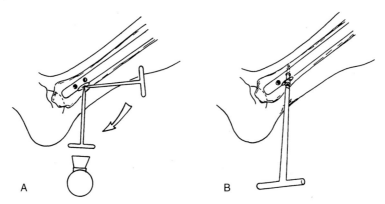

图 18-20　徒手法用尖锥置入远端锁钉
A. 打孔;B. 拧入。

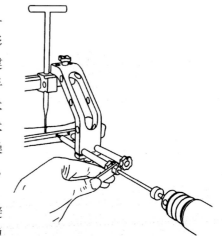

(3)导航技术:外科导航技术是近年来广泛应用于手术治疗的一种新兴技术,其工作原理是利用数字化扫描技术得到患者术前的影像学信息,通过媒介体转入到系统计算机工作站中,计算处理后重建患者的三维模型影像,在手术过程中系统红外线摄像头动态追踪手术器械相对于患者解剖结构的当前位置;通过显示屏准确观察手术入路及各种参数。导航引导下的锁钉置入技术已经成熟并减少了术中的 X 线暴露。其缺点是需价格昂贵的设备及专职人员。具体操作:用 C 臂先获取远端锁孔的标准正侧位 X 线片,传至导航工作站,然后通过图像模拟远端锁钉的进钉点,并安放锁钉(图 18-22)。

置入远端锁钉时应注意:①锁钉方向由内侧向外侧,这样可避开外侧腓骨,容易钻孔;②内侧锁钉处行皮肤切口时应避免损伤大隐静脉。

图 18-21　胫骨髓内钉远端 Orthofix
瞄准器

大多数髓内钉均是静力型内固定,少数骨干横断骨折可采用动力型内固定。先行牵引并锁定远端锁钉,这样可在近端锁定前施行加压。因为髓内钉本身不能防止力线不良,因此在近端及远端螺钉全部锁定前,维持确切的解剖复位至关重要。

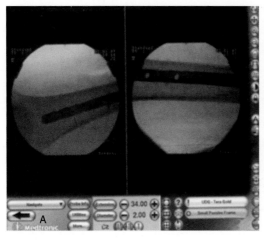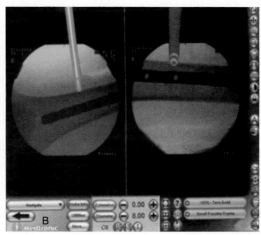

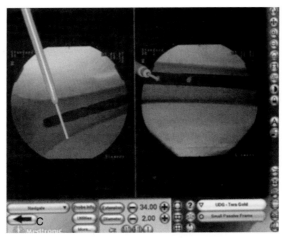

图 18-22　导航引导下的锁钉置入
A. X 线透视后将采集的图片数据传至导航工作站；B. 模拟远端第 1 枚锁钉进钉点，并安放锁钉；
C. 模拟远端第 2 枚锁钉进钉点及方向，并安放锁钉。

(七) 阻挡钉技术

胫骨髓内钉内固定有较高的侧方移位和骨折畸形愈合风险，对这类病例，可以采取阻挡钉技术来改善髓内钉固定骨折后的力学轴线和固定强度。通过阻挡钉技术，可以纠正侧方移位和成角畸形，具有较好的临床效果。

阻挡钉技术最基本的方法是：若要阻挡钉起预防骨折平移的作用，需要放置在骨折断端骨皮质较少的一侧（锐角原则）；在极少见的情况下，若锐角侧无法放置髓内钉，则可在成角凸侧的髓内钉远端放置阻挡钉；放置阻挡钉最佳的位置是骨折线以远 1cm，距离髓腔中线 6~7mm（图 18-23）。

(八) 关闭切口

完成髓内钉及锁钉的置入后，在 C 臂透视下诸钉的位置满意，即可冲洗伤口，逐层缝合，必要时主钉入口处放置负压引流 24~48 小时。

(九) 骨筋膜间隔室综合征

离开手术室前，应评估肌间隔的压力。一旦怀疑存在骨筋膜间隔室综合征，应密切观察并行筋膜室测压，视情况行筋膜切开。

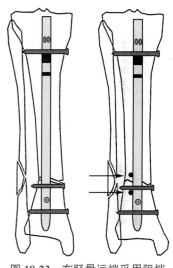

图 18-23　在胫骨远端采用阻挡钉来改善侧方移位
箭头所指为阻挡钉位置。

第四节　胫骨髓内钉内固定术的术后处理

胫骨髓内钉内固定术的术后处理包括负重和关节活动等问题。

一、负重

应用髓内钉后意味着所有骨折的固定都是稳定的，负重主要取决于患者不适的程度及骨折的类型。对有锁钉的髓内钉内固定，早期负重比较安全。一般来说，对稳定骨折（横断或短斜形），术后第 1 天即可负重。对用静力型内固定的粉碎性骨折，应借助支具，尽早采用保护性负重，通常至术后 6~8 周，X 线上显示有一定量的骨痂形成后可完全负重。对于骨折不愈合的患者实施髓内钉内固定后，因骨折类型稳定且无明显不适，应鼓励尽早负重。对骨折不愈合或延迟愈合重新固定且植骨的患者，处理情况与新鲜粉碎性骨折相似，一般在术后 6~8 周负重。

二、关节活动

应用髓内钉对胫骨骨折进行内固定后,关节的主动及被动活动可在早期进行,包括膝关节、踝关节及足的小关节。关节持续被动活动(CPM)在同一肢体多发伤或复合伤的患者中提倡早期应用,至患者获得各关节的主动活动为止。Count-Brown 对胫骨闭合性骨折及 Gustilo Ⅰ 型开放性骨折进行观察,3 个月内完全恢复膝、踝及跖间关节活动正常的占 55%,6 个月和 1 年以上完全恢复正常的分别为 89% 和 93%。极少数患者因伴有其他肢体损伤或复合伤,不能完全恢复关节活动。

三、髓内钉的调整

1. **正常拔除**　骨折愈合后,需对置入的髓内钉进行拔除(图 18-24)。一般来说,主钉的拔除至少在术后 1 年、X 线上有足量的骨痂形成、不会出现取钉后再骨折时进行。根据情况取钉时间亦可推迟至术后 2~3 年。老年患者若无特殊不适,亦可不取髓内钉。

2. **因膝部疼痛拔除**　内固定物于膝部突出时,应取出髓内钉以缓解膝部疼痛(但并非膝部疼痛皆由内固定物突出引起)。膝前区疼痛是髓内钉术后最常见的并发症之一,疼痛为轻度至中度,大部分患者能够忍受,拔钉后较少能够缓解。

不同类型的髓内钉需要不同的拔钉器械。带锁胫骨髓内钉需要先取出锁钉,再拔除主钉。锁钉的取出可以分次进行,亦可一次取出。

3. **动力化**　取出锁钉,由静力型内固定改为动力型内固定有两个基本原因,一是患者感觉锁钉不适,二是医师希望在骨折断端之间产生加压,亦称动态化。动态化是将静力型内固定变成为动力型内固定,目的是增加骨折处的轴向负重,以增加促进骨折愈合的机会。

动态化一般在髓内钉内固定术后 6~8 周,有骨折愈合征象时进行。近、远端锁钉均可被取出,其原则是先取出离骨折线较近的锁钉,原因是离骨折线越近,钉与骨皮质内膜表面接触越少,锁钉对轴向运动的影响也越大。从理论上讲,去除锁钉后能促进骨折愈合(图 18-25)。动态化可促进骨折断端加压,报道的骨折愈合率达 90%。对于轴向稳定的胫骨干骨折,最初 4 个月内施行该手术最为有效。

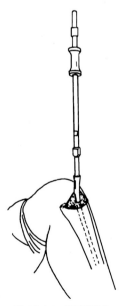

图 18-24　胫骨髓内钉的拔除

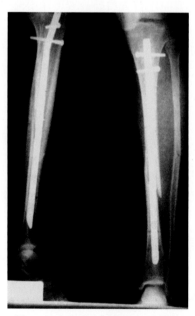

图 18-25　术后 6 周取出远端锁钉

4. **更换髓内钉**　更换髓内钉后的愈合率为 93%,最好用于骨缺损很少的情况,也可用于干骺端骨折及轴向不稳定骨折。

5. **植骨**　植骨的指征是因大量骨缺损造成的骨折延迟愈合或不愈合,也可用于改为动力型内固定或更换髓内钉术后失败等情况。

第五节　开放性胫骨骨折的髓内钉治疗

胫骨的位置比较表浅,胫前软组织覆盖少,因此开放性骨折的发生率较高。对开放性胫骨骨折,采用髓内钉内固定有其独特优势,但必须掌握好适应证。本节对胫骨开放性骨折的髓内钉应用进行讨论。

一、开放性骨折分型

开放性骨折多发生于战伤、交通伤、工伤。近年来,随着我国汽车交通业和建筑业的发展,其发生率逐年增高。伤口感染、骨髓炎及骨折不愈合是其主要并发症,严重程度取决于损伤的程度及对伤口的处理时间。Gustilo 和 Anderson(1976)制定了开放性骨折的评定系统,该评定系统于 1984 年进行了修订,以便较好的反映损伤的严重程度。此评定系统基于骨和软组织的损伤情况,将开放性骨折分成三个类型,其中Ⅲ型又分为三个亚型。

Ⅰ型:伤口长度<1cm,软组织损伤轻,骨折线简单,可为横形、短斜形或轻度粉碎。

Ⅱ型:伤口长度>1cm,轻度软组织损伤,伴轻至中度软组织挫伤或挤压伤,骨折中度粉碎。

Ⅲ型:伤口>5cm,有广泛的软组织损伤,包括皮肤、肌肉、神经、血管。伤口污染严重,骨折严重粉碎且不稳定,可分为三个亚型。

Ⅲa 型:广泛软组织撕裂伤但有足够的软组织覆盖骨组织,骨膜撕裂比较局限。

Ⅲb 型:广泛软组织损伤和缺损,骨膜剥离,骨外露,骨折粉碎,创面需使用局部或转移皮瓣修复。

Ⅲc 型:合并主要的大血管损伤,需要进行修复。

二、开放性胫骨骨折的髓内钉内固定

开放性骨折应用髓内钉的优点在于它比其他外固定方法提供的固定更加稳定,可以防止骨折的短缩、成角及旋转,且对软组织的损伤较小。若合并严重的软组织损伤,使用髓内钉比使用外固定更容易处理软组织损伤,外固定针有针道感染的可能并且干扰局部或游离皮瓣的软组织修复。

无论扩髓或非扩髓,髓内钉的置入均影响骨内膜的血供。在胫骨的开放性骨折中,目前的观点认为,扩髓可增加感染率,因此主张应用非扩髓髓内钉,且仅用于 Gustilo Ⅰ型、Ⅱ型及Ⅲa 型,对Ⅲb 型以上骨折慎用。亦有学者应用非扩髓髓内钉治疗Ⅲb 型以上的开放性骨折获得成功。尽管有证据显示采用扩髓髓内钉时感染率与不扩髓时相似,但多数研究仍显示感染率增加,因此仍建议开放性骨折时不宜采用扩髓髓内钉。

对于开放性胫骨骨折,初期伤口的清创处理非常重要,包括彻底清创及去除所有的失活组织及可疑失活组织。对已污染的失去血管的骨块应予以去除,以减少创伤后骨髓炎的发生率。目前有许多骨移植技术使大块骨缺损的重建成为可能。严重的污染伤口应二期闭合,大的创面可游离植皮或通过皮瓣、肌皮瓣或骨筋膜瓣进行覆盖。

Ⅰ型骨折:Ⅰ型胫骨干骨折,不管应用何种方法固定,多数学者的观点是与闭合性骨折相同。插钉前需进行彻底清创,操作方法同闭合性骨折。

Ⅱ型骨折:伴有轻度的软组织损伤,当清创后即行髓内钉内固定,创面视损伤情况,可一期闭合,亦可一期或二期通过游离植皮或皮瓣覆盖。

Ⅲ型骨折:Ⅲ型胫骨开放性骨折的治疗,可采用牵引及外固定架的方法,亦可采用接骨板或髓内钉治疗。无论采用何种方法固定,感染及骨不愈合或延迟愈合仍是该型骨折的主要并发症。经过近些年来国内外的大量理论研究与临床实践,目前髓内钉已广泛应用于Ⅲa、Ⅲb型骨折的治疗。有学者认为,可于软组织外伤愈合后、伤后3~6周再应用扩髓髓内钉内固定,亦可早期使用外固定架,在针道感染及穿针松动之前、软组织伤愈合后更换髓内钉。对Ⅲa型开放型骨折可以立即行非扩髓带锁髓内钉内固定,对Ⅲb、Ⅲc型骨折患者,应综合考虑选择合适的内、外固定方法。

第六节 胫骨各部位骨折的髓内钉治疗

一、近端骨折

胫骨近端骨折相对少见,距胫骨平台6cm以上的骨折可以使用髓内钉治疗。胫骨近端骨折的髓内钉治疗相当困难,骨折线近端邻近髓内钉的入口,意味着插钉时近端将受到相当大的应力,这通常会导致胫骨近端前侧骨块的粉碎。医源性近端骨折的常见位置在胫骨的前正中,此处位于上端前后锁孔处,使前后位锁钉失去作用,在此情况下,应于近端侧方锁钉,以获得胫骨近端的稳定(图18-26)。

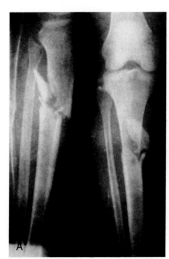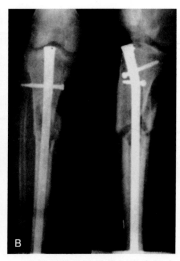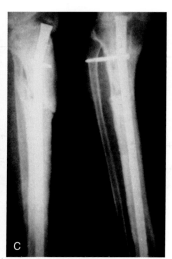

图18-26 胫骨近端粉碎性骨折髓内钉内固定术
A. 术前;B. 术后;C. 愈合后。

胫骨近端的粉碎性骨折因近端髓腔较粗,锁钉的稳定性差,必须安放2枚锁钉才能获得良好的固定。有时先对近端骨折行骨栓植入固定,然后行髓内钉内固定,尽管如此,有时仍较难固定骨折,医师应根据自己的经验,选用其他固定方法(图18-27)。

二、中段骨折

胫骨中段骨折的发生率较高,其治疗方法已在前面详述。各种类型的骨折治疗见图18-28~图18-31。

三、远端骨折

胫骨远端骨折较近端骨折常见,所有距踝关节面5cm以上的胫骨骨折均可用髓内钉内固定(图18-32、图18-33)。进一步讲,关节外骨折,骨折远端可以安放2枚锁钉(通过两侧骨皮质,锁钉方向可以平行,亦可不同平面垂直),就能使用髓内钉。

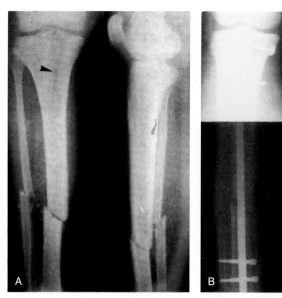

图 18-27　胫腓骨中段骨折合并胫骨近端骨折髓内钉治疗

A. 术前;B. 术后。

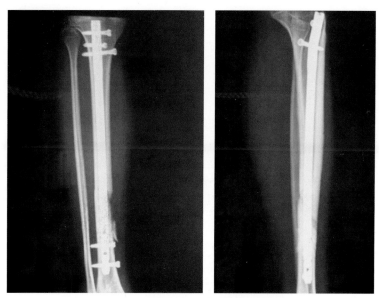

图 18-28　胫腓骨中段粉碎性骨折髓内钉治疗

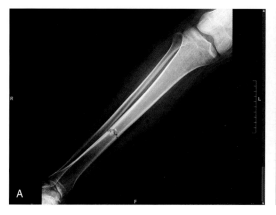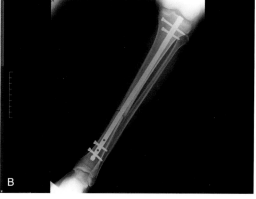

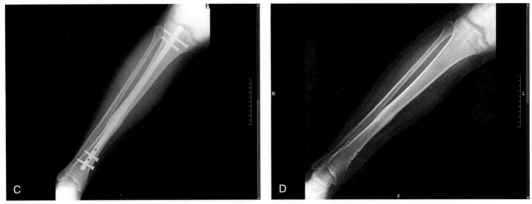

图 18-29 胫骨中段骨折髓内钉治疗
A. 术前;B. 术后;C. 骨折愈合后;D. 髓内钉取出后。

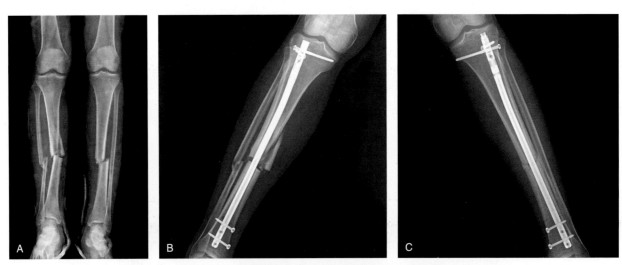

图 18-30 双侧胫骨干骨折,一期髓内钉内固定治疗
A. 术前;B. 右侧胫骨骨折术后;C. 左侧胫骨骨折术后。

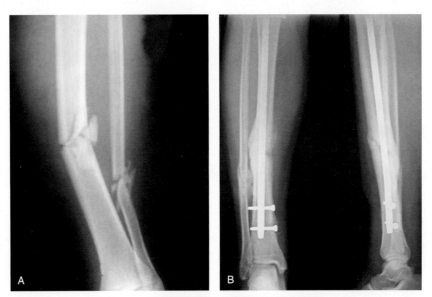

图 18-31 胫骨中段粉碎性骨折髓内钉治疗
A. 术前;B. 骨折愈合后。

图 18-34 是胫腓骨远端及踝关节髓内钉内固定的示意图,远端骨折应用髓内钉内固定,锁钉横穿两侧骨皮质,使踝周韧带坚强,防止踝关节的前后位活动。

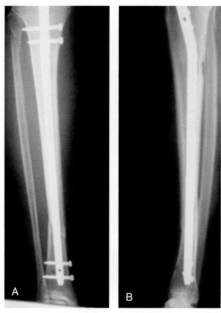

图 18-32　胫腓骨远端骨折的带锁髓内钉治疗后正位(A)及侧位(B)X线片

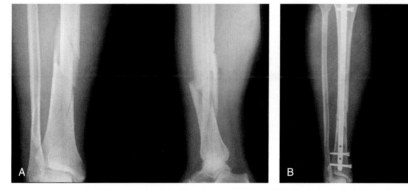

图 18-33　胫腓骨远端粉碎性骨折的带锁髓内钉治疗前(A)后(B)比较

四、粉碎性骨折

　　胫腓骨的粉碎性骨折比较常见,带锁髓内钉提供了良好的治疗方法,尤其是闭合穿钉,使软组织得以保护,促进了骨折愈合。静力型内固定防止了骨折的短缩、重叠及旋转,保证了骨折的稳定。对于粉碎性胫骨干骨折,因胫骨的狭窄处已被损害,插钉就相对容易。通过跟骨的轴向牵引,骨折得以复位,可直接安放导针至远端髓腔。近、远段骨块因髓腔较大,扩髓较容易,中段骨折粉碎处不应扩髓,因为此操作可损伤该区的软组织,正确的做法是用手将髓内钉推过粉碎性骨折块区,直至远端髓腔,位置合适后采用静力型内固定,近、远端均安放锁钉,以保持骨折骨的稳定(图 18-35、图 18-36)。

　　对于多段骨折,由于担心扩髓时骨折骨旋转造成骨血供丧失,许多医师对髓内钉在多段骨折中的使用表示忧虑。对于胫骨,广泛附着于胫骨上的胫前肌、胫

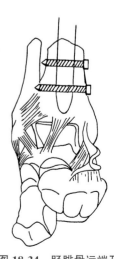

图 18-34　胫腓骨远端及踝关节髓内钉内固定示意

后肌、趾长屈肌、跖肌及骨间膜限制了骨折段的旋转,因此对于多段的胫骨骨折,可使用髓内钉内固定。从理论上讲,胫骨远端 1/4 处缺少肌肉和肌腱的附着,易发生骨折骨旋转,但此处的多段性骨折在临床上很少遇到。

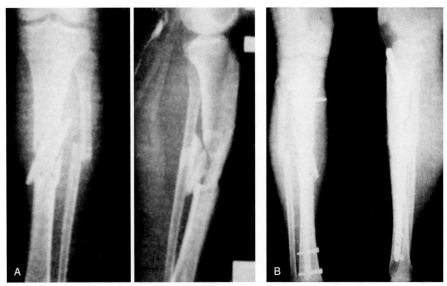

图 18-35　胫骨中段粉碎性骨折的髓内钉治疗
A. 术前 X 线片;B. 术后 X 线片。

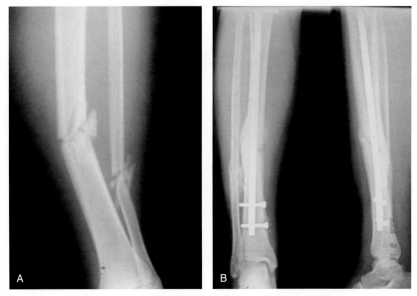

图 18-36　胫腓骨中段粉碎性骨折的带锁髓内钉治疗
A. 术前 X 线片;B. 术后 X 线片。

　　骨折段是否旋转取决于其长度、附着软组织的损伤程度及扩髓时所加的扭矩,骨折段越长,发生旋转的可能性越小。如果怀疑骨折段发生旋转,应采取措施使骨折段充分稳定。最好做小切口,使骨折段达到解剖复位,亦可经皮用固定钳固定骨折段,以确保顺利扩髓及插钉(图 18-37)。

　　为了减少骨折段旋转时发生危险,应使用较细的髓内钉,这样可减少扩髓的扭距、保护骨折段的血运,从而促进骨折的愈合。

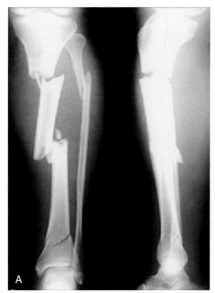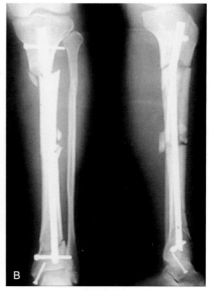

图 18-37　胫腓骨多段骨折的髓内钉内固定治疗
A. 术前 X 线片；B. 术后 X 线片。

第七节　胫骨骨折髓内钉治疗的并发症

一、感染

　　闭合胫骨干骨折,使用髓内钉内固定与其他内固定方法相比,感染率并无明显差异。对于开放性骨折,以往认为是使用髓内钉的禁忌证,特别是扩髓腔的操作,其感染率可达 24%。近年来,使用不扩髓的髓内钉治疗技术,其效果与外固定架治疗开放性骨折相同,而且患者更易接受,同时也便于医师对软组织的进一步处理。开放性骨折感染的发生率,一方面决定于软组织的受损程度及污染程度,更重要的是早期对伤口软组织是否做到了正确的清创处理。使用髓内钉治疗胫骨开放性骨折,并不像人们常认为的那样有较高的感染发生率、感染会累及全胫骨及彻底治愈较困难等。髓内钉术后感染往往是局部的,位于骨折处,无异于其他内固定术后的感染。即使沿髓内钉道均有脓性分泌物,也并不意味着感染累及全胫骨,通过正确治疗可以治愈。髓内钉术后感染的治疗方法是:首先进行扩创,清除脓腔及坏死组织,充分引流,保留髓内钉内固定,只要没有积脓,即使有少量分泌物,骨折愈合仍可实现。骨折愈合后,去除髓内钉的同时扩髓,清除脓性膜,切除窦道。对严重感染的患者,则应行扩创、死骨去除,取出髓内钉,更换内固定物或固定方式。

二、骨筋膜间隔室综合征

　　Ⅰ度开放性骨折和闭合小腿骨折,其骨筋膜间隔室综合征的发生率为 1%。而Ⅱ度、Ⅲ度开放性骨折,由于筋膜间隔常被破坏,其骨筋膜间隔室综合征的发生率更低。扩髓及打入髓内钉使小腿的筋膜室压力均有所增加,但术后 24~36 小时即恢复正常。不论急症手术,还是伤后二期手术,这一现象均不改变。完全可以在临床出现症状之前,及时发现骨筋膜间隔室综合征并积极行筋膜切开术,防止发生骨筋膜间隔室综合征。

三、骨折延迟愈合或不愈合

　　使用扩髓带锁髓内钉治疗骨折,其愈合率可达 97%~100%,使用不扩髓带锁髓内钉也有相当的愈合率。对于不愈合患者,可以采用动态化、更换较大直径的髓内钉、植骨等措施来进一步治疗。

锁定螺钉和髓内钉折断是一个较常见的并发症(图 18-38),主钉的折断率为小于 6%,锁定螺钉折断率为 6%~14%,随着内固定材料的发展,发生率逐渐下降。粉碎性骨折及延迟愈合是主钉及锁定螺钉折断的主要原因。任何减低髓内钉强度的因素,如使用直径小的钉,增加负重周期(例如过多负重或延迟愈合);降低钉与髓腔整体稳定的因素,如粉碎性骨折、干骺端骨折、动态化、同一水平腓骨骨折等,将增加主钉和锁定螺钉折断的可能性。延迟愈合是髓内钉折断的主要因素,可以采用植骨、动态化等措施来促进骨折愈合。较早拆除一端锁定螺钉而使之动态化,不仅使骨折断端接受动力加压而有利于骨愈合,同时也可将髓内钉由静力锁定式的应力遮挡型,转化为动力锁定式的应力分享型,从而减少髓内钉所受的应力。另外,对于粉碎性骨折,可采用晚负重的方法,待骨痂形成,即可分担髓内钉所承受的应力。

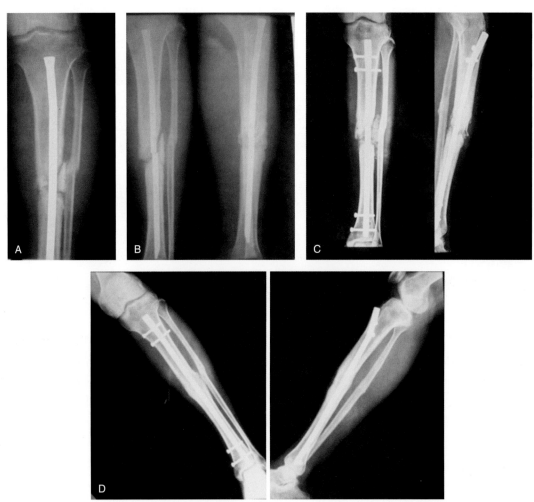

图 18-38 胫腓骨多段骨折的髓内钉内固定术后锁定螺钉及髓内钉折断病例
A.胫骨中段粉碎性骨折 V 形钉固定;B.术后 6 个月骨折不愈合并发生髓内钉断钉;
C.取出断钉,改用带锁髓内钉内固定并植骨;D.术后 1 年骨折愈合。

四、畸形愈合

由于髓内钉内固定后可取得良好的对线关系,故极少发生畸形愈合。一旦发生,可通过更换髓内钉,并做相应截骨矫形术以纠正畸形。

(张保中 常 晓)

第十九章 髓内钉在儿童骨折中的应用

第一节 弹性髓内钉的发展及其特性

"儿童骨折都可以愈合"及"儿童骨折应以保守治疗为主"是所有儿童骨折治疗著作的引言。但文献报道显示,大量的保守治疗,尤其是用于儿童前臂骨折时,有时会导致功能较差的结果。近来,经过改善后的更适合儿童的内固定物与内固定技术日趋成熟,弹性髓内钉是其中一种比较优秀的治疗方法。外科医师充分了解弹性髓内钉的特性及适应证,才能减少并发症的发生。不同年龄的患儿、不同的骨折部位或不同的骨折节段所具有的潜在的塑形能力不同,医师应根据每例患者的特点制订个性化治疗方案,而不能把儿童仅仅简单的看作成人的缩小。弹性髓内钉用于儿童被称作弹性稳定髓内钉(elastic stable intramedullary nailing,ESIN)。第一次使用是 1977 年在法国的南锡,用于治疗一名抗维生素 D 型佝偻病患儿,取得成功。随后,这项技术很快被广泛使用,以稳定长骨骨折,特别是治疗多发创伤。在此之前,弹性髓内钉曾在成人骨折中应用,其中应用较多的是 Ender 钉和 Rush 钉,因弹性髓内钉对于轴向不稳定的控制较差,现绝大多数医师更倾向于使用带锁髓内钉治疗成人长骨骨折,但弹性髓内钉的设计特点却完全适应儿童骨折的特性和骨的生长特性。

一、弹性髓内钉的特性

弹性髓内钉的设计原理是几根较细的钉插入到未行扩髓的髓腔中,通过每个钉获得它自己的三点固定,以达到固定骨折的目的。弹性髓内钉较刚性髓内钉的抗弯曲和抗扭转刚度小,这种弹性髓内钉的弹性固定促进了骨痂的形成,从而有利于骨折的愈合。儿童的骨膜很厚,而且比成人的骨膜更具有生物活性。骨膜的血液循环是皮质骨血运的重要来源,切断或剥离骨膜对于愈合是有害的,会影响愈合的速度、骨痂的形成和骨的长度。弹性髓内钉保持了生物环境,以提高骨折愈合速度和骨痂形成的质量。大多数病例通过一个很小的切口入路,不剥离骨膜即可成功获得闭合复位。即使需要切开复位,也只做一个很小的切口就足够获得复位。弹性髓内钉结构上具备的弹性,允许有理想的微动,以加速骨折愈合。弹性髓内钉顶端都有鸟嘴状的喙或钩状弯曲(图 19-1),保证了插入时在骨干的内腔表面可以顺利滑进,而不会损伤对侧骨皮质。这些钩状弯曲的外表很平滑,类似于雪橇的原理使钉可以很容易的打入骨内。喙的弧度与髓内钉的宽度成比例,有助于髓内钉的进入。

弹性髓内钉对于适龄儿童的骨折进行生物学微创固定。弹性髓内钉进钉点均远离骨折断端,减少了对骨折断端血液循环的影响。弹性髓内钉手术切口微小,对切口周围软组织影响较小,同时对儿童的生理和心理影响也小。

二、弹性髓内钉的稳定

弹性髓内钉依靠每个钉在骨内形成的三点固定使弹性髓内钉具有了轴向稳定性(图 19-2)、横向稳定性(图 19-3)、抗弯曲稳定性(图 19-4)和抗旋转稳定性(图 19-5)。随着弹性髓内钉的插入,每根钉均对骨骼产生三点固定作用。预弯髓内钉可获得这种固定作用。一般预弯弧高应当是长骨最狭窄处直径的大约 3 倍。大多数病例要使用 2 根髓内钉,严格的预弯和相对应的插入位置可产生良好的平衡结构以维持骨折断端的力线。钉尾固定在其入点部位,而另一端固定在对侧的干骺端。儿童干骺端密度比成人低,容易插入弹性髓内钉,同时又具备足够的抗应变能力使得此方法非常适用于治疗儿童骨折。预弯针应超过其弹性模量才可能获得预期的结果。

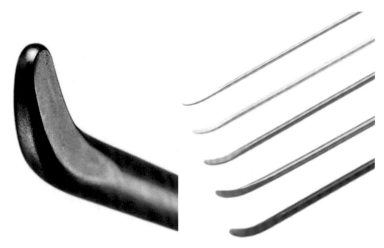

图 19-1 弹性髓内钉

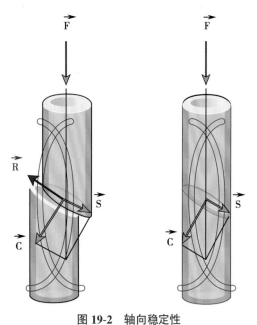

图 19-2 轴向稳定性

F- 作用于骨上的载荷;R- 髓内钉产生的反作用力;S- 骨变形对髓内钉产生的压力,C- 髓内钉产生的回弹力。

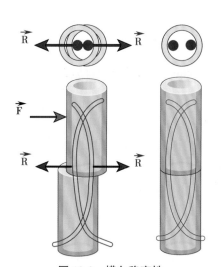

图 19-3 横向稳定性

F- 作用于骨上的载荷;R- 髓内钉产生的反作用力。

三、弹性髓内钉的材料

选择生物医学置入物的材料时,需要考虑材料的各种性质应互相适应。理想的置入物应满足以下标准:①生物相容性;②化学稳定性;③手术中易塑形;④接近骨的弹性模量;⑤良好的柔韧性;⑥高抗疲劳特性;⑦高机械强度;⑧无毒、无致癌性。这在髓内钉的设计中已有阐述。弹性髓内钉最初设计为不锈钢材料,后来 AO/ASIF 国际固定研究学会设计研究了钛制弹性髓内钉(titanium elastic nail,TEN)。钛合金

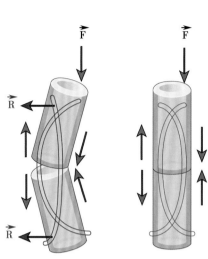

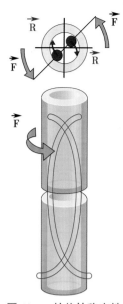

图 19-4　抗弯曲稳定性
F- 作用于骨上的载荷；R- 髓内钉产生的
反作用力。

图 19-5　抗旋转稳定性
F- 作用于骨上的载荷；R- 髓内
钉产生的反作用力。

具有近似于骨的弹性模量并具有可以控制弯曲度的特点，非常适合于儿童。钛合金比不锈钢具有更高的生物相容性和化学稳定性，不易引起儿童的不适反应；钛合金良好的柔韧性和高抗疲劳特性，更接近儿童长骨的弹性模量；手术中易塑形。AO 儿童工作部的研究显示，不锈钢的强度比钛合金高一个等级（例如：2.5mm 不锈钢钉的强度等同于 3.0mm 钛合金钉的强度）。这种特性具有临床意义，建议当髓腔不规则狭窄时使用不锈钢钉，并且在治疗体重较大的青少年骨折时推荐使用。

第二节　手术适应证及禁忌证

一、儿童骨骼的特点

儿童骨骼与成人有很大的区别，不能简单地把儿童简单看作是成人的缩小。首先，儿童骨骼有机物含量高而矿物质含量低，因此儿童骨骼具有强大的抗弯曲性能，骨折移位较少，骨折相对完整，不易形成粉碎性骨折，有利于弹性髓内钉的三点固定；儿童骨骼矿物质含量较低，抗压缩能力较弱，对螺钉的抓持能力较弱，传统的接骨板螺钉固定容易形成螺钉拔出而致内固定失效。其次，儿童骨骼存在骺板，损伤骺板可导致肢体畸形或肢体不等长，传统的刚性髓内钉均对骺板有损伤，因此限制了刚性髓内钉在儿童骨折中的应用；弹性髓内钉根据儿童骨骼的生理特点设计，进钉及操作均避免了对骺板的损伤。再次，儿童骨膜较厚，可维持骨骼的血运，弹性髓内钉的设计特点则保证了在治疗过程中能够最大限度的保持骨膜的完整性，促进骨折的愈合。

二、适应证

弹性髓内钉最初设计用于治疗儿童的骨干及干骺端骨折。根据不同年龄、骨折不同部位及不同分型决定治疗方案。以上三点必须结合考虑。

1. **年龄**　年龄的限制取决于儿童生长发育的状况。临床经验表明下限一般为 3~4 岁，上限一般为 13~15 岁。发育较成熟或体重较大的少年，应用弹性髓内钉应慎重，可选取不锈钢材质或选用其他固定方法。

2. 骨折类型 横形骨折是弹性髓内钉最强烈的适应证,可充分发挥弹性髓内钉的轴向稳定、横向稳定、抗弯曲稳定及抗旋转稳定。带有楔形骨块的短斜形或横形骨折、有骨皮质支持的长斜形骨折、螺旋形骨折、多段骨折和双灶骨折、青少年骨囊肿导致的病理性骨折都可以使用。

3. 骨折部位 居手术指征首位的是股骨和前臂的骨干骨折,胫骨干骨折也是很好的适应证。下列部位的儿童骨折适于弹性髓内钉治疗:股骨干部、股骨远端干骺端、股骨近端转子下区域、胫腓骨骨干部、胫腓骨远端干骺端、肱骨干部和头下区域、肱骨髁上区域、尺桡骨骨干部、桡骨颈和桡骨头(图 19-6)。

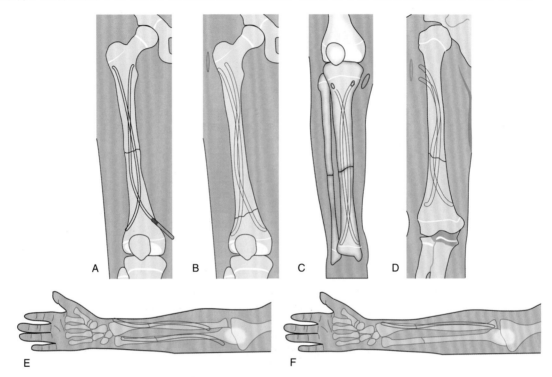

图 19-6 弹性髓内钉治疗儿童骨折示意
A.股骨干骨折;B.股骨远端骨折;C.胫腓骨骨干骨折;D.肱骨骨干骨折;E.尺桡骨骨干骨折;F.桡骨颈骨折。

临床上应根据实际情况掌握适应证,对于年幼儿童,无移位且稳定的骨折,适于保守治疗石膏外固定。对于下列疾病,可认为是弹性髓内钉的相对适应证:多发性创伤;颅脑损伤(可以超越上述年龄限制);小儿骨囊肿预防性固定;成骨不全患者;成人的肱骨和前臂骨折。

三、禁忌证

切口处有严重的感染、关节部位的骨折(桡骨颈骨折除外)、完全不稳定的复杂前臂骨折或无任何骨皮质支持的下肢骨折。

第三节 弹性髓内钉的术前准备

在决定使用弹性髓内钉治疗儿童骨折后,应在以下几个方面进行准备,以保证手术的顺利完成。

一、手术时间

对于骨折患者,有人主张在伤后 1~2 周内施行手术,但多数学者主张早期手术,尤其是对于儿童骨折,早期手术的优点是骨折早期复位,减少患儿的疼痛及不适,有利于患儿康复及功能训练;骨折早期肢体肿胀及短缩不严重,骨折容易复位,对于需要内固定的患儿,只要不合并严重的并发症,即可行手术治疗。

二、测量弹性髓内钉直径

术前应拍摄骨干正侧位 X 线片,测量 X 线片上髓腔最窄部位的直径,所选弹性髓内钉的直径至少是其直径的 1/3(图 19-7)。2 根弹性髓内钉的直径应该相同,避免内翻或外翻。

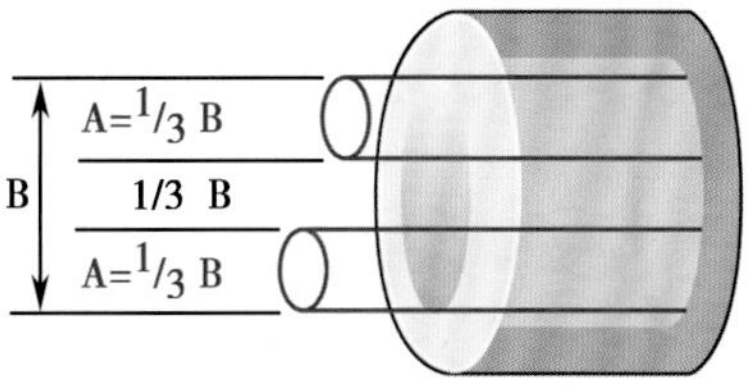

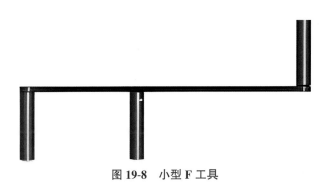

图 19-7　髓内钉直径的测量
A:髓内钉直径;B.髓腔直径。

三、患儿手术体位及麻醉选择

患儿仰卧于透光手术床上。对身高较高的儿童可以使用牵引床。对于较小的儿童,将其躯干固定于手术床则较为安全;患肢可以自由活动有利于控制髓内钉的位置和纠正患肢的旋转。C 臂应能确保透视肢体全长的正侧位。上肢骨折可选用臂丛或颈丛麻醉,下肢骨折可选用硬膜外麻醉。对于年幼儿童或不能配合儿童,可加用静脉麻醉。麻醉前可给予适当的镇静药物。

四、骨折复位

尽可能使用闭合复位的方法对骨折进行初步复位。可以使用小型 F 工具(图 19-8)帮助复位,将 F 工具放置于骨折平面,两根对线撬棒能帮助复位。如确实难以复位,可在断端处有限切开,帮助复位。

图 19-8　小型 F 工具

五、弹性髓内钉预弯

在插入弹性髓内钉之前,需对弹性髓内钉进行预弯。预弯弧高应为髓腔直径的 3 倍(图 19-9)。弧弓的顶点应位于骨折区域。弹性髓内钉钉头弯曲的方向应与弧形一致(图 19-10)。两根弹性髓内钉应进行相同的整体弧度预弯。

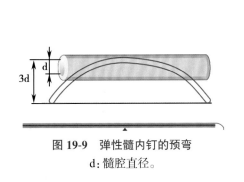

图 19-9　弹性髓内钉的预弯
d:髓腔直径。

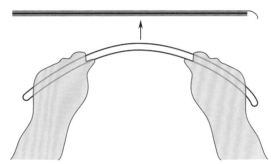

图 19-10　弹性髓内钉钉尾弯曲与预弯方向

六、弹性髓内钉的基本器械

手术前应检查弹性髓内钉器械是否齐全,基本器械包括插入器、开口骨锥、锁定钳、直型打击器、扳手和锤子(图 19-11)。

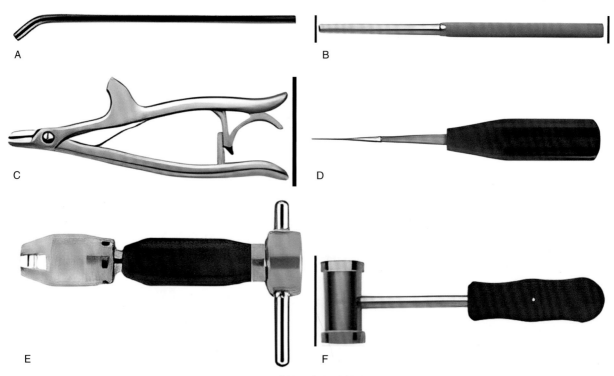

图 19-11　弹性髓内钉的基本器械
A. 插入器;B. 开口骨锥;C. 锁定钳;D. 直型打击器;E. 扳手;F. 锤子。

第四节　手术并发症的预防和处理

任何技术只有在运用中才能得以完善,弹性髓内钉内固定技术也不例外,虽然这是一项相对简单的技术,但也必须学习如何正确的使用。大多数并发症都是由于忽视了重要的生物力学原理,以及有明显的技术失误造成的。本节主要探讨原则性失误。

一、生物力学性失误

与那些有螺钉锁定以维持轴向及旋转稳定性的坚固髓内钉相比,弹性髓内钉通过"三点支撑"达到相同的原理。这一原理必须被严格坚持,骨折越不稳定,内支撑就应当越强。与生物力学相关的大多数失误为缺少内支撑。如果髓内钉的预弯不充分,髓内钉与皮质内表面接触太少或根本没有接触(图 19-12)而缺少力的作用点,就不能产生固定作用。通过预弯髓内钉可使内接触压力显著增加,这比远近端的接触点更重要。只有产生了正确的髓内钉张力才能实现此办法的动力性原则,这一原则基于环形肌肉覆盖及预弯髓内钉的回弹力。这些因素促使骨折段回到解剖位置。需小心确认被预弯的 2 根髓内钉在同一长度范围内是对称的。原则上,应使用 2 根同样粗细及预弯程度相同的髓内钉。预弯程度相同而粗细不同的髓内钉,有不同的"回复力",这会使骨折断端处于内翻或外翻位。有人因对弹性髓内钉的内固定原理不完全清楚,导致忽视这一基本原则。就结果而言,对骨折本身或软组织有内、外翻倾向的病例,使用不对称髓内钉无疑是好的。

二、髓内钉直径选择失误

通常来说,髓内钉直径应介于髓腔最窄直径的 1/3 到 2/5 之间。唯一的例外在前臂,此处为单骨、单钉,因两骨被看作是一个整体,髓内钉粗细应占髓腔的 60% 以上。在上肢,髓内钉过细可能只引起较小的问题。而在下肢,会产生不可接受的后果甚至是骨折移位(图 19-13),常常需要石膏外固定矫形,偶尔需要更换髓内钉。如上所述,髓内钉粗细选择不佳也可导致轴向畸形,引起外观及功能障碍。

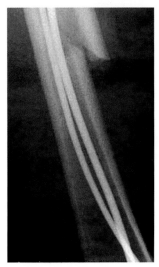 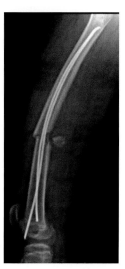

图 19-12　髓内钉与皮质内表面接触太少　　　　图 19-13　髓内钉过细

三、进钉点选择失误

错误的进钉点位置可引起多种不良后果。

1. 进钉点相互不对称,会显著影响生物力学(内张力不同)和骨折固定的稳定性。所谓的单侧治疗是例外(股骨顺行髓内钉,肱骨的顺行和逆行髓内钉),这些只适用于股骨远端干骺端骨折、肱骨髁上骨折及肱骨近端骨折(图 19-14)。

2. 进钉点太过远离骨骺将对肌肉产生严重刺激,尤其在股骨远端。而且,在进钉与拔钉时,肌肉组织也将受到进一步损伤。

3. 未做充分准备,在桡骨远端可能会伤及桡神经浅支。同样,尺骨近端入点也可能伤及尺神经。这些问题可以通过目前推荐的进钉点来避免,即桡骨远端偏背侧入点和尺骨近端偏桡侧入点。

4. 引起最严重后果的一个错误是因为进钉点太靠近骨骺而损伤到生长板。对软骨周围环的损伤发生在入点形成时,也与钉尾留置位置有关。有文献报道了一些骨骺早闭发生需要手术矫形的病例。

5. 钉尾留置过长会引起严重的皮肤刺激,甚至破溃,在一些文献中有报道。在股骨远端,髂胫束受到阻碍时将限制膝关节屈曲活动。

四、"螺丝起子"现象

骨折复位及第二根髓内钉进钉困难时可能会促使手术医师旋转髓内钉超过 180°,这会导致一根钉被另一根钉缠绕,这一过程被称为"螺丝起子"效应

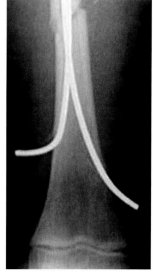

图 19-14　进钉点不对称,外侧钉过高

（图 19-15）。这降低了 2 根髓内钉有效的内压强,反而像一根单纯的中心钉,丧失了旋转和轴向的稳定性。这一现象必须用 X 线发现并尽量避免。一旦发现,问题髓内钉必须在术中拔除,并且重新置入正确的另一根。

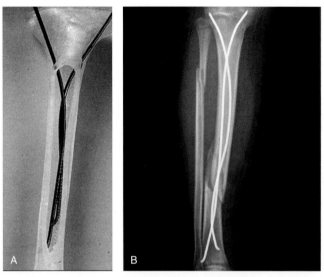

图 19-15 过度旋转导致髓内钉缠绕
A. 髓内钉缠绕示意;B. 髓内钉缠绕 X 线表现。

上述原则性问题应时刻牢记,并尽力避免。

第五节 术后护理及康复

一、一般护理

术后在患肢下垫枕。对于稳定性骨折,一般不需要石膏固定。术后第 1 天即可开始不负重的功能锻炼,稳定性骨折可早期开始负重;而粉碎性骨折和其他不稳定性骨折 3 周后才可练习负重。对于不稳定骨折或活动量较大的儿童,早期可辅助以石膏固定。

二、血液循环的观察

由于骨折后的固定包扎,往往不能直接观察到受伤部位的血液循环状况,而肢体远端能间接反映患肢血供情况,应视为观察重点。严密观察肢端有无剧烈疼痛、肿胀、麻木感,皮肤有无温度降低、苍白或青紫,发生以上情况说明肢端血液循环障碍,需立即查明原因,对症治疗。

三、感染的预防及护理

弹性髓内钉系微创手术,深部感染非常罕见,但仍应密切观察伤口有无红肿、波动感,一旦发生感染及时对症治疗。

四、内固定物取出

术后每 1~2 个月复查 1 次,指导患儿进行功能锻炼。根据临床影像学表现决定内固定物是否能够取出。一般在术后 6~12 个月,骨折愈合坚固后取出内固定。

第六节　股骨干骨折

一、逆行插入技术

弹性髓内钉具有维持骨折复位后的解剖力线,维持骨折稳定,术后可早期进行关节活动,以及肌肉功能恢复快等优点。目前,弹性髓内钉技术是治疗 4~14 岁儿童股骨骨折的主流方法。弹性髓内钉主要适用于横形、斜形或短螺旋形的骨干骨折。根据术者的经验,弹性髓内钉也可以用于治疗股骨转子下骨折、远端干骺端骨折和一些骨干的不稳定骨折。下面主要以 AO 产品 TEN 为例介绍弹性髓内钉治疗股骨干横形骨折的操作技术。

1. 手术体位和麻醉　患儿仰卧于透 X 线手术床上。对身高较高的患儿可以使用牵引床。对于幼儿,将其固定于手术床则较为安全。患肢可以自由活动有利于控制髓内钉的位置和纠正患肢的旋转畸形。C 臂应能确保透视股骨全长的正位和侧位。选用连续硬膜外麻醉或静脉全身麻醉。

2. 骨折复位　尽可能使用闭合复位的方法对骨折进行初步复位。对于复杂骨折,应对双下肢均进行消毒铺巾,以便于术中进行长度和旋转的对照。使用小型 F 工具(见图 19-8)帮助复位。

3. 髓内钉直径的选择　测量 X 线片上髓腔最窄部位的直径,所选髓内钉的直径至少是其 1/3(见图 19-7)。2 根髓内钉的直径应该相同,避免外翻或内翻畸形。

4. 髓内钉进钉点的确定　髓内钉需要逆行进入(由股骨远端向近端打入),进钉点应位于股骨远端骺板近侧 1~2cm(图 19-16)。在儿童,这个位置大概位于髌骨上缘近侧一横指的位置。注意:进钉点应在关节囊的外侧,避免损伤骨骺板。

5. 手术切口　根据患儿的身材,在进钉点平面的内外侧各做一长度为 2~3cm 的纵向切口。

6. 开髓　骨髓腔两侧精确对称的开孔是将来达到理想对称夹持固定的重要前提。对阔筋膜进行足够的分离后,在切口的近侧端,垂直于骨皮质插入开孔骨锥,慢慢旋转骨锥刺入骨皮质,然后调整方向与股骨长轴成 45° 角(图 19-17),继续向上刺穿骨皮质。所开孔应比所选髓内钉直径略大。可以使用 C 臂检查骨锥的位置和进入的深度。另一侧开髓的步骤相同。如果骨皮质较厚,可以使用适当的钻头和两联钻套。注意:不要损伤骨骺板。

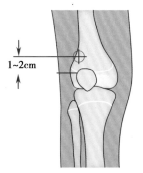

图 19-16　进钉点的位置

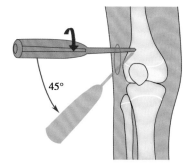

图 19-17　开孔的角度和方向

7. 预弯髓内钉　推荐在插入髓内钉前进行弹性髓内钉的预弯。预弯弧度应为髓腔直径的 3 倍(见图 19-9)。弧弓的顶点应位于骨折区域。髓内钉钉头应与弧形一致(见图 19-10)。事先应将 2 根髓内钉均进行相同预弯。注意:将弧弓的顶点压向骨干骨折处。预弯时用的力越大,内部的压力越高,在复杂骨折的情况下能提高稳定性。

8. 安装髓内钉至骨折区　首先将髓内钉安装于插入器上并用杆状扳手或活动扳手拧紧。髓内钉上的激光标记应与插入器的一端平齐。这样可以在不使用C臂的情况下控制髓内钉的方向(图19-18)。髓内钉的顶端与骨皮质垂直插入髓腔(图19-19)。然后将插入器旋转180°,使髓内钉与髓腔平行、髓内钉的顶端朝向髓腔。如果需要,使用C臂检查髓内钉的位置。旋转或使用联合锤轻轻敲击,逐渐打入髓内钉至骨折区(图19-20)。在对侧入点重复上述操作,将第二枚髓内钉插到骨折区(图19-21)。

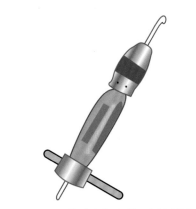

图 19-18 将髓内钉安装于插入器上

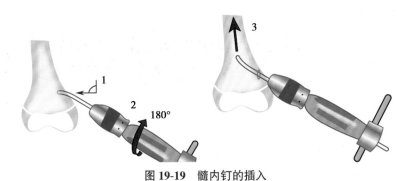

图 19-19 髓内钉的插入

1-髓内钉的顶端与骨皮质垂直插入髓腔;2-插入器旋转180°;3-旋转插入器逐渐打入髓内钉至骨折区。

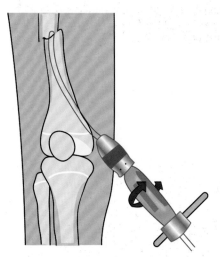 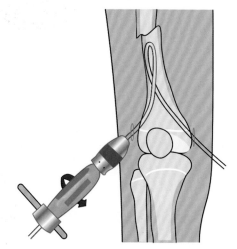

图 19-20 第一枚髓内钉达到骨折区　　　　图 19-21 第二枚髓内钉达到骨折区

　　9. **插入髓内钉** 通过2枚髓内钉逐步交替、边旋转插入边复位的方法来完成对骨折区的闭合复位,并将髓内钉完全通过骨折线(图19-22)。如果有必要也可以通过调整体位或使用F工具进行闭合复位。

　　注意绝对不要将髓内钉旋转180°以上或形成2个或2个以上的弧弓顶点。如果在复位过程中出现类似情况需要重新放置髓内钉。

　　10. 确认髓内钉顶端的位置　用 C 臂检查髓内钉顶端在近端骨折块髓腔内正侧位的位置。使髓内钉顶端在髓腔内保持正确的位置,应与股骨冠状面平行。如果髓内钉顶端的位置正确,再将髓内钉向前推进4~5cm,直至顶端达到近端骨骺板远端的位置(图 19-23)。最后 4~5cm 用锤子打入更稳定。需要确保两根髓内钉通过骨折断端再次完成交叉固定。注意:内侧髓内钉的顶端接下来不要穿越股骨距的位置。

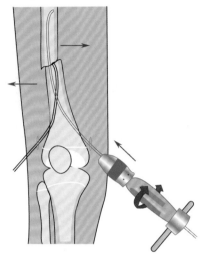

图 19-22　2 枚髓内钉交替穿过骨折线

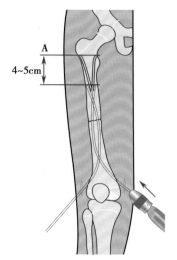

图 19-23　髓内钉近端最终长度的测量
A:股骨小转子上缘。

　　11. 检查稳定性　完成骨折的暂时固定后,在髓内钉最后固定在近侧干骺端之前,检查固定的稳定性。当使用牵引床时,在无菌操作下放松下肢的牵引。

　　12. 剪断髓内钉　根据需要保留的髓内钉长度,剪断髓内钉。应保留 1cm 的残留长度,以便将来取出髓内钉(图 19-24)。注意:钉尾不要太长,以避免钉尾穿破皮肤,引起感染。

　　13. 检查髓内钉的位置　最后使用推进打击器轻轻将髓内钉打击至所要达到的位置。确保推进打击器的末端接触到骨皮质,这样能使髓内钉的尾端保持在 1cm 左右(图 19-25)。

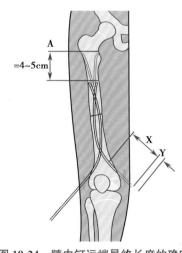

图 19-24　髓内钉远端最终长度的确定
A:股骨小转子上缘;X:软组织内长度;
Y:残留长度。

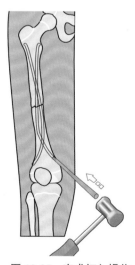

图 19-25　完成打入操作

图 19-26 是一个 10 岁男孩因股骨干横形骨折使用弹性髓内钉内固定的情况。

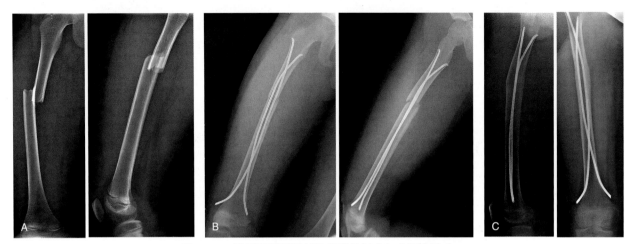

图 19-26　股骨干横形骨折使用弹性髓内钉内固定治疗
A.术前;B.弹性髓内钉内固定术后;C.骨折完全愈合。

二、顺行插入技术

对于股骨远端干骺端或股骨远端 1/3 骨折,应用弹性髓内钉应选择由近至远的顺行插入技术。与逆行插入技术有以下不同。

1. **进钉点**　股骨骨折由近至远的治疗,进钉点位于股骨转子下的前外侧,做 4~5cm 纵向皮肤切口,两个开孔处在纵线上相隔 1~2cm,相互偏离 0.5~1.0cm(图 19-27)。如果进钉点相靠太近,在打入髓内钉时骨皮质可能发生爆裂。

2. **预弯髓内钉**　为确保正确的内支架固定(三点固定),将一枚髓内钉预弯成 S 状,另一枚髓内钉预弯成 C 状,两枚弹性髓内钉在骨折处形成相同张力。这样在骨折水平具有内支架固定作用(图 19-28)。

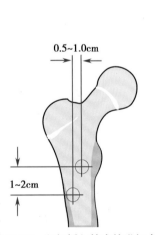

图 19-27　顺行插入技术的进钉点

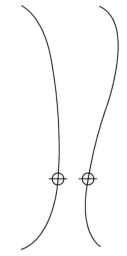

图 19-28　两枚钉预弯的形状

3. **打入髓内钉**　先打入预先折弯成的 C 状的髓内钉,使用髓内钉对骨折进行复位并获得初期稳定性,再打入预弯成 S 状的髓内钉。

4. **最后位置的确定**　继续向骺板方向打入髓内钉,并调整髓内钉顶端的位置及方向,使它们呈反方向分开(图 19-29)。

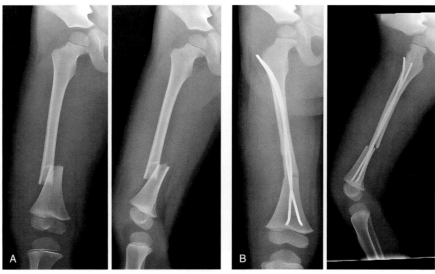

图 19-29 股骨远端骨折顺行插入弹性髓内钉治疗
A.术前;B.术后。

三、股骨钉的失误

1. 内侧钉穿透股骨距 因为股骨有向前的弧度,髓内钉将沿其方向向后侧到达股骨距。由于股骨距骨质较薄很容易被穿透(图 19-30),因此用透视来监测髓内钉的进程是十分必要的。如果钉尖朝后并接触到了股骨距,钉必须要拔出一部分,旋转 90°后以朝前面的方向进钉,从而避免穿透骨皮质。

2. 髓内钉未穿入近端骨折断端 在长螺旋形骨折,有时也包括横断骨折,医师有时可能会忽略其中一根钉未穿入近端骨折断端(图 19-31)。钉在骨膜下,早期会有一定的稳定性,临床检查很难发现。这个错误的产生主要是由于透视时体位不佳,没有获得相互垂直的两个平面的图像。

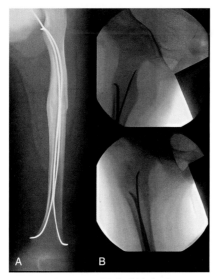

图 19-30 骨皮质被穿透
A.骨皮质被穿透;B.透视监测髓内钉的进程

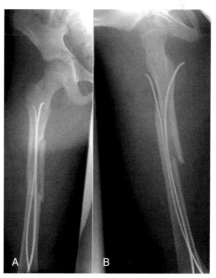

图 19-31 髓内钉未穿入近端骨折断端
在正位 X 线片(A)中看到髓内钉穿入近端骨折断端,但在侧位 X 线片(B)中可看到髓内钉并未穿入近端骨折断端。

3. 髓内钉直径不当 恰当的髓内钉直径对充足的稳定性和良好的力学机制是必备的。两根钉必须同样粗细;逆行插入时,两根钉的弯曲度要一致;顺行插入时,两根钉在骨折处的弧度要一致。任何一项错误对股骨的影响都特别严重,需要行二次麻醉换钉、骨折再复位或髋人字石膏矫形。

四、青少年股骨髓内钉的应用

有些股骨髓内钉的设计借鉴了刚性髓内钉的技术,同时改进了进钉点,将进钉点选择在大转子顶点的外侧,以避免股骨头坏死及医源性股骨颈骨折。其特点有:髓内钉可以预弯(图 19-32);在大转子顶点的外侧,以小转子下 20cm 为基点,大转子外偏 12° 处为进钉点(图 19-33);髓内钉的远近端可以锁定,增加了髓内钉的稳定性(图 19-34);建议采用尽可能长的髓内钉,但不能越过骨骺线,主钉远端距离骨骺线 15mm 以上为宜(图 19-35)。此类股骨髓内钉比较适合体重较大的大龄儿童或青少年,对于年龄较小的儿童来说,有损伤大转子骨骺的危险(图 19-36),其具体操作步骤与成人刚性髓内钉相近。

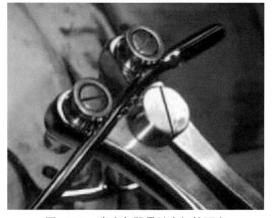

图 19-32 青少年股骨髓内钉的预弯

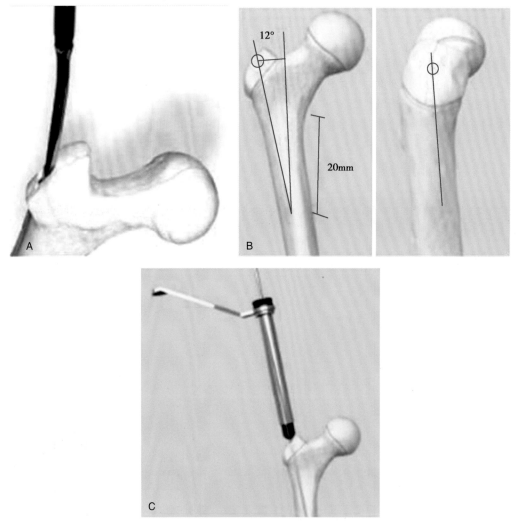

图 19-33 青少年股骨髓内钉进钉点较弹性髓内钉进钉点有外移
A. 尖锥开口;B. 进钉点示意;C. 套筒方向。

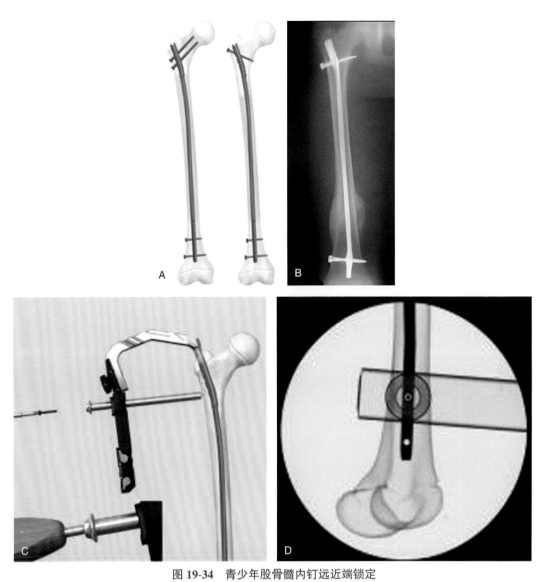

图 19-34　青少年股骨髓内钉远近端锁定

A. 青少年股骨锁定髓内钉示意；B. 青少年股骨锁定髓内钉术后 X 线片；C. 近端锁定示意；D. 远端锁定示意。

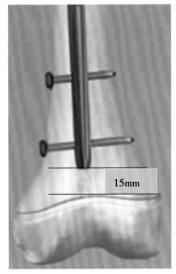

图 19-35　主钉远端距离骨骺线 15mm 以上

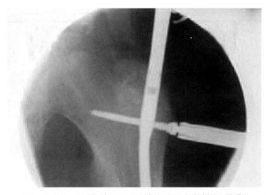

图 19-36　X 线片显示髓内钉经过大转子骨骺

第七节 胫 骨 骨 折

一、概述

儿童胫骨骨折的发生率位于股骨干骨折及尺桡骨骨折之后,居第三位。保守治疗仍是主要的治疗方法,功能恢复通常令人满意。对于某些病例,保守治疗效果有限时,可以应用弹性髓内钉。

使用弹性髓内钉治疗(图19-37)胫骨骨折的临床指征:胫骨闭合性不稳定骨折,复位较难或复位后很难维持位置的骨折,多发性损伤和/或合并颅脑损伤。胫骨骨折适合于骨干部和小腿远端干骺端骨折。因为胫骨具有三角形的髓腔,当进行髓内钉内固定时需特别注意。胫骨相对于周围肌肉处于偏心位置,对弹性髓内钉内固定会有不利的影响。在胫骨固定中必须使用由近至远的技术,不能使用由远至近的固定方式。胫骨弹性髓内钉的进钉点位于胫骨近端骺板以远约2cm处,胫骨结节内侧及外侧,切口1~2cm(图19-38)。其他操作步骤与股骨基本相同。

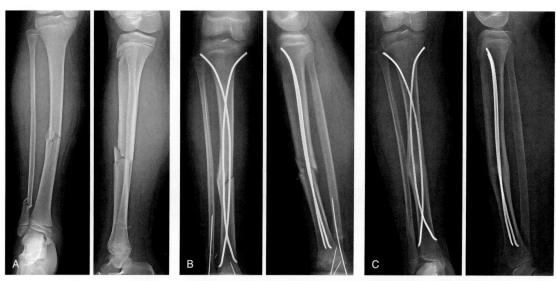

图 19-37 胫腓骨骨折合并踝关节骨折应用弹性髓内钉治疗
A. 术前正侧位 X 线片;B. 术后正侧位 X 线片;C. 骨折愈合后正侧位 X 线片。

二、胫骨弹性髓内钉治疗的失误

弹性髓内钉治疗胫骨骨折面临着很大的挑战,不仅在复位和髓内钉的位置方面存在问题,而且在顺行穿钉带来的矫正技术方面更存在问题。胫骨与其他肢体骨完全不同,主要有两点原因:首先,胫骨并非位于肌肉组织的中心,这一点对弹性髓内钉技术来说很严峻;其次,胫骨在断面上呈三角形,由后侧面及对称的两个斜面组成。弹性髓内钉由两个斜面对称打入,而压力被指向后侧,这一现象导致当髓内钉的位置"正常"时,胫骨会出现反屈。这就要求打入髓内钉后必须将钉尖向后侧转,以抵消这一现象。文献报道,胫骨骨折存在很多问题和较高的并发症发生率。从经验来看,胫骨是唯一可发展为不愈合及假关节的骨骼。弹性髓内钉治疗胫骨骨折达到稳定时常常导致骨折断端的轻度分离从而影响其完全复位,这种治疗几

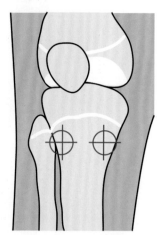

图 19-38 在胫骨近端骺板以远约
2cm 处、胫骨结节内侧及外侧进钉

乎可被认为是一种"假关节模型"。治疗胫骨骨折时禁止逆行穿钉,因为远侧进钉点会损伤肌腱。用弹性髓内钉治疗胫骨近端骨折是禁忌证。

第八节　肱骨干骨折

儿童肱骨干骨折发生率较低,大多数通过保守治疗可以达到较为满意的效果。对于一些不能达到功能复位的肱骨干骨折,弹性髓内钉是一种较好的治疗方法。

使用由远至近的外侧骨皮质进钉技术可以治疗肱骨近端骨折和肱骨干骨折。相反,由近至远的肱骨固定技术可以用于治疗肱骨远端骨折。

一、由远至近的固定技术

该技术与股骨由近至远的固定技术相似。

1. **体位和麻醉**　患儿取仰卧位,患肢置于可透 X 线的手术台上。选择臂丛麻醉或静脉全身麻醉。

2. **骨折复位**　尽可能使用闭合复位的方法对骨折进行复位

3. **髓内钉直径的选择**　测量 X 线片上髓腔最窄部位的直径,所选髓内钉的直径至少是其 1/3。两根髓内钉的直径应该相同,以避免术后外翻或内翻畸形。

4. **进钉点及手术切口**　选择肱骨远端桡侧切口,长 3~4cm。不要在尺侧做切口,以免损伤尺神经。远端的第一进钉点位于骨骺板近端 1~2cm 处。第二进钉点位于远端进钉点近端 1~2cm,并向内偏移 0.5~1.0cm(图 19-39)。开孔骨锥与骨干呈 45° 角。

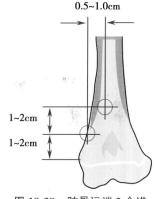

图 19-39　肱骨远端 2 个进钉点的位置示意

5. **髓内钉预弯**　为确保正确的内支架固定(三点固定),将一枚髓内钉预弯成 S 状,另一枚髓内钉预弯成 C 状,两枚弹性髓内钉在骨折处形成相同的张力(见图 19-28),这样在骨折水平就具有内支架固定作用。

6. **髓内钉打入**　打入预先折弯成 C 状的髓内钉,使用髓内钉对骨折进行复位并获得初期稳定性,再打入预弯成 S 状的髓内钉。

7. **髓内钉内固定**　继续向骺板方向打入髓内钉,并调整髓内钉顶端的位置及方向,使它们呈反方向分开。在 C 臂透视线将弹性髓内钉内固定在正确的位置后,剪断钉尾,尾端保留 1cm(图 19-40)。

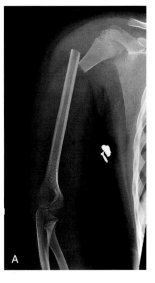
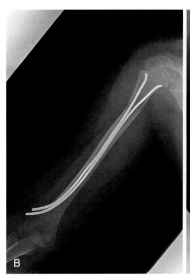
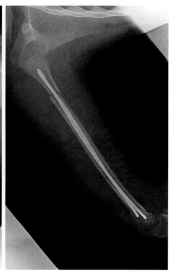

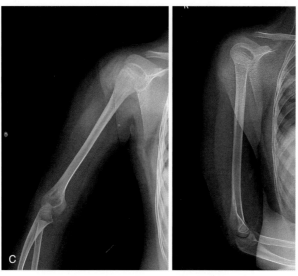

图 19-40 肱骨近端骨折应用弹性髓内钉治疗
A.术前 X 线片;B.术后 X 线片;C.骨折愈合后 X 线片。

二、肱骨由近至远插入技术

该技术与肱骨由远至近的固定技术相似,只在进钉点上有区别:进钉点在肱骨外侧,三角肌附着点水平,切口长约 3~4cm,纵向偏离 1~2cm,横向偏离 0.5~1.0cm。如果进钉点偏后可能会伤及桡神经。

三、肱骨弹性髓内钉治疗的失误

肱骨的手术比较谨慎,涉及功能和愈合方面的问题很少。手术的技术失误几乎不会影响长期结果。尽管如此也应该注意以下事项:原则上,肱骨穿钉多采用逆行方式,均从外侧进钉;建议显露肱骨远端后在直视下确定进钉点;如果通过闭合方式置入点过高,有伤及桡神经的危险;避免尺侧穿钉以免伤及尺神经。肱骨髁上骨折顺行穿钉时同样存在神经损伤的风险。

第九节 尺、桡骨骨折

尺、桡骨骨干部位骨折占儿童骨折的 10%,很长时间内治疗以非手术治疗为主。尺、桡骨具有旋转功能,轻度的对位、对线不佳或旋转畸形即可产生严重的旋前、旋后受限。儿童尺、桡骨骨折的治疗目的,首先是防止长期功能受限;其次是给患儿以最好的方法治疗,以避免多次复位或手术;再次是应用微创的方法,达到骨愈合。如果必须通过手术治疗尺、桡骨骨干骨折,弹性髓内钉是创伤最小的方式。由于尺、桡骨通过骨间膜的联结形成一个整体,所以在前臂只需在尺、桡骨各打入 1 枚髓内钉即可。单独尺骨或桡骨骨折,单钉即可提供足够的稳定性。

一、弹性髓内钉治疗尺、桡骨骨折的操作技术

(一)体位和麻醉
患儿取仰卧位,患肢置于可透 X 线的手术台上。选择臂丛麻醉或静脉全身麻醉。

(二)骨折复位
尽可能使用闭合复位的方法对骨折进行复位。建议先复位较难复位的骨折(通常是桡骨)这样会使整

个前臂骨折得到较好的复位。

（三）髓内钉直径的选择

测量 X 线片上髓腔最窄部位的直径,髓内钉直径约为髓腔峡部直径的 2/3。

（四）进钉点及手术切口

1. **桡骨**　使用由远至近技术固定桡骨。进钉点大约位于桡骨远端骺板近端 1~2cm 处,做一长度约为 1~2cm 的桡背侧切口。这个切口需注意避免损伤桡神经浅支(图 19-41)。

2. **尺骨**　使用由近至远技术固定。在尺骨鹰嘴骺板远端桡背侧做 1~2cm 切口。进钉点大约在骨骺远端 1~2cm(图 19-42)。尺骨近端骨折可选择由远至近技术进行固定。

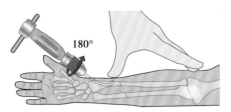

图 19-41　桡骨进钉点大约位于桡骨远端
骺板近端 1~2cm 处

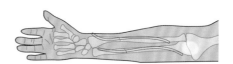

图 19-42　尺骨进钉点大约位于尺骨近端
骺板远端 1~2cm 处

（五）髓内钉预弯

为确保正确的内支架固定(三点固定),将髓内钉预弯成 C 状或 S 状,弧弓的顶点应位于骨折区域,预弯弧度应为髓腔直径的 3 倍。髓内钉钉头方向应与弧形一致。有些医师倡导对于尺桡骨应用弹性髓内钉可不作预弯。

（六）髓内钉打入

沿桡骨和 / 或尺骨继续打入髓内钉至骨折部位。建议先复位较难复位的骨折(通常是桡骨),这样会使整个前臂骨折得到较好的复位。如果桡骨或尺骨经过数次努力仍未达到复位,那很可能是存在肌肉嵌顿。可以在尺骨或桡骨中选取一侧的骨折部位,做一小切口进行骨折切开复位。

（七）髓内钉内固定

调整髓内钉的位置使髓内钉的顶端能相向而立,这样能对骨间膜提供弧形的支撑作用,前臂骨也能恢复它们生理弯曲的形状。为了避免皮肤激惹,髓内钉的尾端露在骨外的长度最好不要超过 6mm (图 19-43)。

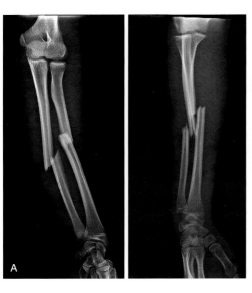
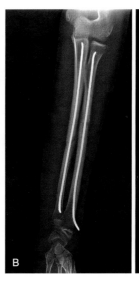
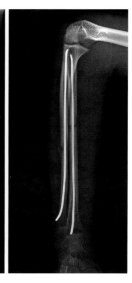

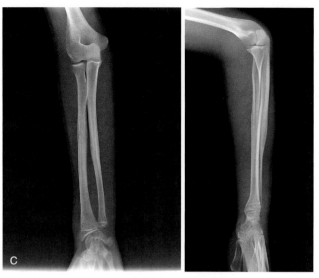

图 19-43　尺、桡骨骨折弹性髓内钉治疗
A. 术前 X 线片;B. 术后 X 线片;C. 骨折愈合后 X 线片。

二、前臂弹性髓内钉治疗的失误

不恰当的前臂骨折弹性髓内钉治疗,基本上与保守治疗的结果相似。最大的问题是畸形愈合后导致的功能受限,尤其是旋前和旋后。前臂畸形难以通过塑形来矫正。畸形的原因第一是选钉过细(记住应超过髓腔的 2/3,最好达到髓腔的 70%~80%);第二是两根针相互之间没有形成正确的张力来维持骨间膜适当的紧张度。然而,最大的问题是不恰当的选用弹性髓内钉来治疗桡骨下 1/3 和干骺端的骨折。这一区域骨折并非弹性髓内钉治疗的理想指征。这一区域如果使用弹性髓内钉,应在背侧仔细选择进钉点;更重要的是在接近钉尾处必须仔细预弯,以便髓内钉能接触到远骨折段的对侧皮质,否则远骨折段将会向尺侧倾斜(图 19-44)。

一般认为 4~6 个月内不应拔钉,要到骨折完全愈合之后再取钉。依此原则一般不会发生再骨折。与接骨板螺钉内固定和保守治疗相比较,再骨折的风险并非源于髓内钉这一方法,而是在于医师拔钉决定是否过早。桡骨穿钉应避免顺行,因其可能损伤桡神经深支。

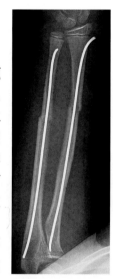

图 19-44　治疗桡骨远端骨折时,弹性髓内钉要充分预弯

第十节　桡骨颈骨折

桡骨颈骨折占儿童肘关节创伤的 5%~10%,治疗非常困难,常常因为多种并发症而损害肘关节的功能。骨折愈合不良多与解剖结构的原始损伤和相应血管供应损伤的严重程度有关;治疗的恰当与否也是重要的影响因素。儿童桡骨头切除已被摒弃。严重移位的桡骨颈骨折多采用切开复位,往往伴有较多并发症。弹性髓内钉内固定技术,系将髓内钉导入桡骨髓腔内并向近端推进至骨骺下方使其复位,它的最大优点在于能在达到坚强内固定和准确复位的同时避免破坏关节(图 19-45)。

一、弹性髓内钉治疗桡骨颈骨折的操作技术

1. **体位和麻醉**　患儿取仰卧位,患肢置于可透 X 线的手术台上。选择臂丛麻醉或静脉全身麻醉。

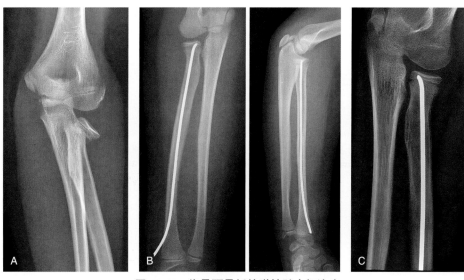

图 19-45　桡骨颈骨折的弹性髓内钉治疗
A.术前 X 线片；B.术后 X 线片；C.骨折愈合后 X 线片。

2. **骨折复位**　尽可能使用闭合复位的方法对骨折进行复位。在桡骨颈骨折严重移位时，可以使用外力按压桡骨头至髓内钉的顶端上方。可以使用克氏针撬拨严重移位的桡骨头进行复位。如骨折断端嵌进软组织而致复位失败，也可选择小切口切开复位。

3. **髓内钉直径的选择**　选择 2.0mm 或 2.5mm 直径的弹性髓内钉来复位固定桡骨颈骨折。通常治疗桡骨颈骨折时不预弯髓内钉。

4. **髓内钉打入**　像桡骨骨折那样打入髓内钉。进钉点大约位于桡骨远端骺板近端 2cm 处，在相应位置做一长度为 1~2cm 的桡背侧切口（图 19-46）。这个切口应注意避免损伤桡神经浅支。

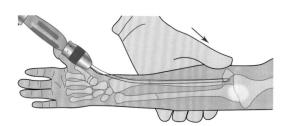

图 19-46　进钉点位于桡骨远端骺板近端 2cm 处

5. **髓内钉内固定**　轻轻捶击和旋转活动插入髓内钉至骨折区域，对髓内钉施加轻柔的轴向应力，解除骨折段的嵌插，然后 180° 旋转髓内钉完成复位。为了避免皮肤激惹及损伤桡神经浅支，髓内钉的尾端露在骨外的长度最好不要超过 6mm（图 19-47）。

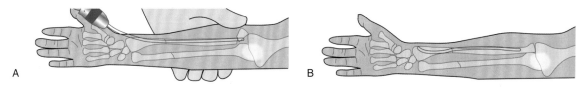

图 19-47　复位插入髓内钉
A.插入髓内钉至骨折区域；B.轴向加压 180° 旋转髓内钉完成复位。

二、弹性髓内钉治疗桡骨颈骨折的失误

弹性髓内钉治疗桡骨颈骨折的失误与桡骨髓内钉失误相近。但由于桡骨颈骨折创伤本身的特点，可

能导致下列并发症：不愈合、缺血性坏死、钙化、进行性肘外翻、残留疼痛。这些并发症常常会引起疼痛与肘关节活动丧失，应予以重视(图 19-48)。

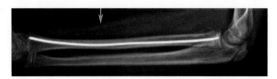

图 19-48 骨折愈合后，发生局部钙化(箭头所指)

（高家义　罗先正）

第一节　带锁髓内钉治疗骨折不愈合

笔者在长时间的临床工作中,遇到过数例股骨干骨折不愈合的患者,从影像学上分析,符合增生性骨不连的诊断,提示骨折断端存在不稳定。在对这些病例进行翻修手术的过程中发现:因为各种原因导致股骨髓腔偏大,即使采用最大直径的髓内钉,在进行静力锁定后,骨折断端仍存在不稳定。显然,这些不稳定正是前次手术后不愈合的重要原因。对于此类病例,笔者在骨折断端附加一块接骨板进行固定,使骨折断端获得稳定,从而使骨折顺利愈合。

附加的接骨板,不必使用标准厚度的股骨接骨板,可以使用上肢接骨板甚至重建板即可,其目的并非达到坚强固定,因为轴向稳定性已经由髓内钉承担,附加板主要是用于消除旋转不稳定,使骨折断端间的微动控制在有益于骨折的范围内。

典型病例 1 : 患者男性,82 岁。右侧股骨干骨折术后不愈合、接骨板断裂。行翻修手术,取出断裂的接骨板螺钉,改用髓内钉内固定并植骨;由于患者患有骨质疏松症并髓腔宽大,髓内钉内固定后骨折断端仍有微动,遂于股骨外侧附加一 8 孔锁定加压钢板,皆采用单皮质锁定螺钉固定。术后 1 年骨折愈合(图 20-1)。

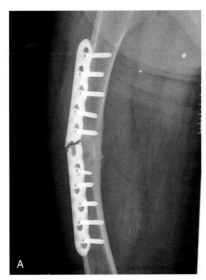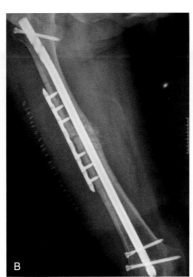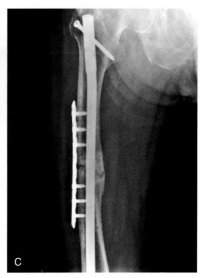

图 20-1　右侧股骨干骨折术后不愈合并发接骨板断裂,应用髓内钉并接骨板固定后,骨折愈合
A. 右侧股骨干骨折术后不愈合,接骨板自骨折断端断裂,骨折成角移位;B. 翻修术后;C. 1 年后骨折愈合,内固定物位置良好,无变形。

典型病例 2 : 患者男性,42 岁。主因"右侧股骨干骨折后跛行 10 余年"入院。入院查体提示右下肢明显短缩。影像学检查提示股骨干中段骨不连,假关节形成。术中清理骨折断端,打通髓腔,应用髓内钉内固定后,在骨折断端内侧放置自体髂骨块,外侧附加接骨板固定,彻底稳定骨折断端。术后 1 年,骨折愈合良好(图 20-2)。

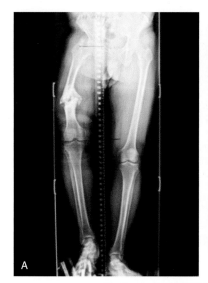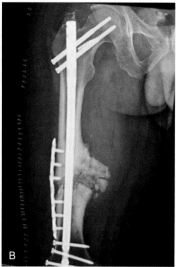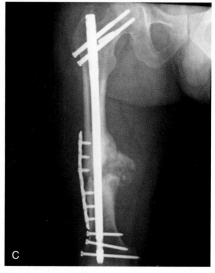

图 20-2 右侧股骨干陈旧性骨折不愈合,应用髓内钉并接骨板内固定后,骨折愈合
A. 术前下肢全长 X 线片提示右侧股骨干骨折后增生型骨不连,假关节形成;B. 行切开复位髓内钉＋接骨板内固定,并髂骨植骨;由于骨折断端增生不规则,对接骨板进行了适度塑形后方能置于股骨干外侧;C. 术后 1 年复查 X 线片,见骨折愈合,内固定物位置良好。

典型病例 3：患者男性,22 岁。因交通伤后双侧胫骨干骨折。一期行双侧髓内钉内固定治疗,术后 1 年复查,影像学提示左侧胫骨干骨折愈合良好,右侧胫骨干骨折断端吸收明显。考虑右侧胫骨骨折不愈合,遂再次手术,术中未更换髓内钉,清理骨折断端,自体髂骨植骨,附加接骨板固定,彻底稳定骨折断端。二次术后 2 年,骨折愈合良好,拆除两侧髓内钉及内固定物。(图 20-3)

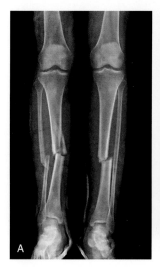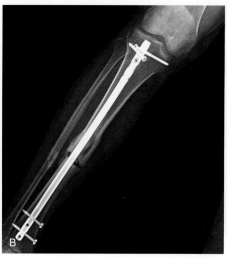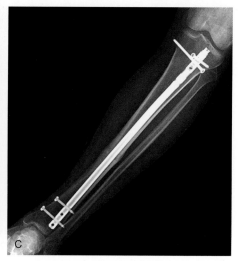

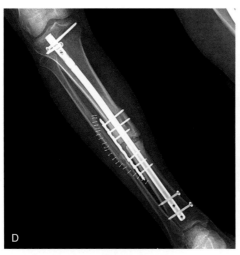
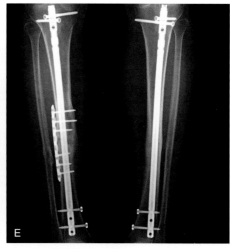

图 20-3　双侧胫骨干骨折术后一侧不愈合,附加接骨板内固定后骨折愈合

A. 术前 X 线片示双侧胫骨干骨折;B. 第一次手术术后 1 年 X 线片示右侧胫骨骨折不愈合;C. 第一次手术术后 1 年 X 线片示左侧胫骨骨折愈合良好;D. 二次手术行右侧胫骨骨折断端清理＋植骨＋接骨板内固定;E. 二次术后 2 年,骨折完全愈合。

(张保中　常　晓)

第二节　带锁髓内钉治疗病理性骨折

对长骨的病理性骨折,髓内钉内固定是一种较为理想的治疗办法。病理性骨折有两种类型,一种是良性病变如良性肿瘤或类肿瘤样病变导致的骨折,包括软骨母细胞瘤、骨囊肿、动脉瘤样骨囊肿、骨纤维异常增殖症等,可以采取病灶完整切除或刮除、髓内钉内固定术;另一种为恶性肿瘤转移导致的病理性骨折,这类肿瘤导致的长骨骨干病理性骨折,往往采取姑息治疗,所以可以采用髓内钉内固定。最易受转移性肿瘤累及的骨折部位是股骨转子下区,其次是肱骨近端。对于原发骨恶性肿瘤导致的病理性骨折,如骨肉瘤,一般采取广泛切除、假体置换以力争获得全切机会,较少采用内固定治疗,但如果已全身扩散,仅进行姑息固定,则可以采用髓内钉治疗。

一、良性病变导致的病理性骨折

对良性肿瘤或类肿瘤样病变导致的骨折,其治疗的目的是:①彻底切除病灶,明确诊断、避免复发;②重建骨的连续性,获得可靠的骨愈合;③稳定骨折。由于为中心型固定,与接骨板螺钉内固定相比,髓内钉具有力学上的优势,更适用于需要较长时间愈合的骨折,因为这类骨折在病灶清除后往往会产生较大的骨缺损,常常需要植骨填充,造成愈合时间延长。

对于良性病变导致的骨干骨折,首先应当广泛清除病灶并留取病理以证实病变性质,在清除病灶的基础上再进行穿钉固定。由于是切开复位、开放穿钉,在固定技术上相对容易。所需要注意的是,由于缺乏骨折断端的解剖标志,容易忽视肢体的旋转移位。所以,在复位时要根据大体的解剖标志,参考透视所见,避免在旋转移位的状态下锁定固定。

二、恶性肿瘤导致的病理性骨折

骨是继肺、肝之后第三位的转移癌发生地。随着诊疗技术的进步,各种恶性肿瘤的疗效明显提高,患者寿命延长,肿瘤骨转移的机会明显增多。过去认为恶性肿瘤一旦转移至骨,便提示已到肿瘤晚期,对其治疗十分悲观,治疗的目的是使患者尽可能感到舒适,类似于临终关怀;而现在已经发生了很大的变化,治疗目的在于重建患者的日常生活功能,强调生活质量。

长骨骨转移癌主要的临床表现为疼痛、病理性骨折、高钙血症,使得患者丧失日常活动能力,甚至卧床不起,常并发肺炎、压疮、泌尿系感染,进一步减少了生存期,更重要的是降低了患者生存期的生活质量,最终的死亡也常常是这类并发症及其治疗导致。手术的目的在于缓解疼痛、防治并发症、保留功能、改善生活质量。

任何恶性肿瘤都可以转移至骨,最常见的是乳腺癌、肺癌、前列腺癌和肾癌,占所有骨转移癌的 80%。骨转移癌的预后取决于原发类型,乳腺癌和前列腺癌可以以年来计,而肺癌通常只有几个月。对乳腺癌、前列腺癌等相对预后较好的肿瘤,应进行类似原发骨肿瘤根治性手术的广泛切除,以力争避免局部复发、获得较长的生存期;而对肺癌等预后较差的肿瘤,可仅予以固定,不行或仅行局部病灶清除,以避免创伤过大,这类患者是髓内钉内固定的主要适应人群。

对骨转移癌患者进行外科治疗,判断患者是否适合手术及何种手术能达到最佳效果存在一定困难。手术指征是发生病理性骨折和即将骨折。一般根据 Capanna 标准(表 20-1)进行病例选择,其目的是个性化治疗,避免治疗不充分或过度治疗,以达到控制疼痛、重建功能的目的,延长生存期并有较好的生活质量。根据这一标准,所有 1、2、3 级患者接受手术治疗,而 4 级患者接受保守治疗。

表 20-1 Capanna 标准

分级	特点
1	单一转移病灶;原发肿瘤预后较好;病史超过 3 年
2	任何部位的病理性骨折
3	主要长骨干即将发生骨折
4	所有部位都出现成骨病灶;在非结构骨部位出现溶骨性或混合性病灶;不会发生骨折的溶骨性病灶

对于某些难免发生骨折的转移病灶,也可以进行预防性病灶切除、内固定手术。对即将骨折的判断,使用 Mirels 评分(表 20-2),对 9 分或以上的病例建议行预防性手术,对 7 分及以下的病例推荐保守治疗。对有较高风险发生病理性骨折的骨转移癌进行预防性手术,较之骨折后再行手术,具有操作简单、花费低、效果好的优点。

表 20-2 Mirels 评分

得分 / 分	范围	部位	放射学表现	疼痛
1	皮质 1/3 内	上肢	成骨病灶	轻度
2	皮质 1/3~2/3	下肢	混合病灶或成骨病灶	中度
3	超过皮质 2/3	粗隆部	纯溶骨性病灶	重度,功能受限

有的学者认为,预计生存期超过 2~4 周且能耐受麻醉者应行手术治疗,但实际上预期生存时间很难估计,相当多的患者最终生存时间超过预期,有的学者建议对没有影响手术合并症的患者都可以考虑手术治疗。

手术方法的选择,可以行病灶内切除或病灶外切除。对于单发转移灶和原发灶预后良好者,可按照原发恶性骨肿瘤的治疗,行根治性手术,病灶外肿瘤切除并行相应的重建内固定,患者可获得疼痛的缓解和功能的改善。对于多发转移,患者能耐受手术的,可行病灶内切除、骨水泥填充加相应的内固定以解决肢体的骨折和预防骨折;对预后特别差的,甚至不予清除病灶,仅行固定。

对于发生于骨干部位的转移灶,内固定选择以易于固定、牢靠、尽可能彻底地切除肿瘤为目的。第一选择为髓内钉,因为如采用接骨板螺钉,可能面临骨质破坏、骨溶解严重而无法有效固定的问题。手术力求达到创伤小,尽量保留骨膜或骨皮质的连续性。去除病灶后产生的骨缺损,考虑到愈合问题和即时的稳定性,多应用骨水泥填充,少有植骨者。

典型病例1　患者女性,61岁。因乳腺癌转移导致右侧肱骨干病理性骨折。病灶切除内固定术中截除瘤段骨9cm,髓内钉近、远端固定,骨水泥填充骨缺损。术后存活2年半,上肢功能基本正常(图20-4)。

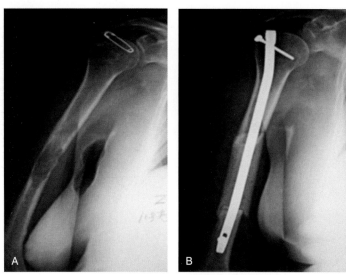

图 20-4　右侧肱骨干病理性骨折病例
A. X线片示右侧肱骨中段溶骨性病灶并骨折,轻度移位;
B. 行病灶切除、骨水泥填充、髓内钉内固定术。

典型病例2　患者男性,69岁。因肺癌晚期转移导致右侧股骨转子下病理性骨折。行病灶切除、骨水泥填充骨缺损、PFN内固定术(图20-5)。

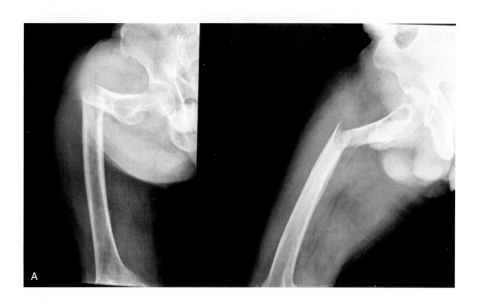

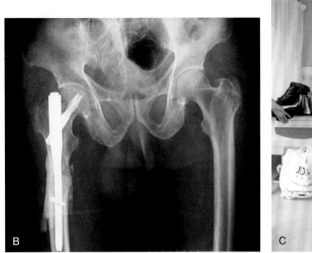
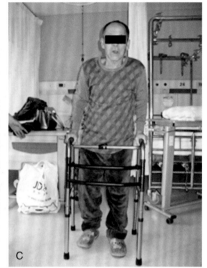

图 20-5 右侧股骨转子下病理性骨折病例

A. 右侧髋正侧位 X 线片示右侧股骨转子下病理性骨折,明显移位;B. 术后双侧髋正位 X 线片;
C. 术后第 5 天出院时,步行器保护下下床活动。

典型病例 3 患者男性,65 岁。因肾癌转移导致右侧胫骨干溶骨性病灶。行瘤段骨切除、骨水泥填充骨缺损、髓内钉内固定术(图 20-6)。

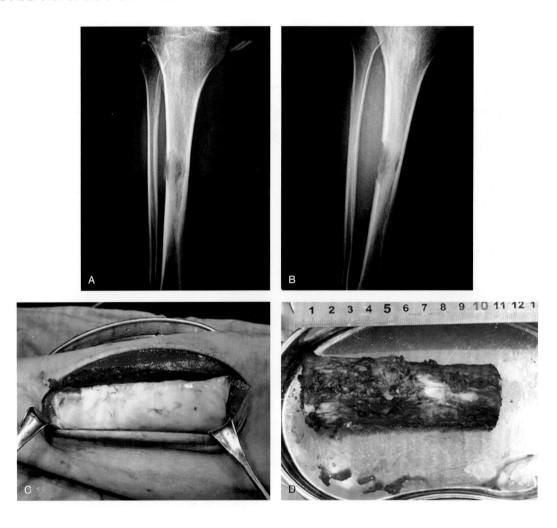

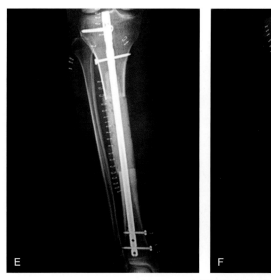
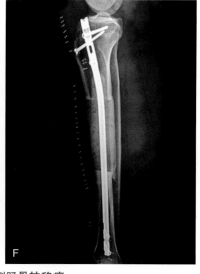

图 20-6 右侧胫骨转移癌

A、B. 右侧胫腓骨正侧位 X 线片示右侧胫骨中段溶骨性破坏;C. 骨水泥填充骨缺损后;
D. 切除的瘤段骨;E、F. 术后 X 线片

(张保中 常 晓)

第三节 髓内钉在足踝疾病中的应用

一、髓内钉在足踝疾病中的适应证和禁忌证

在足踝疾病中,髓内钉仅用于关节融合。在单纯胫距关节融合时,常用的方法依然是交叉空心钉、接骨板、外固定架等。如需进行胫距跟融合,逆行髓内钉具有其他方法所不可替代的生物力学优势。

(一)适应证

1. 严重胫距关节炎合并距跟关节炎。

2. **距骨坏死** 保守治疗无效且无法行关节置换。

3. 严重胫距跟力线不良且常规方法无法矫正、神经病变或损伤致关节严重不稳定,影响整个肢体功能,单纯肌腱转移难以维持关节稳定和恢复有效功能,固定局部关节可以改善肢体功能者。

4. 作为四关节融合的一部分。

5. 原有融合失败翻修。

6. 血友病性踝关节炎。

(二)禁忌证

1. 不需要融合距跟关节的踝关节融合术。

2. 同侧邻近关节已有骨性强直,应根据临床需要谨慎地实施胫距跟融合术。

3. 对侧踝关节已行融合或强直者,应根据临床需要谨慎地实施胫距跟融合术。

4. 儿童肢体发育阶段,在肌肉的持续作用下,融合的关节可以再发生变形。故年龄在 12 岁以下的儿童,不宜施行此类手术。

5. 胫骨髓腔狭窄,经扩髓后也无法达到置入髓内钉的要求者。

6. 局部皮肤条件差,以及存在感染、未控制的糖尿病、动脉闭塞等。

二、手术方法

一般采取平卧位。

1. 关节面的处理 踝关节面可通过切开手术,清理胫骨侧及距骨侧软骨,直至正常松质骨面。注意清理内踝及外踝侧软骨面。经踝前入路,注意保护伸肌腱鞘、胫前神经血管束。也可通过关节镜技术,清理滑膜、软骨,获得良好的骨床,创伤小,更利于避免切口并发症,利于术后愈合。

距下关节由前后两部分构成,融合时重点处理好后关节面。可通过切开手术或经关节镜进行清理,直至松质骨面。

切除外踝可以清晰的显露踝关节,利于骨床处理,为骨床间隙植骨提供良好的骨源及调整下肢力线,但缺点是损伤较大。保留外踝可以维持踝部外形,增加植骨融合接触面,有利于骨性愈合。目前大多采取前方入路清理踝关节,或者通过关节镜进行清理及植骨。

2. 软组织平衡 根据术中需要,行跟腱松解延长、足底腱膜松解、胫后肌腱/胫前肌腱转位等手术,纠正下肢力线,矫正前中足畸形。

3. 植骨 获得满意的骨床后,下肢长度会有一定短缩。根据缺损情况,酌情进行植骨,避免下肢长度过度短缩,利于远期骨愈合。

植骨材料以自体骨最佳,其次可用骨替代物(生物玻璃、羟基磷灰石等)。因踝部软组织薄弱,应慎重使用有可能产生排异反应的异体骨或异种骨等材料。

采用关节镜技术时,可经过工作通道植骨。

4. 调整足踝部力线 冠状面应使胫距跟保持直线,避免足跟内翻或外翻。矢状面应使踝关节跖屈5°~10°,以保持行走时良好的推动,避免出现跟行足。

5. 固定 于足底跖腱膜跟骨止点前方切开约0.5cm,透视下打入髓内钉导针,经距骨置入胫骨远端髓腔。透视导针位置满意后扩髓,打入适当直径的髓内钉主钉。透视见主钉尾端平齐跟骨足底面,后依次锁入远端锁钉(或鹅头钉、螺旋刀头等)至跟骨及距骨。跟骨距骨严重骨质疏松时,可根据所选髓内钉的特点,采用"钉中钉"等技术,增加锁钉数量,提高锁定强度。敲击足跟,使胫距间隙加压。锁入2枚近端胫骨侧锁钉。透视确认。逐层关闭切口。酌情放置引流。厚棉垫适度加压包扎。

6. 术后及康复 术后严密观察伤口愈合情况。一般不需要石膏固定。早期开始髋膝关节、足趾关节等部位锻炼。

术后2~3周拆去缝线后,即可逐步开始患足负重训练,从10kg开始踩秤锻炼,每日数组,每次20~30次。每周增加5kg。一般3~4个月根据X线片所示愈合情况,调整完全负重的时间。

三、常见并发症

1. 切口并发症 足踝部皮肤软组织条件较差,要严格把握手术适应证,特别是局部条件。

胫前切口皮下多为腱性组织及支持带,血运较差,术后易发生愈合不良。术中应细致操作,避免暴力牵拉。可采用Z形切口,降低缝合张力。尽量去除增生骨赘。避免强求肢体长度,适度短缩有利于切口愈合。

存在严重马蹄足畸形时,跟腱延长的切口常因踝关节矫形后出现皮肤紧张,易发生愈合不良。微创延长跟腱可显著避免此类并发症。

发生切口愈合不良后,应早期发现、早期处理,通过换药、VSD等方法大多可获得愈合。

2. 延迟愈合 逆行带锁髓内钉属于轴向内固定,在生物力学方面的牢固性优于传统的接骨板螺钉内固定,为骨性融合提供了稳定的环境;新型髓内钉锁定技术使得静力型内固定效果大大增强;髓内钉属于微创手术操作,特别是结合关节镜技术后,软组织损伤得以将至最低;髓内钉扩髓具有自体植骨效应。以上这几点优势,使得逆行髓内钉内固定的远期愈合率大大高于传统开放手术或关节镜技术结合交叉空心钉或外固定等手术方式。患者术后不需要石膏固定，早期即可开始部分负重及功能锻炼。

术后 3 个月随访摄片提示愈合延迟时，只要内固定物无松动表现，适当延长部分负重时间即可，最终都可获得融合。

3. 步态异常　踝关节融合对患者步态等方面存在一定影响。单侧融合时，通过其他关节的过度活动可获得一定代偿。双侧融合时，会对步态产生较大影响，尤其是行走崎岖路面时会有一定困难。因此，对一般的踝关节炎患者来说，不建议双侧融合，尤其是有劳动需求或者生活在山区者，至少要保留一侧的活动能力，如采取踝关节置换。对血友病性终末期踝关节炎等特殊情况来说，踝关节置换的假体生存率明显低于膝髋关节，翻修手术不仅风险大，同时需要再次使用大量凝血因子，医疗费用也显著升高，此时更多考虑双侧融合临床效果确切的优点，作为特殊情况下的不得已选择。

四、典型病例

(一) 病例介绍

患者男性，30 岁。主因"乙型血友病 26 年，双踝反复肿胀疼痛 15 年，加重伴行走困难 1 年"入院。患者 4 岁时咬伤舌头后流血不止，于当地医院就诊，查明凝血因子Ⅸ缺乏，诊断为"乙型血友病"，予间断输血治疗。15 年前活动时不慎扭伤双侧脚踝后出现双踝疼痛肿胀，伴皮下淤血，予休息、制动等保守治疗后缓解。后患者足踝疼痛肿胀逐渐加重，受凉、劳累后明显，休息可缓解，并出现踝关节僵直、活动受限，左侧外踝畸形。2012 年 12 月外院行踝关节正侧位 X 线片提示踝关节面欠光滑、关节间隙变窄、骨密度不均。患者为求改善双踝关节功能被收入病房。入院查体：步行入院，步态蹒跚。双侧股四头肌无明显萎缩，双下肢无明显静脉曲张。双侧髋关节活动度良好，无明显畸形。双侧膝关节无明显肿胀，关节活动度良好。双侧踝关节肿胀，局部皮肤颜色、温度正常，无出血点。轻度压痛，关节僵直，活动度下降，左外踝关节畸形，双侧疼痛视觉模拟评分(visual analogue scale，VAS) 8~9 分。双侧足背动脉搏动正常。

(二) 治疗过程

入院检查：血浆Ⅸ因子活性 1%，Ⅸ因子抑制物阴性。采用凝血酶原复合物行预试验，并制订相关围手术期替代治疗方案。围手术期准备完成后经讨论决定行双侧胫距跟融合术。

按计划于麻醉开始前输入凝血酶原复合物。行全身麻醉。患者取平卧位。常规消毒铺巾。先行左侧手术。上气囊止血带。取踝关节前方入路。做 S 形切口，长约 8cm，逐层切开，注意保护足背动、静脉及神经。经胫前肌腱外侧进入关节囊。见关节内大量黄褐色增生滑膜组织。关节面软骨退化，局部消失，软骨下骨硬化，边缘骨质增生。用摆锯及骨刀切除硬化的关节面至健康的软骨下骨，注意保护内外踝，避免骨折。调整截骨，使胫骨和距骨包容满意。维持踝关节为中立位，跖屈 5°~10°。于足底跖腱膜跟骨止点前方切开约 0.5cm，透视下打入髓内钉导针，经距骨置入胫骨远端髓腔。透视导针位置满意后，扩髓，送入髓内钉主钉。透视见主钉位置深度满意后，依次锁入远端锁钉至跟骨及距骨。经踝前切口植入人造骨。敲击足跟，使胫距间隙加压。锁入近端螺钉。透视见踝关节位置及内固定位置满意后，逐层关闭切口。踝前切口放置引流。厚棉垫适度加压包扎。同法行对侧手术。手术共 2.5 小时，未追加输入凝血酶原复合物。

(三) 术后处理

术后不需要石膏制动。按术前计划继续行替代治疗。术后 24 小时拔除引流，更换敷料。定期换药，严密观察胫前伤口情况。术后 2 周酌情拆去缝线。

术后鼓励患者做下肢非负重锻炼。拄拐活动。术后 6 周开始患足部分训练(踩秤法：从 10kg 开始，每周增加 5kg)，术后 3 个月可基本完全负重。逐步脱拐。

图 20-7 显示该患者术前、术后及随访的 X 线片。

本例患者术中过程及术后恢复顺利。已随访 4 年半以上。术后疼痛基本消失。可脱拐负重行走。除爬山及下蹲受限外，其他活动无明显不适。已恢复办公室工作，结婚，多次参加长途旅游。

(四) 病例分析

该患者为乙型血友病患者，双侧踝关节血友病性关节炎。因关节疼痛，无法负重行走，日常生活难以自理,因此手术指征存在。一般双侧踝关节病变,不建议行双侧融合术,避免关节僵硬带来的功能丧失。但目前踝关节置换在假体获得、使用寿命等方面均不如髋、膝关节,远期势必面临翻修等情况,因此不适用或应慎用于血友病患者。

经反复权衡各种术式的利弊并考虑患者的实际情况及治疗需求后,决定采取双侧胫距跟融合术。术前充分交待手术风险和远期踝关节活动功能丧失带来的不适等,获得知情同意并公证。

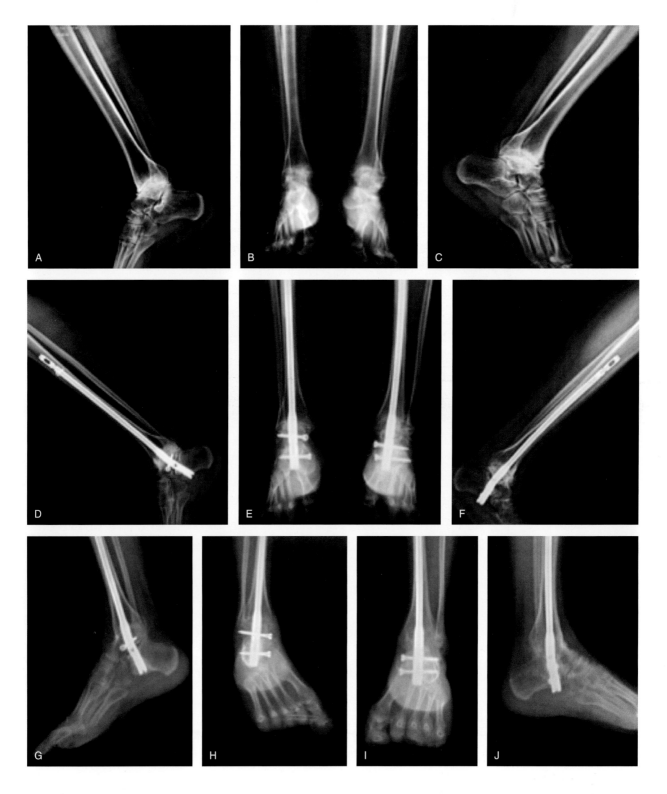

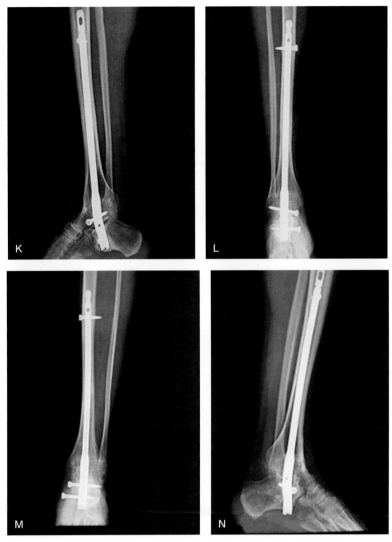

图 20-7　血友病性踝关节炎患者术前、术后及随访的 X 线片
A~C. 术前踝关节正侧位 X 线片；D~F. 术后即刻踝关节正侧位 X 线片；G~J. 术后 2 年
随访时踝关节正侧位 X 线片；K~N. 术后 4 年半随访时踝关节正侧位 X 线片。

　　对于终末期血友病性踝关节炎,有学者建议行人工踝关节置换,但更多的学者倾向于行踝关节融合。考虑到血友病容易发生关节及肌肉的反复出血、关节软骨面不同程度的破坏,导致此类患者常合并距下关节退变,如果单纯采取胫距关节融合则更易加重距下关节退变,而采用逆行髓内钉胫距跟融合术不仅可避免此类情况的出现,还可以有效纠正患者早已存在的下肢力线不良,如跟腱挛缩、内外翻畸形等,最终达到缓解关节疼痛、恢复负重功能的目的。适用于保守治疗无效的、伴有严重关节功能障碍同时合并距下关节病变或下肢力线不良的终末期血友病性踝关节炎。

　　踝关节融合的固定手段包含外固定、内固定等许多手术方式。外固定通过不同类型的外固定支架对矫正后的踝关节进行加压固定,适用于伴有广泛软组织损伤或其他因素导致内固定效果不佳的患者;外固定支架是最早用于踝关节融合的技术。缺点是结构相对复杂笨重,为确保融合需要佩戴较长时间,存在针道感染、出血等风险。

　　内固定则通过螺钉、接骨板、髓内钉等不同类型的内固定器材对踝关节予以固定,是目前临床主要采用的固定方式。传统内固定可采用接骨板。传统的动力加压钢板板,手术创面大,属于偏心固定,术后并发症发生率较高。锁定加压钢板具有角稳定性,特制的踝关节融合板可保证较好的固定效果,但依然无法实现微创手术,且不能纠正距下关节畸形。术后不能早期开始部分负重锻炼。交叉空心加压螺钉固定属于微创固定,但固定强度差,需要长期石膏外固定,康复治疗周期长。

逆行带锁髓内钉行胫距跟融合是目前常用的治疗方法之一。术中可经小切口或关节镜下处理踝关节面,明显缩短了操作时间,减少了对周围软组织的破坏。在我们的前期研究中,共有 15 例 19 足采用此种手术方式,对比手术时间、术中出血、术后关节融合率和 AOFAS 踝 - 后足评分系统(AOFAS ankle hindfoot scale)等指标后,发现应用带锁髓内钉行胫距跟融合术在手术时间、出血量、切口并发症方面优于接骨板螺钉融合术。且术后不需要石膏固定,可早期开始负重。在关节融合率相同的情况下,大大提高了患者的生活质量和手术满意度。

（高　鹏）

［1］ 邓宁，吴伟坚，梁国穗，等 . 机器人和计算机辅助骨科手术 [J]. 中华创伤骨科杂志，2005, 7 (7): 620-624.

［2］ 付中国，姜保国，张殿英 . 肱骨近端骨折的外科治疗 [M]. 北京：北京大学医学出版社，2014.

［3］ 郭世绂，罗先正，邱贵兴 . 骨质疏松治疗的基础与临床治疗 [M]. 天津：天津科技出版社，2001.

［4］ 王亦璁 . 骨与关节损伤 [M]. 北京：人民卫生出版社，2006.

［5］ 胡蕴玉 . 现代骨科基础与临床 [M]. 北京：人民卫生出版社，2006.

［6］ 胡侦明，戴尅戎 . 骨小梁的生物力学特性 [J]. 医用生物力学，1996, 11 (2): 120-124.

［7］ 胡侦明，戴克戎 . 椎体结构与其力学强度的关系 [J]. 医用生物力学，1997, 12 (2): 119-122.

［8］ 高鹏，张保中，张嘉，等 . 交锁髓内钉治疗肱骨病理骨折 [J]. 中国骨与关节外科 . 2011; 4 (3): 213-216.

［9］ 姜保国 . 骨折固定图谱 [M]. 北京：北京大学医学出版社，2007.

［10］ 梁国穗 . X 线透视导航技术在创伤骨科的应用 [J]. 中华创伤骨科杂志，2005, 7 (7): 604-609.

［11］ 梁国穗，邓宁，余浩然 . 应用透视图像导航 (Fluoro-Navigation) 进行 Gamma-AP 钉手术的早期临床经验 [J]. 中华创伤骨科杂志，2004, 6 (5): 491-494.

［12］ 梁国穗，秦岭 . 外科导航技术在创伤骨科的应用 [J]. 中华创伤骨科杂志，2005, 7 (7): 602-603.

［13］ 梁国穗 . 外科机器人的发展历程及临床应用 [J]. 中华骨科杂志，2006, 26 (10): 707-710.

［14］ 林华，骨质疏松临床治疗的选择与实施 [J]. 国外医学：内分泌学分册，2003, 23 (2): 101.

［15］ 罗先正，胡侦明 . 中国骨质疏松症防治的过去、现在和未来 [J]. 中国骨科杂志，2005, 5: 73-76.

［16］ 罗先正，邱贵兴，梁国穗 . 髓内钉内固定 [M]. 2 版 . 北京：人民卫生出版社，2008.

［17］ 赵以甦 . 骨科的生物力学基本名词定义 [J]. 中华骨科杂志，2006, 26 (5): 358-360.

［18］ 秦岭，张戈 . 美国国家卫生研究院有关骨质疏松症的预防、诊断和治疗的共识文件 [J]. 中国骨质疏松杂志，2002, 8 (2): 179-181.

［19］ 邱贵兴 . 骨科手术学 [M]. 3 版 . 北京：人民卫生出版社，2007.

［20］ 唐海，鲁英，王炳强，等 . 后凸成形术应用单一球囊治疗多椎体骨质疏松性脊柱压缩骨折 [J]. 中华外科杂志，2005, 43 (24): 520-522.

［21］ 唐海，王炳强，李东 . 椎体后凸成形术治疗骨质疏松性脊柱压缩骨折初探 [J]. 中国脊柱脊髓杂志，2005, 15 (8): 450-452.

［22］ 唐佩福，王岩 . 骨折手术学 [M]. 北京：人民军医出版社，2013.

［23］ 汤欣，吕德成，王福生，等 . Gamma 钉和 DHS/Richard 钉治疗股骨近端骨折相比较的 Meta 分析 [J]. 中华创伤骨科杂志，2004, 6 (5): 520-524.

［24］ 肖湘，梁国穗 . 计算机辅助导航在创伤骨科的应用与研究进展 [J]. 中华骨科杂志，2005, 25 (12): 744-749.

［25］ 徐苓，CUMMING S R，秦明伟，等 . 北京老年妇女脊柱骨折的流行病学研究 [J]. 中国骨质疏松杂志，1995, 1 (1): 81-84.

［26］ 胥少汀 . 实用骨科学 [M]. 3 版 . 北京：人民军医出版社，2007.

［27］ 杨庆秋，胡侦明，劳汉昌，等 . 雌激素对骨质疏松性骨折愈合过程中基质 mRNA 表达的影响 [J]. 中华创伤杂志，2001, 2 (17): 96-98.

［28］ 王满宜 . 加强股骨近端骨折的临床研究 [J]. 中华创伤骨科杂志，2004, 6 (5): 481-483.

［29］ 王满宜，危杰 . 股骨颈骨折临床研究的若干问题与新概念 [J]. 中华创伤骨科杂志，2003, 5 (1): 5-9.

［30］ 王秋根，陆晴友 . 骨质疏松性骨折的外科治疗进展 [J]. 中华骨科杂志，2004, 24 (11): 678-682.

［31］ 王永清，罗先正，刘长贵，等 . 国人股骨胫骨髓腔形态学的研究及带锁髓内钉的改进 [J]. 中华骨科杂志，1998, 18 (4): 215-218.

［32］ 王永清，夏仁云，吴家民，等 . 股骨复合型带锁髓内钉的设计及临床应用 [J]. 中华骨科杂志，2008, 28 (4): 274-277.

［33］ 吴岳嵩，禹宝庆 . 现代髓内钉外科学 [M]. 上海：第二军医大学出版社，2003.

［34］ ADAMS C I, ROBINSON C M, COURT-BROWN C M, et al. Prospective randomized controlled trial of an intraledullary nail versus dynamic screw and plate for intertrochanteric fractures of the femur [J]. J Orthop Trauma, 2001, 15 (6): 394-400.

［35］ ANUP K, MEHRA M M. Retrograde femoral interlocking nail in complex fractures [J]. J Orthop Surg, 2002, 10 (1): 17-21.

［36］ BARGER J, FRAGOMEN A T, ROZBRUCH S R. Antibiotic-coated interlocking intramedullary nail for the treatment of long-bone osteomyelitis [J]. JBJS Rev, 2017, 5 (7): e5.

［37］ BOOCKVAR K S, HALM E A, LITKE A, et al. Hospital readmissions after hospital discharge for hip fracture: surgical and nonsurgical causes and effect on outcomes [J]. J Am Geriatr Soc, 2003, 51 (3): 399-403.

［38］ BRUCE D, BROWNER TESSE B. 创伤骨科学 [M]. 王学谦等译 . 天津 : 天津科技翻译出版公司 , 2007.

［39］ CHIRAS J, SOLA-MARTINEZ M T, WEILL A, et al. Percutaneous vertebroplasty [J]. Rev Med Interne, 1995, 16 (11): 854-859.

［40］ KUKLA C, PICHL W, PROKESCH R, et al. Femoral neck fracture after removal of the standard gamma interlockingnail: a cadaveric study to determine factors influencing the biomechanical properties of the proximal femur [J]. J Biomech, 2001, 34 (12): 1519-1526.

［41］ CONNOLLY J F, DEHNE R. Nonunion of the clavicle and thoracic outlets syndrome [J]. Clin Orthop, 1989, 24 (5): 80-101.

［42］ COSTA M L, ACHTEN J, GRIFFIN J, et al. Effect of locking plate fixation vs intramedullary nail fixation on 6-month disability among adults with displaced fracture of the distal tibia: the UK FixDT randomized clinical trial [J]. JAMA, 2017, 318 (18): 1767-1776.

［43］ COSTA M L, ACHTEN J, HENNINGS S, et al. Intramedullary nail fixation versus locking plate fixation for adults with a fracture of the distal tibia: the UK FixDT RCT [J]. Health Technol Assess, 2018, 22 (25): 1-148.

［44］ DILISIO M F, NOWINSKI R J, HATZIDAKIS A M, et al. Intramedullary nailing of the proximal humerus: evolution, technique, and results [J]. J Shoulder Elbow Surg, 2016, 25 (5): e130-e138.

［45］ DONNENWERTH M P, ROUKIS T S. Tibio-talo-calcaneal arthrodesis with retrograde compression intramedullary nail fixation for salvage of failed total ankle replacement: a systematic review [J]. Clin Podiatr Med Surg, 2013, 30 (2): 199-206.

［46］ DOUGLAS C, MOVRE M S, RANJAN S, et al. Restoration of pedicule screw with an in situ setting calcium phosphate cement [J]. Spine, 1997, 22 (15): 1696-1705.

［47］ DRROR PALEY. Principles of deformity correction [M]. Now York: Springer-Verlag Berlin Heidelberg, 2003.

［48］ EICHINGER J K, BALOG T P, GRASSBAUGH J A. Intramedullary fixation of clavicle fractures: anatomy, indications, advantages, and disadvantages [J]. J Am Acad Orthop Surg, 2016, 24 (7): 455-464.

［49］ FAN Y, LI Y W, ZHANG H B, et al. Management of humeral shaft fractures with intramedullary interlocking nail versus locking compression plate [J]. Orthopedics, 2015, 38 (9): e825-e829.

［50］ FRANCESCHI F, FRANCESCHETTI E, TORRE G, et al. Tibiotalocalcaneal arthrodesis using an intramedullary nail: a systematic review [J]. Knee Surg Sports Traumatol Arthrosc, 2016, 24 (4): 1316-1325.

［51］ GARNAVOS C. Treatment of aseptic non-union after intramedullary nailing without removal of the nail [J]. Injury, 2017, 48 Suppl 1: S76-S81.

［52］ GENANT H, LI J, WU C, et al. Vertebral fractures in osteoporosis: a new method for clinical assessment [J]. J Clin Densitom, 2000, 3 (3): 281-290.

［53］ GENANT H, WU C, VAN KUIJK C, et al. Vertebral fracture assessment using a semiquantitative technique [J]. J Bone Miner Res, 1993, 8 (9): 1137-1148.

［54］ HALLBERG I, ROSENQVIST A M, KARTOUS L, et al. Health-related quality of life after osteoporotic fractures [J]. Osteoporos Int, 2004, 15 (10): 834-841.

［55］ HOFSTETTER R, SLOMCZYKOWSKI M, SATI M, et al. Fluoroscopy as an imaging means for computer-assisted surgical navigation [J]. Comput Aided Surg, 1999, 4 (2): 65-76.

［56］ HORWITZ D S, TAWARI A, SUK M. Nail length in the management of intertrochanteric fracture of the femur [J]. J Am Acad Orthop Surg, 2016, 24 (6): e50-e58.

［57］ HSU A R, ELLINGTON J K, ADAMS S B, JR. Tibiotalocalcaneal arthrodesis using a nitinol intramedullary hindfoot nail [J]. Foot Ankle Spec, 2015, 8 (5): 389-396.

［58］ ILIZAROV G A. Clinical application of the tension-stress effect for limb lengthening [J]. Clin Orthop, 1990,(250): 8-26.

［59］ IM G I, SHIN S R. Treatment of femoral shaft fractures with a titanium intramedullary nail [J]. Clin Orthop Relat Res, 2002,(401): 223-229.

［60］ ISANI A, MELONE C P JR. Classification and management of intra-articular fractures of the distal radius [J]. Hand Clin,

1988, 4 (3): 349-360.

［61］ HUNTER J B. Femoral shaft fractures in children [J]. Injury, 2005, 36 Suppl 1: 86-93.

［62］ HUNTER J B. The principles of elastic stable intramedullary nailing in children [J]. Injury, 2005, 36 Suppl 1: 20-24.

［63］ BEATY J H, CANALE S T. 坎贝尔骨科手术学 [M]. 王岩等译 . 北京 : 人民军医出版社 , 2013.

［64］ MÉTAIZEAU J P. Reduction and osteosynthesis of radial neck fractures in children by centromedullary pinning [J]. Injury, 2005, 36 Suppl 1: 75-77.

［65］ JOSKOWICZ L, MILGROM C, SIMKIIN A, et al. A system for computer-aided image-guided long bone fracture surgery [J]. Comput Aided Surg, 1998, 3 (6): 271-288.

［66］ JUBEL A, ANDEMAHR J, BERGMANN H, et al. Elastic stable intramedullary nailing of midclavicular fractures in athletes [J]. Br J Sports Med, 2003, 37 (6): 480-483.

［67］ WILKINS K E. Principles of fracture remodeling in children [J]. Injury, 2005, 36 Suppl 1: 3-11.

［68］ KEOGH P, MAHER M, MCELWAIN J. Grosse-Kempf intramedullary nailing of femoral fractures [J]. Ir Med J, 1991, 84 (2): 59-61.

［69］ KROL R. Surgical treatment for complicated clavicle fracture [J]. AM J Orthop, 1996, 25 (9): 637-639.

［70］ KUKLA C, HEINZ T, GAEBLER C. The standard Gamma nail: a critical analysis of 1, 000 cases [J]. J Trauma, 2001, 51 (1): 77-83.

［71］ LENZE U, KRIEG A H. Intramedullary lengthening nails: can we also correct deformities [J] ? J Child Orthop, 2016, 10 (6): 511-516.

［72］ LEUNG K S. Fluoro-navigation in orthopaedic trauma [J]. Chin J Orthop Trauma, 2004, 12: 163-169.

［73］ LILLY R J, KOUEITER D M, GRANER K C, et al. Computer-assisted navigation for intramedullary nail fixation of inter-trochanteric femur fractures: A randomized, controlled trial [J]. Injury, 2018, 49 (2): 345-350.

［74］ LIU H T, WANG I C, YU C M. Closed femoral nailing in lateral decubitus position without a fracture table: a preliminary report of fifteen patients [J]. Chang Gung Med J, 2005, 28 (9): 629-635.

［75］ LOONEY M A. Molecular and mechanical property changes during ageing of bone cement in vitro and in vivo [J]. J Biomed Res, 1986, 20 (5): 555-561.

［76］ LORICH D G, GELLER D S, NIELSON J H. Osteoporotic pertrochanteric hip fractures: management and current contro-versies [J]. Instr Course Lect, 2004, 53: 441-454.

［77］ MATTSSON P, LARSSON S. Stability of internally fixed femoral neck fractures augmented with resorbable cement. A prospective randomized study using radiostereometry [J]. Scand J Surg, 2003, 92 (3): 215-219.

［78］ MAVROGENIS A F, PANAGOPOULOS G N, MEGALOIKONOMOS P D, et al. Complications after hip nailing for frac-tures [J]. Orthopedics, 2016, 39 (1): e108-e116.

［79］ GARDNER M J, SIEGEL J. 创伤骨科微创手术技术 [M]. 周方等译 . 山东 : 山东科学技术出版社 , 2015.

［80］ MICHAEL W. CHAPMAN. Operative orthopaedics, second edition [M]. Philadelpha: J. B. Lippincott Company, 1993.

［81］ NEER R M, ARNAUD C D, ZANCHETTA J R, et al. Effect of parathyroid hormone (1-34) on fractures and bone mineral density in postmenopausal women with osteoporosis [J]. N Engl J Med, 2001, 344 (19): 1434-1441.

［82］ PETER P. Schmittembecher state of the art treatment of forearm shaft fractures [J]. Injury, 2005, 36 Suppl 1: 25-34.

［83］ GICQUEL P, GIACOMELLI M C, BASIC B, et al.. Problems of operative and non-operative treatment and healing in tibial fractures [J]. Injury, 2005, 36 Suppl 1: 44-50.

［84］ POLS H A, FELSENBERG D, HANLEY D A, et al. Fosamax International Trial Study Group. Multinational, placebo-controlled, randomized trial of the effects of alendronate on bone density and fracture risk in postmenopausal women with low bone mass: results of the FOSIT study [J]. Osteoporos Int, 1999, 9 (5): 461-468.

［85］ POST M. Current concepts in the treatment of fractures of the clavicle [J]. J Orthop Trauma, 1989, 3 (4): 355-357.

［86］ RAMASUBBU R A, RAMASUBBU B M. Surgical stabilization for open tibial fractures in children: External fixation or elastic stable intramedullary nail-which method is optimal ? [J]. Indian J Orthop, 2016, 50 (5): 455-463.

［87］ REICHENBACHER D, SIEBLER G. Early secondary lesions of the brachial plexus-a rare complication following clavic-ular fracture [J]. J Trauma, 1983, 23 (5): 437-438.

［88］ ROBINSON C M, ADAMS C I, CRAIG M, et al. Implant-related fractures of the femur following hip fracture surgery [J]. J Bone Joint Surg Am, 2002, 84-A (7): 1116-1122.

［89］ SCOLARO J A, BROGHAMMER F H, DONEGAN D J. Intramedullary tibial nail fixation of simple intraarticular distal tibia fractures [J]. J Orthop Trauma, 2016, 30 Suppl 4: S12-S16.

［90］ SLOMCZYKOWSKI M A, HOFSTELLTER R, SATI M, et al. Novel computer-assisted fluoroscopy system for intraoperative guidance: feasibility study for distal locking of femoral nails [J]. J Orthop Trauma, 2001, 15 (2): 122-131.

［91］ SOBEL A D, SHAH K N, PAXTON E S. Fixation of a proximal humerus fracture with an intramedullary nail [J]. J Orthop Trauma, 2017, 31 Suppl 3: S47-S49.

［92］ SOMMER C, BABST R, MULLER M, et al. Locking compression plate loosening and plate breakage [J]. J Orthop Trauma, 2004, 18 (8): 571-577.

［93］ SOSHI S, SHIBA R, KONDO H, et al. An ex-perimental study on transpedicular screw fixation in relation to osteoporosis of the lumbar spine [J]. Spine, 1991, 16 (11): 1335-1341.

［94］ SUHM N. Intraoperative accuracy evaluation of virtual fluoroscopy-a Method for application in computer-assisted distal locking [J]. Comput Aided Surg, 2001, 6 (4): 221-224.

［95］ SLONGO T F. Complications and failures of the ESIN technique [J]. Injury, 2005, 36 Suppl 1: 78-85.

［96］ SLONGO T F. The choice of treatment according to the type and location of the fracture and the age of the child [J]. Injury, 2005, 36 Suppl 1: 12-19.

［97］ TIDERMARK J, PONZER S, SVENSSON O, et al. Internal fixation compared with total hip replacement for displaced femoral neck fractures in the elderly: a randomised, controlled trial [J]. J Bone Joint Surg (Br), 2003, 85 (3): 380-388.

［98］ TOHMEH A G, MATHIS J M, EENTON D C, et al. Biomechanical efficacy of unipedicular versus bipedicular vertebroplasly for the management of osteoporotic compression fractures [J]. Spine, 1999, 24 (17): 1772-1776.

［99］ VALLIER H A. Current evidence: plate versus intramedullary nail for fixation of distal tibia fractures in 2016 [J]. J Orthop Trauma, 2016, 30 Suppl 4: S2-S6.

［100］ VIANT W J, PHILLIPS R, GRIFFITH J G, et al. A computer assisted orthopaedic surgical system for distal locking of intramedullary nails [J]. Proc Inst Mech Eng H,, 1997, 211 (4): 293-300.

［101］ WIESEL B, NAGDA S, MEHTA S, et al. Management of midshaft clavicle fractures in adults [J]. J Am Acad Orthop Surg, 2018, 26 (22): e468-e476.

［102］ WU L D, WU Q H, YAN S G. Treatment of ipsilateral hip and femoral shaft fractures with reconstructive intramedullary interlocking nail [J]. Chin J Traumatol, 2004, 7 (1): 7-12.

［103］ YOON R S, BIBLE J, MARCUS M S, et al. Outcomes following combined intramedullary nail and plate fixation for complex tibia fractures: A multi-centre study [J]. Injury, 2015, 46 (6): 1097-1101.

［104］ YOUM T, KOVAL K J, ZUCKERMAN J D. The economic impact of geriatric hip fractures [J]. Am J Orthop, 1999, 28 (7): 423-428.

［105］ ZELLE B A. Intramedullary nailing of tibial shaft fractures in the semi-extended position using a suprapatellar portal technique [J]. Int Orthop, 2017, 41 (9): 1909-1914.

［106］ ZELLE B A, BONI G. Safe surgical technique: intramedullary nail fixation of tibial shaft fractures [J]. Patient Saf Surg, 2015, 9: 40.